腔镜手术与护理配合

QIANGJING SHOUSHU YU HULI PEIHE

主　审　张艳军　黄贤伟

主　编　曹　敏　张腾飞　崔东珍　王丽娜

副主编　张芹芹　赵恬静　陶亚茹　齐有环

编　者　（以姓氏笔画为序）

王　兴　王　炬　王丽娜　石明兰

齐有环　李　昂　张芹芹　张艳军

张腾飞　赵恬静　胡春银　陶亚茹

曹　敏　曹颖俐　崔东珍

河南科学技术出版社

·郑州·

内容提要

本书以腔镜使用和技术操作为主线,系统讲解了腔镜设备和器械的构成、使用、保养和管理,腔镜手术技术操作与护理配合,腔镜专科护士培训要求等,重点对泌尿外科、肝胆外科、妇科、普通外科、胸外科等科室的腔镜手术及关节外科关节镜手术、椎间孔镜手术、脑室镜手术共50余种手术的护理配合进行了详细介绍。每种手术涵盖适应证、用物准备、麻醉方式与体位、手术配合、护理要点和注意事项等。手术步骤与护理配合采用表格形式,步骤清晰明了。本书可供手术室护士培训及日常工作参考。

图书在版编目 (CIP) 数据

腔镜手术与护理配合/曹敏等主编. —郑州:河南科学技术出版社,2024.1
ISBN 978 - 7 - 5725 - 1300 - 8

Ⅰ.①腔… Ⅱ.①曹… Ⅲ.①腹腔镜检-外科手术-护理 Ⅳ.①R473.6

中国国家版本馆 CIP 数据核字 (2023) 第 171334 号

出版发行:河南科学技术出版社
　　　　　北京名医世纪文化传媒有限公司
　　　　　地址:北京市丰台区万丰路 316 号万开基地 B 座 115 室　　邮编:100161
　　　　　电话:010-63863186　010-63863168
策划编辑:张利峰
责任编辑:张利峰　陈　鹏
责任审读:周晓洲
责任校对:龚利霞
封面设计:龙　岩
版式设计:崔刚工作室
责任印制:程晋荣
印　　刷:河南瑞之光印刷股份有限公司
经　　销:全国新华书店、医学书店、网店
开　　本:787 mm×1092 mm　1/16　印张:22　字数:510 千字
版　　次:2024 年 1 月第 1 版　2024 年 1 月第 1 次印刷
定　　价:129.00 元

前　言

　　现阶段,随着社会生产力和科学技术的发展与不断优化进步,以腔镜为代表的微创诊疗技术的出现,有效缓解了外科领域出血、疼痛和感染的问题,其切口更小、愈合更快、术后痛苦更轻、术中及术后出血风险更低、并发症概率更小、术后消化功能恢复更快、住院时间更短且腹部切口愈合后更加美观,现已成为我国医疗机构众多临床专业日常诊疗工作中不可或缺的重要技术手段,为保障人民群众身体健康和生命安全发挥了重要作用。

　　腔镜在临床上日益广泛的应用,不仅仅带来手术方式上的技术革命,更对与之相配合的临床护理提出了更高的要求。随着腔镜手术应用范围的日渐扩大,专业化腔镜护理技术的普及和应用对于提高腔镜手术医疗护理质量更显重要。

　　为进一步普及和更新腔镜手术专业护理知识和护理技术,我们组织腔镜专科护士将长年从事腔镜手术专科护理工作的经验加以总结、整理,汇编成册,希望能与广大护理同行共同交流,本书旨在让读者更详细了解腔镜手术基本步骤,熟练操作腔镜设备及器械,主动高效配合手术,保证手术安全,进一步提高腔镜手术的医疗和护理质量,更好地为广大患者服务。

　　本书以多年开展腔镜手术的医疗实践经验为编写基础,在策划、编写、审稿和出版过程中得到了多位教授、专家、同仁的帮助和指导,他们提供了宝贵的经验和相关专业知识,在此我们对诸位教授、专家、同仁表示衷心的感谢。

　　书中不足之处,希望广大医护界同仁给予批评指正!

编　者

2023 年 2 月 12 日于北京

目　录

第 1 章　绪　论

近 20 年来，随着医学科技的进步，腔镜技术在我国经历了从无到有、从简单到复杂、从诊断到治疗的快速发展过程。因其能有效缓解传统外科治疗带来的出血、疼痛、感染问题，并较大程度地减轻患者痛苦，一进入临床即得到较为迅速的普及和推广应用。目前，内镜技术在我国已经覆盖消化内科、普通外科、妇科等 10 余个专业领域，一些操作简单、常用的内镜技术已经普及县级医院，成为众多临床专业不可或缺的重要技术手段。随着现代外科微创化进程的快速推进，手术方式面临一场技术革命，腔镜技术被广泛应用于临床。腔镜手术具有微创、术后恢复快、美容效果显著等优点，手术范围已涉及人体重要的生命器官，治疗目标也已从良性疾病治疗发展到恶性肿瘤根治。

第一节　手术室腔镜技术发展史

一、概述

腔镜技术的发展依然遵循着事物发展的基本规律，从起源、诞生到今天成熟走过了一个多世纪的坎坷。它的发展经历了起源、检查、诊断、探索和临床发展五个阶段。从烛光到铂丝，从发射光到冷光源，从头镜、直肠镜、鼻咽镜到透镜，再到石英镜，从空气、氧气到二氧化碳气体，从套管针到自动气腹针、锥形套管针，再到弹簧注气针，从单极电凝到双极电凝，从自制手术腹腔镜到电视腹腔镜，从尸体到活体，从动物实验到临床应用，腔镜技术坚实地一步步完成了它的蜕变，最终形成了一个完整的系统和体系，以其独有的特点和优势化茧成蝶，被人们推崇和接受。

二、国内外腔镜技术发展

(一)国外腔镜技术发展

从 1806 年 Phillip Bozzini 使用烛光照明观察膀胱和尿道到 1876 年 Max Nitze 将铂丝装入膀胱镜前段使之将光源带入体腔内，为早期腔镜的发展。

1901 年彼得堡妇科医师 Ott 在腹前壁做一个小切口，插入窥阴器到腹腔内，用头镜将光线反射进入腹腔，对患者腹腔进行检查，揭开了腹腔镜技术发展的序幕。同年德国外科医师 Georg Kelling 运用 Nitze 发明的光学系统设计了一种新的内镜，为检查胃肠吻合口的活力情况还进行了高压胃肠充气试验，用 Nitze 发明的膀胱镜直接通过腹壁并插入腹腔进行观察，称为体腔镜检查。1910 年瑞典斯德哥尔摩的内科医师 Jacobaeus 首先使用"Laparothorakoskopie"(腹胸腔镜)这个词，同时他还首次使用腹腔镜检查这一名词，并使用一种套管针制造气腹(但没有在患者身上使用气腹)，第一个将腹腔镜技术运用于临床，认为这种方法具有重要的临床意义，可以用来研究膈面。1911 年美国 Johns Hopkins 医院外科医师 Bernhein 经腹壁切口把直肠镜插入腹腔，用发射光作光源，并借助耳鼻喉镜检查了胃前壁、肝及膈肌的一部分。

1918 年 Goetze 介绍了一种使用安全的自动气腹针。1920 年美国 Orndoff 设计了锥形套管针。1924 年美国堪萨斯内科医师 Stone 用鼻咽镜插入犬的腹腔,并推荐用一种橡胶垫圈帮助封闭穿刺套管,避免穿刺漏气。同年亚特兰大 Steiner 首先使用了"腹腔镜检查"这一术语,并第一次建议把原先使用的室内空气或氧气改为二氧化碳气体造成气腹。1929 年德国胃肠病学家 Heinz Kalk 首先提倡使用双套管穿刺技术,发明了一种直前斜视 135°的透镜系统,从而被认为是德国诊断肝和胆囊疾病腹腔镜检查术的奠基人,是真正的腹腔镜检查发明者,还用腹腔镜来诊断肝和胆囊疾病,成功地使内科诊断腹腔镜标准化。1933 年 Ferwers 是第一位以腹腔镜施行外科手术的医师。1934 年 John Ruddock 介绍了带有活检钳及单极电凝的腹腔镜系统。1936 年德国 Boesch 第一个用腹腔镜单极电凝技术进行输卵管绝育手术,也使用了腹腔镜电热法输卵管绝育术。1938 年匈牙利外科医师 Veress 介绍了一种弹簧注气针,可以安全地做成气胸来治疗肺结核,在做气腹时,可以防止针尖损伤针下的内脏,稍加改进就成为我们今天使用的安全型气腹针,称为 Veress 针。1952 年 Fourestier 制造冷光源,Hopkins 设计柱状石英腹腔镜。1963 年德国设计了自动气腹机,1973 年设计了新颖的热传递系统,1978 年设计了 Roeder 打结法,1980 年进行了第 1 例阑尾切除术,设计了腹腔镜手术模拟器练习腹腔镜手术技术。1979 年德国 Frim Berger 第一个在猪身上完成了腹腔镜胆囊切除术,英国外科医师 Wickham 于 1983 年首先提出了微创外科概念,1985 年德国人 Muhe 使用 Semm 仪器设备和自己设计的手术腹腔镜"Galloscope",第一个为患者实施了胆囊切除术。1985 年 5 月巴黎医师 Dubois 开始进行动物实验,开展猪腹腔镜胆囊切除实验。1986 年 Cuschieri 开始做腹腔镜胆囊切除术的动物实验,并于 1988 年首届世界外科内镜代表会议上报道了一例实验动物用腹腔镜实施胆囊切除术的成功案例。1987 年 Mouret 完成了世界上第一例电视腹腔镜胆囊切除术。1988 年 5 月法国 Dubois 在开展猪的腹腔镜胆囊手术实验基础上,与 Mouret 接触并看过他的手术录像后,完成了他的第一例临床腹腔镜胆囊切除术,把此技术应用于临床。1989 年 2 月 Cuschieri 也把腹腔镜胆囊切除技术应用于临床。1989 年 4 月在美国消化内镜医师协会的年会上放映了法国开展腹腔镜胆囊切除术临床应用的手术录像,震惊了世界和美国外科界,在美国兴起了腹腔镜胆囊切除术的热潮,使腹腔镜胆囊切除手术从动物实验阶段正式进入临床发展阶段。1990 年 5 月日本东京大学山川达朗等首次采用腹腔镜胆囊切除技术并获得成功。1990 年 6 月中国香港中文大学威尔士亲王医院开展了腹腔镜胆囊切除手术(图 1-1)。

1994 年美国食品药物管理局(Food and Drug Administration,FDA)批准了世界首个腹腔镜机器人辅助支撑系统——可选择定位的自动内镜系统(automated endoscopic system for optimal positioning, AESOP),即伊索机器人应用于辅助临床外科手术治疗。这台由美国 Motion 电脑公司(Computer Motion,Santa Barbara, CA,USA)开发的系统由机械手、操作臂和电脑语音识别系统组成。其机械臂不仅具有 7 个自由度(常规器械 5 个自由度和关

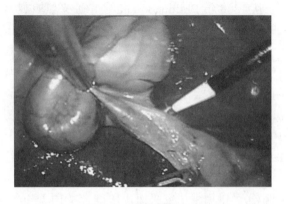

图 1-1　胆囊切除手术

节腕左右、上下方向的 2 个自由度），而且还能通过声音或脚踏控制，采用事先录制的指令使其声音识别系统能实现声音录入者（手术医师）对机器臂的控制。这种 AESOP 机器臂能代替扶镜助手，使得减少手术人员的同时能提供给手术医师一个自主且更加稳定的手术图像，得益于机器的精准性和协调性使手术的安全性有所加强。这使得一些人认为个人独立完成复杂手术的时代已经来临。

在之后不久，美国 Motion 电脑公司在伊索机器人的基础上开发了带有手术操作机械臂与机械手的"宙斯"（Zeus）机器人手术系统。虽然"宙斯"（Zeus）在性能和适用范围上优于伊索（AESOP），但是这两款系统的使用范围都还停留在手术辅助机械的使用范围。

2007 年 7 月，美国 FDA 正式批准了由直觉外科公司（Intuitive Surgical Inc，Sunnyvale，CA，USA）研发的达芬奇手术机器人系统应用于临床外科手术治疗。由此，第一台完全商业化的允许在临床外科手术使用的机器人终于诞生了。这台已经超出辅助外科手术系统，有着划时代意义的第三代手术机器人，以欧洲文艺复兴时期最伟大且最神奇的发明家与艺术家昂纳多·达芬奇命名。

（二）国内腔镜技术发展

我国腹腔镜技术起步较晚，但发展迅速。20 世纪 70 年代我国引进了腹腔镜技术，郎景和等在我国首次发表《腹腔镜在妇科临床诊断上的应用》，荀祖武等完成我国第一例电视腹腔镜胆囊切除术，张爱荣等完成我国第一例电视腹腔镜妇科手术并发表《妇科电视腹腔镜手术 40 例报道》。1990 年华中科技大学同济医院夏穗生教授出席在中国香港召开的第 12 届国际肝胆胰学术年会，并将美国腹腔镜胆囊切除术专题报道在国内传达，使微创外科的信息首次传入我国。同年解放军第 309 医院肝胆外科在军内率先开展了经皮胆囊碎石技术。1991 年 1 月29 日广州医学院附属第一医院邀请中国香港威尔士亲王医院钟尚志医师（Sydney Chung）演示腹腔镜胆囊切除手术，2 月 19 日，云南曲靖地区第二人民医院荀祖武医师在国内首次独立开展腹腔镜胆囊切除手术，此为我国腹腔镜外科萌芽的标志，拉开了我国内地开展腔镜技术的序幕。同年，解放军第 309 医院组织召开了全国经皮胆囊碎石术研讨会并开展腹腔镜胆囊切除手术和关节镜手术。1992 年 10 月在湖南召开了第三届全国腔镜外科学会会议，1995 年在上海市召开第六届全国胆道外科会议。近年来我国开展的腔镜手术例数越来越多，技术越来越精细、成熟，单孔腹腔镜手术、免气腹腹腔镜手术、立体腹腔镜手术等新的腹腔镜技术不断得到应用和发展。

1997 年北京航空航天大学、清华大学和海军总医院合作开发了机器人辅助无框架脑外科立体定向手术系统。该系统主要用于神经外科的辅助定位及脑部标本取样等操作。2004 年，天津大学和法国巴黎第六大学联合开发微创外科手术机器人操作手系统，2006 年，北京航空航天大学机器人研究所与煤炭总医院肿瘤治疗中心合作，开展了 CT 导航、胸腹外科机器人技术应用研究。2008 年，南开大学开发了脊柱外科机器人系统。同年哈尔滨工程大学开发了微创外科手术辅助持镜机器人系统。

三、腔镜技术发展前景

现代科学技术的发展给腔镜技术注入了新的活力，带来了新的机遇和变革，人工智能、远程控制、三维成像、3D 技术、飞行员式训练模拟器、信息集成、仪器器械精细组合和多功能化将是未来几年发展的主要推动力。如美国研制的 2mm 腔镜、气腹与腔镜一体、配合腹腔镜用的超声探头,人工智能机器人等都是这方面的典型代表。立体腔镜、单孔腔镜、免气腹腔镜、智能化腔镜、腔镜器械的通用化与低成本化,腔镜技术范围的进一步扩大化将成为未来腔镜技术发展的主要方向。

第二节　腔镜护理发展

一、腔镜护理技术发展

伴随着腔镜技术的诞生,腔镜护理技术实际上也就诞生了。但是,由于腔镜技术和护理学本身发展的曲折和局限性,使腔镜护理技术始终处于萌芽状态,甚至连基本的记录都找不见踪迹。

20世纪80年代中期至90年代初期,是腔镜理论发展较为成熟的阶段,为腔镜技术从临床试验彻底走向临床应用打下了坚实的基础。1990—1999年,伴随着腔镜切除胆囊手术等早期腔镜技术被广泛应用于临床,腔镜护理学和护理技术的发展也迎来了它的辉煌时期,被广大的人们接受并认可,两者终于在临床实践的牵引下携手成功,产生了较为基本的初期临床腔镜护理技术。初期腔镜护理技术时期由于腔镜技术和腔镜仪器设备的发展水平,护士掌握的知识比较疏浅,缺乏主动性,护士工作也没有更多的系统性,护士随机配合手术,没有专科的腔镜护士。由于腔镜仪器设备本身价值昂贵,很多医院都是由某科室的专人或某公司的专门人员进行管理,只有较少的护理人员参与此类工作。

1999—2009年,腔镜技术蓬勃发展,很多技术在临床上已可以常规开展,应用范围越来越广,腔镜手术诸多规范和制度都在这个时期建立并成熟,腔镜学科建设也日趋成熟,这就为腔镜护理技术的发展造就了丰厚的土壤。经过初期护理技术的沉淀,再加上很多新的理论被引入护理学,腔镜护理的步伐就像装上了火箭发射器,迅速展现了它的生命力,专科护士和腔镜专科护士都在这一时期相继产生和成熟,腔镜专科护士的系统化、规范化培训开始逐步走上正轨,腔镜护理学科建设也进入了快速发展时期。2009年至今是腔镜护理技术发展的成熟时期,腔镜护理学科由于它独有的特性走向了历史的前台。腔镜护理发展的目标、人力资源、工作范围、岗位责任、仪器设备、操作流程、培训考核和质量管理等形成了一整套完整的体系,建立了腔镜专科护理小组,组织了腔镜专科护士的培养,腔镜专科护士的专业水平明显提高,他们能够熟练地使用各种仪器和器械,并对它们进行专业的清洁和保养,腔镜手术护理配合也日趋完善,优质护理服务的应用使患者在面对腔镜手术时轻松、容易接受,手术更加顺利,术后恢复迅速,为腔镜技术的进一步发展注入了新的活力(图1-2)。

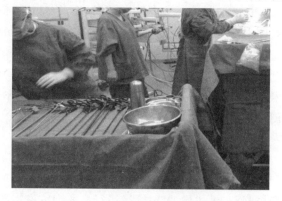

图1-2　护士临床工作

二、腔镜专科护理发展

专科护士的概念起源于美国,在英国、日本、澳大利亚等国家得到充分的认可并得以在临床护理中应用于实践。2005年7月发布的《中国护理事业发展规划纲要(2005-2010)》中提出要优先发展ICU、手术室、肿瘤患者护理等5类专科护士。国家卫生部在《中国护理事业发展纲要(2011-2015)》中明确指出要建立专科护理岗位培训制度。2009年,我国腔镜医学的发展进入了快车道,各科室专科腔镜的发展呈现出日新月异的局面,越来越多的开放手术被微创腔镜取代,腔镜护理学科的建设走上正轨,腔镜专科护理的发展也必然走上正轨,手术室腔镜专科护士就是在手术室专科护士的基础上发展来的,手术室建有独立、完善的手术室腔镜专科护理工作小组,有完整的管理、培训、考核和质量监督的规定、规范、制度、职责和工作流程,专科护士相对固定配合相应专科腔镜手术的开展,不仅提高了手术的工作效率,而且提高了手术医师和患者的满意度。腔镜专科护士的工作越来越具体、分工越来越细、流程越来越优化、装备越来越先进、专业化程度越来越高,对护士职业素质的要求也越来越高。腔镜手术室的建立和手供一体化使腔镜护理进入了规范化流水线作业的阶段,权责更加清晰,效率更加提高,将使腔镜护理迈入安全、优质、高效、实时取证、信息化的新时代。

三、优质护理服务在腔镜手术中的应用

2010年全国卫生系统开展了"优质护理服务示范工程"活动,活动要求全国各级各类医院建立健全规章制度,明确护理岗位职责,加强与患者的沟通交流,改善护理服务,提高护理质量,保障医疗安全,将"以病人为中心"的护理理念和人文关怀融入对患者的护理服务中,努力为人民群众提供安全、优质、满意的护理服务。优质护理服务充分体现了以患者为中心的护理思想,该护理模式是在现代护理理念的指导下,以基础护理程序为基本框架,在临床护理工作中规范、系统地应用人性化的护理程序。

随着优质护理服务示范工程的推广与发展,各级医院手术室都在积极地改革护理工作的模式,转变护理工作的理念,通过重新修订工作制度、岗位职责、细化、改进手术室护理工作的流程,加强对患者的人文关怀,构建良好的护患关系等,体现以手术患者为中心,以安全、规范、方便、快捷为原则,同时兼顾手术医师和麻醉医师及患者家属的感受和需求,以期提高手术室护理工作的效果,为患者提供安全、全面、全程、专业、人性化的围术期护理服务。

传统的腔镜手术护理注重的是手术和护理配合,容易忽略手术患者的感受和需求。自开展优质护理以来,腔镜手术护理根据自身工作特点及服务对象的特殊性,创立了"连续、全程、无缝隙"责任制整体护理模式,根据患者需求,提供全程化、无缝隙、人性化的护理,深化了腔镜手术护理工作的内涵。术前责任护士深入病房,为患者提供专科化术前访视,对患者进行全面评估,向患者发放一些手术室环境宣传画册或集中放映手术室介绍视频等,对手术室环境进行介绍,消解患者对手术室的恐惧感,缓解患者术前紧张、焦虑情绪,针对患者不同的接受能力、心理状态和文化水平,选择性地介绍相关的麻醉方式、手术流程,让患者能够对术中情况有初步的了解,以利于患者做好充分准备,达到手术的最佳状态。术中实施全程陪护,使患者感到被重视,手术室播放柔美的轻音乐,转移患者注意力,放松其心情。并推行"细节告知",取得患者的充分理解与配合,建立良好的护患信任关系。手术中充分尊重患者,尽量减少非手术部位的直接暴露,对老年或小儿患者适当增加衣被。术后责任护士回访患者,带给患者温暖的问候,并给予健康指导,同时及时收集患者意见及建议,改进护理服务工作。整个手术过程不仅注重患者的显性需求,做好服务,同时还要挖掘、分析和深刻把握患者的隐性服务需求,并针对患者隐性需求制定或调整优质服务措施,有的放矢地采取适当的护理服务,充分关注腔镜手术

患者的安全,减低术中压疮发生率,预防意外损伤的发生,为患者提供主动的、全面的、个性化的、更高质量的护理服务。通过开展优质护理,腔镜手术护士与患者建立了良好的护患关系,消除了患者对手术的恐惧心理,使患者获得安全感,能更好地配合手术。护士与患者的有效沟通,可以及时了解患者的需求与不适感,能够较早地发现存在的问题,避免了护理差错及缺陷的发生。优质护理的应用还提高了患者对手术相关知识的知晓率,减少了围术期并发症的发生率,促进了患者的康复,提高了医疗护理质量。

开展优质护理,为腔镜手术医师提供各项人性化的护理服务措施,各医院手术室针对目前手术科室亚专业划分较细的特点,采用腔镜手术护士专科化管理,实行腔镜手术护士定科、定专业组的手术配合模式,了解掌握手术医师的个性特点和手术习惯,定期调查了解医师的需求并进行针对性的调整,使腔镜手术护理工作更加专业化、规范化,让医师感受到手术室工作合作伙伴带去的温暖,切身体会到手术团队的力量,增加医师工作的幸福感,使手术团队的合作更加默契,从而提高腔镜手术工作效率和医师满意度。

第三节　手术室腔镜护理展望

手术室腔镜护理的发展将随着腔镜外科的发展而不断发展进步,腔镜外科技术的发展从某种程度上讲依赖于腔镜仪器设备等硬件基础的发展,随着科学技术的进步而进步,因此,许多技术的发展都有可能给腔镜护理技术带来新的内容、价值和技术,会给腔镜护理带来新的挑战和创新机遇,从而为腔镜护理技术的发展带来不可估量的影响。比如灯泡的发明使内镜光源成为可能,内镜光源成为腔镜外科发展的里程碑,现如今集成电路、信息化、智能化技术飞速发展,资源共享和理论交流更加方便,技术支持和合作开发成为倍增器,这就为腔镜外科和腔镜护理技术的发展奠定了良好的基础,使腔镜护理技术发展的未来更加光明。

现在许多新的腔镜技术不断应用到临床,很多以前不能开展的手术开展起来了(特别是小儿手术和肿瘤手术),腔镜设备开始向一体化、多功能化迈进,如过去的光源和摄像系统相对独立,现在出现了一体化腔镜摄像系统,过去双极、止血钳相对独立,现在双极、止血钳一体多功能化,除此以外,还有电钩与分离钩一体化,无损伤钳与双极一体化等,无创伤技术成为腔镜技术的新趋势,如超声刀、LIGSURE 系统等,同时伴随产生的还有新的腔镜清洗、消毒技术,如一体化腔镜清洗中心、自动清洗机、超声清洗机等,还有智能化高新技术的应用,如智能化机器人提高了手术的精准性,不需要长时间地扶镜子,减少了手术参与的人数,降低了手术感染的概率和工作人员的工作压力,机器人技术正在向远程控制发展,同时更加清晰的摄像系统也在不断地更新涌现。

以上技术的发展带来了新的腔镜临床技术和手术配合操作、新的清洗消毒灭菌技术和保存技术,如一体化、多功能器械和腔镜的使用、维护和保养,机器人手术的护理配合和各种新的、复杂的腔镜手术的配合等。技术的发展使得多功能手术室、一体化手术室、腔镜专科手术室、内镜诊疗中心、内镜供应中心、腔镜技术培训基地(计算机模拟操作)等一批新的手术室和科室建立,并成为未来发展的趋势。这些给腔镜护理建设和发展带来了新的机遇和挑战,新设备、新技术、新规范,21 世纪的腔镜护理技术将会随着腔镜外科技术的发展和一切影响因素的发展不断前进。

第2章 腔镜手术基本要求

腔镜手术的开展比一般手术的开展要求更高,不论是场所环境的要求,还是人员的要求,都要高于一般手术要求。本章主要介绍腔镜手术环境要求、腔镜手术人员配置及要求和腔镜手术管理制度。

第一节 腔镜手术环境要求

腔镜手术室应遵循手术室设置的基本原则,布局应符合功能流程合理和无菌技术要求。宜设在医院安静、污染少的地段,尽量和其他区域分开,通常专用一层或一个区域,与 ICU、血库、外科等科室邻近,不宜设在顶层或一层,进行必要的防水、防震、防尘、隔音等处理;铺设必要的通气、通风管道,配备必要的设施和进行严格的室内分区,划分洁污流线,尽量做到隔离、洁污分流,避免交叉感染。腔镜手术室可以单独设置,也可以和洁净手术室设置在一起,单独建立腔镜手术室投入较高,我国目前绝大多数医院都是在原有层流手术室的基础上进行改造而成,如此可以节约成本,同时也可以实现手术室功能的多样化。不同医院的腔镜手术室需根据医院的实际情况建立腔镜手术间和辅助房间,合理利用资源,节约成本,提高效率。

一、设计与布局

(一)腔镜手术间

腔镜手术间在建筑设计上要符合腔镜手术的要求,尽可能地实现数字化、信息化、智能化和自动化控制,以满足手术、培训、教学、训练、参观、取证、记录等多方面的需求。有条件的医院应建立一体化腔镜手术间。

腔镜手术间在结构布局上要求防尘防污、洁污分区、配件齐全、设置合理。基本要求同一般手术间,特殊要求:手术间面积一般在 $35\sim45m^2$;配备可旋转腔镜手术用 360° 多功能吊塔,将微创设备全部悬吊起来,将所有管线都隐形于吊塔之中的集中控制系统;配备摄像控制与传输系统;配备专用手术床;配备专科仪器设备和操作系统。

腔镜手术间室内设置还包括手术灯、手术车、手术托盘、内置壁橱(液体柜、物品柜等)、阅灯片、高频电刀、温箱、冰箱、麻醉吊塔、麻醉机、监护仪、麻醉车、计算机、输液泵、注射泵、控制面板、电话、记录台、供气系统、非层流手术间要配备空气净化装置、污物袋、敷料桶、脚凳、体位架、凳子等(图 2-1)。

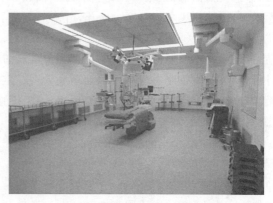

图 2-1 腔镜手术间

(二)腔镜手术辅助用房

1. 器械洗涤间　主要用于腔镜手术器械的清洁,应设立在手术室半限制区,布局合理、分区明显,符合感染管理要求,有良好的给水和排水系统,根据腔镜手术室的规模和需要配备相应的腔镜清洗消毒设备。内设清洗槽(手工清洗消毒操作还应配备漂洗槽、消毒槽、终末漂洗槽)、全管道灌流器、各种腔镜专用刷、压力水枪和气枪、超声波清洗器、测漏仪器、计时器、腔镜及附件运送容器、低纤维絮且质地柔软的擦拭布和垫巾、手卫生装置(采用非手触式水龙头);宜配备动力泵(与全管道灌流器配合使用)。有条件的医院可以配置自动清洗设备。

2. 器械储备室　腔镜手术室应设立腔镜器械储备室,用于存放腔镜及各种辅助器械。内有器械柜数个,按专科分类放置腔镜手术器械,器械柜应上锁,专人保管。内设器械打包桌,用于准备器械包。

3. 消毒灭菌室　用于腔镜手术器械的消毒灭菌,应设立手术室在半限制区,内设高温高压蒸汽灭菌器、过氧化氢低温等离子体灭菌器、卡式消毒锅、台式消毒锅、低温等离子封口机等。

4. 无菌物品间　分别设立无菌手术器械、无菌辅料和一次性无菌手术耗材物品供应间,设立在手术室限制区内,室内应设有物品架,物品架应距墙壁 5cm、离房顶 50cm、离地面 20cm。

5. 仪器设备间　仪器设备间设立在手术室半限制区,用于腔镜手术仪器设备的存放,存放区域根据医院腔镜设备数量进行编号,实行腔镜主机定位放置。

二、腔镜手术间清洁与消毒

(一)日常清洁与消毒

层流腔镜手术室一般在每日手术开台前 30min、两台手术接台之间和每日手术结束后进行湿式清洁,常规对物体表面、地面进行清洁,通常情况下用清水擦洗即可,有血迹或体液污染时,用 1:500 含氯消毒液擦拭,抹布使用后应清洗、消毒后晾干。每台手术结束后器械护士去除贴膜,收拾敷料、器械和灯把,送器械洗涤间进行常规处理,收拾敷料桶和初步清洁地面,吸引内胆应每台手术更换。吸引瓶每周用 1000mg/L 有效氯消毒液浸泡 30min,然后用流动水冲净、晾干后备用;巡回护士清洁手术车、手术床、手术灯、吊塔、写字台、阅片灯和其他辅助设备,保洁员清洁墙面、地面、敷料桶、垃圾桶和脚凳。连台手术,前一台手术结束后打扫并整理手术间,清洁干燥层流自净 30min,再接下一台手术。冰箱内部、温箱内部、回风口过滤网等部位每周擦拭一次,遇污染随时清洁。污物桶每天清洁消毒一次,每周彻底洗消一次。垃圾不得随意丢弃,严格按照医用垃圾的处理和分类归置于黄色塑料袋和利器盒内。手术间地面每个月打蜡一次,每季度进行一次地面彻底清洗。定期进行手术间空气、物体表面细菌培养。腔镜手术室的清洁与消毒要求做到无痕、无污物、无血迹、干净整洁,符合感染控制要求。

(二)感染手术清洁与消毒

感染手术后手术间按终末消毒进行处理,根据手术间所受到污染的程度情况进行消毒。湿式清扫,用含 1000mg/L 有效氯消毒液进行物体表面、地面的擦拭,医疗废物置于双层黄色垃圾袋内处理,并注明"感染类"垃圾。特殊感染手术尽可能安排在隔离和负压手术间进行,手术使用一次性物品,术后用含 2000mg/L 有效氯消毒液对手术间进行湿式彻底清扫,术中使用的一次性物品全部焚烧,非一次性物品严格消毒灭菌处理,吸引器引流瓶用含 2000mg/L 的有效氯消毒液处理。特殊感染患者使用过的手术间终末消毒后须经感染监控科监测合格后才能供下一位患者使用。

第二节 腔镜手术室人员配置与要求

一、腔镜手术室人员配置

(一)成立腔镜专科小组

医疗机构根据医院平均每日腔镜手术量、手术间数和护理人员的数量设立腔镜专科手术配合人数,成立腔镜手术专科小组,小组一般由10~12人组成。

(二)岗位设置

腔镜专科小组设组长1名,设备管理员1名,清洗消毒员1~2名,组员若干名。组员可根据具体情况设立固定组员和轮转组员,固定组员相对固定专科,轮转组员由在手术室工作5年以上的护士轮转。腔镜专科小组实行"护士长-专科组长"二级管理模式下的腔镜微创技术专科化规范管理和配合,专科组长负责腔镜手术日常管理工作,护士长则负责腔镜手术统筹管理。

二、腔镜手术室人员岗位职责

(一)腔镜专科组组长职责

1. 在护士长的领导下开展工作,协助护士长对专科组内人员及腔镜手术工作进行二级管理。

2. 完成腔镜手术配合的日常管理工作,熟悉腔镜手术进展及新业务的开展情况。

3. 负责腔镜专科组护士的理论和操作培训,参与考核工作。

4. 负责腔镜手术器械、手术物品的检查、调配和补充,以适应手术的需要。

5. 负责定期检查腔镜仪器设备的使用情况,以满足手术的需要。

6. 负责协调与手术科室的关系,定期征求科室意见,不断改进工作。

7. 定期召开组务会,总结工作,分析存在不足,以达到质量的持续改进。

8. 参加科室护理新业务、新技术的学习和实施。参与护理科研工作。

(二)腔镜专科组护士职责

1. 在专科组长的领导下工作,并协助组长开展腔镜手术配合工作。

2. 术前一天实施术前访视,了解患者病情、身体和心理状况,必要时向患者介绍手术流程,给予心理支持。

3. 根据患者病情、手术名称、手术部位、术中特殊要求等,准备手术用品(腔镜仪器设备、器械、药品、敷料等),检查手术间各种设备、仪器是否齐全,性能是否良好。

4. 每日接班后再次检查手术间内各种设备、物品完备情况,器械、敷料包的灭菌日期、灭菌效果。

5. 患者入室,认真做好查对工作,逐项核对患者姓名、科别、年龄、性别、床号、住院号、手术名称、手术部位、手术时间等,检查术前医嘱执行(药物过敏试验、术前用药、禁食、备皮、肠道准备等)情况,如有遗漏,应报告医师妥善处理。发现患者携带贵重或特殊物品(戒指、项链、义齿及其他钱物时)应取下交有关人员保管。

6. 实施心理护理,安抚患者情绪,对儿童或神志不清的患者应适当约束或专人看护,确保安全。

7. 协助麻醉医师工作:建立静脉通道并保持通畅,协助手术医师准确摆放手术体位,固定肢体时,防止挤压、过度外展,注意保暖。

8. 连接腔镜仪器设备电源,连接吸引器,严格遵守操作规程。腔镜设备仪器与器械在使用过程中,注意做好保护,轻拿轻放。帮助手术人员穿手术衣,安排手术人员就位,调节灯光和室温。

9. 严密观察病情变化,保持输液通畅、体位正确、肢体不受压,随时调节室内温度。

10. 负责术后整理、消毒手术间,补充所需物品,更换手术床被服。若为特殊感染手术,按《医院感染管理办法》处理,医疗废弃物分类处理。

11. 负责术后腔镜仪器设备、手术器械的初步清洁整理工作,对腔镜设备仪器与器械的功能性、完整性进行检查,并与管理员、清洗人员做好交接工作。

(三)腔镜设备管理员职责

1. 负责各种腔镜仪器、设备、器械的保管、保养、维护,以及发放、供应等管理。

2. 有计划地使用器械和仪器,合理调配,确保手术需要而又不造成浪费。

3. 术前一日查看腔镜手术预约单,备齐次日手术所需器械、仪器。特殊术式应备齐所需物品,必要时与医师共同试用,确保运转正常。

4. 定期检查腔镜仪器、设备性能状况,器械、仪器出现故障应及时查找原因,积极处理,必要时联系相关人员维修、更换并做好记录。

5. 掌握腔镜设备仪器功能、特性及各部件组成情况,建立部件组成卡和使用登记本,定期清点各部件数目,保证与组成卡相符。

6. 负责监督检查腔镜清洗员的工作,随时获取信息,及时补充单包器械。负责监督检查感染手术器械的处理情况。

7. 注意仪器的保养和维护,移动时轻、稳,避免震动和碰撞。

8. 术前、术后严格按照腔镜设备仪器与器械交接流程,认真清点、交接并做好记录。建立腔镜设备、器械账目本,每日清点记录,做到账物相符。

(四)腔镜清洗消毒员职责

1. 负责清点、清洗和消毒所有回收的腔镜器械。

2. 熟悉各种器械物品的构造、性能及保养知识。

3. 掌握清洗剂、消毒剂及清洗消毒设备的使用方法,严格执行腔镜清洗、消毒操作规程。

4. 操作中注意轻拿轻放器械,防止损坏腔镜及其附件。

5. 洗涤操作中所用配套洗涤用具每日用后进行消毒,洗涤洁净,干燥放置。

6. 每日工作完毕后,负责将洗涤槽内外刷洗干净,并用 500mg/L 含氯消毒液消毒洗涤槽,擦拭台面、桌柜及地面,保持室内整洁。

7. 对传染性物品执行专门的操作规程和处理流程。

8. 监测腔镜器械灭菌效果,定期采样做细菌培养并记录。

9. 操作中遵循标准预防及职业安全防护原则和方法。

三、腔镜手术室人员任职要求

(一)腔镜专科组长

1. 大专及以上学历,主管护师及以上职称,有 10 年以上手术室工作经验。

2. 熟悉手术室业务,能熟练配合各类手术,有较强的专科业务能力。

3. 熟悉腔镜设备仪器构造、工作原理,熟练掌握各种腔镜仪器设备性能及操作方法。

4. 有较强的管理能力和学习、沟通、表达及协调能力。

5. 责任心强,有较强的判断、应急能力。

(二)腔镜专科护士

1. 大专及以上学历,护师及以上职称,有 3~5 年以上手术室工作经验。

2. 有良好的通科手术配合基础,完成过普通外科、泌尿外科、妇产科、骨科、神经外科等主要手术科室的手术配合。

3. 熟练掌握各种腔镜仪器设备构造、工作原理、器械性能及各部件的组成,掌握腔镜仪器设备的操作方法。

4. 热爱腔镜手术工作。

(三)腔镜设备管理员

1. 大专及以上学历,护师及以上职称,有 5 年以上手术室工作经验。

2. 熟悉腔镜设备仪器构造、工作原理,熟练掌握各种腔镜仪器设备性能及操作方法,能排除一般故障。

3. 掌握腔镜仪器设备维护与保养方法。

4. 熟悉腔镜器械的清洗及灭菌方法。

5. 责任心强,有较强的沟通协调能力。

(四)腔镜清洗消毒员

1. 中专及以上学历,护士及以上职称,有 1 年以上手术室工作经验。

2. 熟悉清洗剂、消毒剂及清洗消毒设备的使用方法。

3. 熟悉各种腔镜及附件的构造,掌握其清洗、消毒和保养方法。

4. 掌握医院感染预防与控制相关知识。

5. 掌握标准预防及职业安全防护原则和方法。

第三节　腔镜手术管理制度

一、手术间管理制度

1. 每个手术间设负责护士 1 名,全面负责手术间质量管理。

2. 进入腔镜手术间人员必须遵守手术间管理制度,服从相关人员管理。

3. 建立手术间物品检查登记本,每天由专人对物品进行检查、补充和登记,并签名。每周由手术间责任护士负责总查,确保术中物品及时提供,防止灭菌物品过期。

4. 手术间物品应做到"四定一整齐",即定物、定位、定数、定期检查,所有物品摆放整齐,保持清洁,标识明显,私人物品一律不得携入。

5. 每周由专管技师负责各种电路,医用供气、供氧,空调系统等设备运行状况的检查、维护及检修。

6. 手术间内保持肃静,谈话仅限与手术有关的内容,做到说话轻、走路轻、取放物品轻。

7. 手术开始后应关闭手术间的门,严禁随意打开,手术人员在手术进行中不得进入污物走道。

8. 各类工作人员严格执行无菌技术操作规范,每位工作人员都有责任参与规范监督。

9. 参观人员应遵守手术室参观制度,在不影响手术的前提下完成参观活动。

10. 手术进行中,巡回护士不得擅自离开手术间,如必须暂时离开,应告知器械护士和麻醉医师。

11. 手术完毕,患者未离开手术间前,医师、护士不得擅自离开,等患者安全离开手术间后方可离开,确保手术患者安全。

12. 感染手术间门上应悬挂明显标志,所有医护人员均应严格按照隔离技术要求实施手术,并在手术结束后进行严格的消毒处理。

二、腔镜仪器设备与器械使用管理制度

(一)腔镜仪器设备与器械使用

1. 腔镜仪器设备与器械必须经专业人员培训后使用,未经培训人员一律不得擅自进行仪器设备与器械的操作。

2. 工作人员应熟悉设备仪器构造、工作原理、器械性能,掌握使用注意事项,能熟练安装、连接各种仪器,严格遵守操作规程。

3. 腔镜设备仪器与器械在使用过程中,注意做好保护,轻拿轻放,如系操作不当造成的损坏,需责任到人。

4. 腔镜仪器上配挂操作程序和常见故障排除方法的卡片,所有人员必须按操作规程使用,发现问题及时报告并进行维修保养。

5. 仪器设备每次使用后,使用者应负责设备的清洁,检查仪器运转情况,保持性能完好,并做好相关记录。为防止零件遗失,做到"三查"即准备消毒灭菌前查、使用前查、使用后查,并记录。

6. 建立腔镜设备仪器与器械交接流程,认真清点、交接并记录,对腔镜设备仪器与器械的功能性、完整性进行检查,若发现零部件缺失或关节灵活性不够、性能不良,应及时查找补充或报设备科维修。

(二)腔镜仪器设备与器械保管和保养

1. 手术室腔镜仪器设备与器械的保管、保养由腔镜专管护士负责。

2. 腔镜仪器设备须固定位置妥善放置,将显示器、摄像机、冷光源、气腹机和冲洗机等仪器成套放置在统一设置的移动车架上,标识醒目。

3. 设计专用腔镜器械柜,每个抽屉进行编号,根据手术方法的类别,将灭菌后的各类内镜及器械分门别类放置于专科专用腔镜器械柜内,组合各种腔镜器械为一套,以套为单位分别放置在各个抽屉内,每套器械都有同抽屉相对应的编号牌随器械一起运行,以便器械使用后及时放回原处。

4. 所有腔镜设备、器械均建立账目,每日由专管护士巡检清点一次,账物相符,并记录。

5. 放置器械时注意镜头、光缆的保护,严禁受压,光缆、导线类应盘旋存放,严禁成角,防止光纤折断或转动轴内的纱网断裂。抽屉内要有海绵及手术巾铺垫,以免器械取放时碰撞引起损伤。

6. 锐利器械保存前应套上橡皮保护套,以免损坏刃面。电凝、电切割器械外表均包有管状绝缘层,再次使用前须检查绝缘层是否良好,以防导致术中漏电损伤操作者。

7. 注意镜面的保护,内镜镜头暂时不使用时,镜端应套上保护套。镜面有水迹、污迹时,可用擦镜纸擦拭或先用肥皂水棉球擦拭,再用干净棉球擦拭。

8. 每周设固定养护日,由专管护士负责对仪器设备与器械检查、维护和保养,检查设备仪器有无缺失和损坏,对器械进行去锈和润滑,检查器械关节是否僵硬、螺丝是否松动、尖端合拢是否良好、剪刀是否锋利、密封圈是否漏气,保持性能完好,并及时登记,做到及时发现问题及时维修。

9. 设备科相关人员应每月对腔镜仪器设备进行检查,并负责新进仪器的培训工作。

10. 腔镜仪器设备和器械不得外借,护士长每月抽查仪器设备和器械使用状况。

11. 仪器设备与器械如有故障,须挂故障警示标识,注明原因,在维修本上登记,并告知护士长和专管人员通知设备科送修。

12. 每周由专人对腔镜设备仪器移动车架和腔镜器械柜进行清洁消毒一次。

(三)腔镜清洁与灭菌

1. 腔镜器械须采用正确的清洗、消毒与灭菌方式。应做到一人一用一灭菌。

2. 清洁:在手术台上及时用无菌水擦尽血迹,手术结束彻底进行清洗(水洗-酶洗-冲洗),在清洗过程中做到镜头轻拿轻放,注意保护镜面,有内腔的器械用软毛刷和高压水枪清洗,打开或脱卸器械的各个关节,避免小零件丢失。

3. 灭菌:采用低温灭菌器灭菌或戊二醛浸泡 10h 灭菌,由专人负责并检查、记录,记录患者住院号、姓名、床号、手术名称、所用器械、灭菌方法、灭菌效果监测等。每月采样做细菌培养。

4. 器械清洁与灭菌后进行吹干、上油和安装,并检查性能是否良好、数量是否齐全后再储存。

三、消毒隔离制度

1. 凡参加手术人员必须按规定着装、规定路线进入手术间,其他人员不得入内。

2. 患有上呼吸道、面部、颈部、手部感染的工作人员,原则上不可进入手术室,若必须进入时应戴双层口罩,感染处严密封闭。

3. 严格控制参观人数,参观人员必须严格遵守参观管理规定,主管医师和巡回护士有责任管理。

4. 医务人员必须严格遵守消毒灭菌制度和无菌技术操作规程,保持手术间物品整洁,禁止携带私人物品入内。

5. 手术器具及用品应严格一用一灭菌,尽量采用压力蒸汽灭菌等物理灭菌方法,避免使用化学灭菌剂浸泡,严格执行灭菌效果监测标准。洗手刷应一用一灭菌。

6. 麻醉用器具应定期清洁、消毒,接触患者的用品应一用一消毒,一次性医疗器械、器具不得重复使用。

7. 医务人员使用无菌物品和器械时,应检查外包装的完整性及灭菌日期。无菌包打开后虽未使用,视为污染,必须重新灭菌。

8. 除手术人员、患者和器械通过,手术间的门应处于关闭状态。

9. 严格执行卫生清洁、消毒制度,每日手术前和手术后进行湿式擦拭清洁、消毒,未经清洁、消毒的手术间不得使用。每周固定卫生日进行彻底清扫,湿式清洁,使用的保洁用具严格按区分开放置。

10. 每月对手术间空气、物体表面和医护人员手进行细菌培养一次,每日对使用中的消毒液浓度进行监测,结果应符合标准。

11. 传染病患者或隔离患者的手术通知单上,应注明"某种感染"或"某种化验结果异常"情况,严格隔离管理,术后器械及物品应双消毒,标本应按隔离要求处理,术后手术间应严格终末消毒。

12. 根据手术患者和手术部位的污染及感染情况合理安排手术间,连台手术应做好连台之间的消毒工作,保证消毒时间和消毒效果。

13. 接送患者的平车每日用 500mg/L 含氯消毒液擦拭消毒或专人专用,室内车、室外车分别使用,隔离患者应专车专用,用后严格消毒。

14. 手术后废弃物品需置黄色塑料袋内,封闭运送,无害化处理。医务人员脱下的手术衣、手套、口罩等物品应当放入指定位置后,方可离开手术室。

15. 洁净手术间的净化空调系统应当在手术前 30min 开启,手术结束后 30min 关闭,回风口格栅应使用竖向栅条,每天擦拭清洁一次,新风入口过滤网应每周清扫一次,检查网眼是否堵塞。

四、职业防护制度

1. 急诊未进行传染病检测的患者入室行手术时均按感染性手术处理,均应采取标准预防。

2. 为传染病患者手术时,应根据疾病的主要传播途径采取相应的隔离和防护措施,必要时采取双向防护。

3. 在进行可能发生血液、体液、分泌物喷溅的手术时,医护人员要戴防护眼镜,必要时穿防水围裙和长筒靴。

4. 感染手术完毕,工作人员应更换清洁的手术衣、鞋、口罩和帽子,清洗双手后才能参加其他工作。

5. 及时处理被污染的医疗用品和仪器设备,术中所用器械、物品均应严密消毒灭菌处理。

6. 正确使用利器盒,传递器械时使用无菌弯盘或通过建立"中立区"取用手术利器,以减少锐器伤的发生。

7. 手术中发生锐器伤应立即按规范处置伤口,及时填写锐器伤登记表并上报相关部门,按职业暴露流程规范处理。

8. 腔镜手术前严格检查气腹机与二氧化碳容器及衔接处,用后及时关闭阀门,防止二氧化碳泄漏。规范麻醉药品的使用,减少麻醉药品的外泄,手术间设有麻醉废气排放系统。

9. 配制消毒液应了解其理化性质,戴口罩及手套,定时通风,积极做好预防措施,清洗器械时应按标准预防要求着装。

10. 不使用存在安全隐患的仪器,定期检查仪器设备的运行状况,做好仪器设备的保养,减少仪器出现意外造成医务人员损伤。孕期护士应避免安排参加造影、透视等含有放射线的工作。

五、腔镜专科护士培训管理制度

1. 成立腔镜手术培训管理小组,实行组长负责制,负责专科护士培训管理工作。

2. 腔镜手术培训管理小组负责制订培训计划、考核办法与实施方案,并监督和指导其落实。

3. 成立师资组,根据专科护士培训细则的要求,结合医院实际具体实施腔镜专科护士培训。腔镜专科组组长负责专科护士培训的日常管理和带教。

4. 培训对象为具有护理专业大专及其以上学历,3 年或 3 年以上手术室工作经验,热爱护理事业,具有高度的工作责任心及为护理事业奉献精神,本人自愿并经科室选拔、推荐的注册护士。

5. 培训结束后对专科护士进行考核与评价,由专科培训管理小组对专科护士的专业理论知识、实践操作技能、手术医师满意情况以及临床表现等进行综合考核和全面评价,建立专科护士培训考核档案,综合评定结果备案保存。

六、腔镜手术护理质量管理工作制度

1. 成立由手术室护士长、腔镜专科组长、专科护士组成的腔镜手术质量管理小组,负责腔镜手术护理质量的管理。

2. 管理小组负责制订质量工作计划,并组织实施。

3. 管理小组应定期组织腔镜手术护理各项质量的检查,检查督促各项规章制度的落实,发现问题及时反馈,并制定措施进行整改。

4. 管理小组应定期总结、分析腔镜手术护理质量,召开质量讲评分析会,跟踪质量问题的解决,达到质量的持续改进。

5. 腔镜手术各项护理质量考核落实奖惩,应用激励和制约管理,促进护理质量全面提高。

第 *3* 章 腔镜仪器设备和器械

  腔镜手术的开展引领了外科手术的一场革命,也是医学科技进步的具体体现之一,随着其广泛的开展,被越来越多的医务人员和患者所接受。腔镜手术的成功不仅取决于手术医师的技术水平,很大程度上还依赖于腔镜专科护士的密切配合,以及腔镜设备和器械功能的良好状况。本章重点介绍常用腔镜仪器设备和器械的构造、工作原理和操作方法。

第一节 腔镜基本仪器设备

  腔镜设备主要由各个系统的仪器组成,随着医学科学技术进步的同时,更多的先进仪器设备发明创造出来。在现阶段,腔镜基本设备主要由摄像系统、光源系统、气腹系统、动力系统、冲洗吸引系统、能量系统、图像传输和保存系统等组成。

一、摄像系统

  摄像系统主要由腔镜镜头(图 3-1)、摄像头(图 3-2)、摄像主机(图 3-3)、监视器(图 3-4)组成。

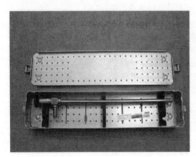 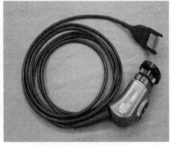 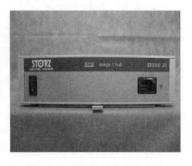

图 3-1　腔镜镜头   图 3-2　摄像头   图 3-3　摄像主机

  腔镜镜头在手术过程中置于体腔内,用于术野中图像的摄取与输出。摄像头与腔镜镜头连接,将腔镜镜头捕捉的图像以电信号的形式输入到摄像主机。摄像主机连接摄像头和监视器,转换并传输信号。监视器接收摄像头和摄像主机输入的视频信号,显示术野中图像。

  腔镜镜头有光学镜和电子镜两种。光学镜由光导纤维制成的导管束,利用光学原理,将手术视野的图像传输给尾端连接的摄像头,摄像头捕捉的信息经过监视器提供给操作者。电子镜(图 3-5)在镜头前段设置 CCD 代替导光束,将捕捉的光信号转换成电信号,再经过监视器提供给操作者。光学镜和电子镜两种镜头的取景方式不同,前者提供的视频画面真实性较高,后者提供的视频画面更鲜艳和清晰,两者都具有导光性好、视野广的效果。

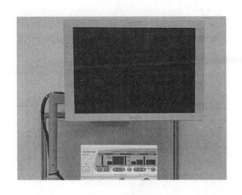

图 3-4　监视器

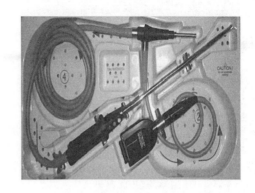

图 3-5　电子镜

现有腔镜镜头规格分为多种,根据手术部位和解剖部位的不同,使用的镜头也不同。直径 10mm 和 5mm 的腔镜头,长度为 300mm 左右,视角在 0°~120°,一般视角 0°和 30°的最为常用,此类镜头适用于腹腔和后腹腔的手术。还有规格为直径 4mm、长度 200mm 的关节镜,还有一种直径为 2mm、长度为 100mm 的针型镜,一般应用于腕关节镜手术。镜头的种类较多,可根据术式选择合适的镜头。

摄像头与腔镜镜头连接,经过摄像头内的感光元件 CCD 与主机内的影像处理器转换和特殊处理后,将输出图像信号在监视器上显示(图 3-6)。

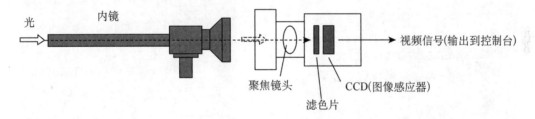

图 3-6　图像传输系统

二、光源系统

光源系统主要由光源机(图 3-7)和光源线(图 3-8)组成,用于腔镜手术的光源输出。

光源主机是一种发光装置,用于照亮手术部位。在腔镜发展史上,光源经历了烛光、铂丝、卤素、氙灯和 LED。随着现代技术的发展,现在光源机使用 300W 全自动氙灯光源,比原先的卤素灯亮度高且寿命长,氙灯产生的高亮度、高清晰光线,可以根据手术部位和术者的需要调节其亮度。

光纤光缆是光的输出媒介,现在手术常用的是 4.8mm 光缆,它是由一束可弯曲、具有全反射特性的光导纤维组成,具有高质量的光传输功能。每个主机都有特定的光缆,一般情况下都是相互配套使用,再由适配器可以连接到任何镜头上。

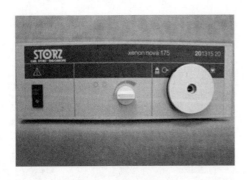

图 3-7 光源机

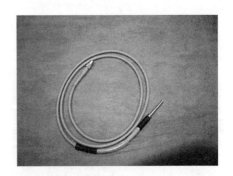

图 3-8 光源线

三、气腹系统

气腹系统主要由气腹机(图 3-9)、气腹管(图 3-10)、气腹针(图 3-11)和中心 CO_2 装置(或 CO_2 钢瓶)组成(图 3-12)。

建立气腹的目的是为检查、手术提供宽广的空间和视野,也是避免意外损伤其他脏器的必要条件。通过建立气腹,气腹管与穿刺套筒连接持续供气,维持腹腔内的压力。根据需要设置腹腔压力为 $12\sim15$ mmHg(1 mmHg$=0.133$ kPa)。

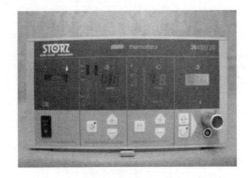

图 3-9 气腹机

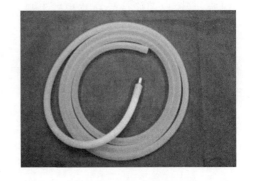

图 3-10 气腹管

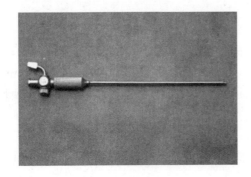

图 3-11 气腹针

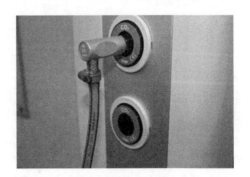

图 3-12 中心 CO_2 装置

气腹主机在腹腔镜手术时通过注入 CO_2 气体在体内营造一个空腔,主要由过滤器和加热管组成。气腹机分为半自动气腹机和全自动气腹机,现在手术应用大多为全自动气腹机。全自动气腹机有腹腔压力设置和调节装置,能够精确显示气体的流速,可以连续监测腹腔内压力参数。在使用时注意一定要使用医用级别的 CO_2 气体,绝不可使用任何其他类型的气体。

随着腔镜手术已逐渐涉及难度高、时间长的手术,气腹的生理影响也被广泛、深入的研究,早期二氧化碳、氧化亚氮、氦气、氩气和氮气等惰性气体被人们选择作为气源使用,在长期的使用过程中二氧化碳逐渐成为大家最常用的气体。但是,何为理想的气腹气体仍在研究和争论中,寻找理想的气体应基于此种气体是易于取得,相对便宜,并且在化学上、生理上是较为惰性的,无色、无味、在血浆中高度可溶,并且在应用电刀或激光电凝器时不会燃烧。

四、能量系统

能量系统是腔镜手术的能量来源。主要包括高频电刀、等离子系统、超声刀、LigaSure、动力刨削、激光仪等。

(一)高频电刀

高频电刀(图 3-13)是手术室必备的医疗仪器之一。它是通过高频电流作用于组织来取得需要的临床止血效果,有电切和电凝两种模式。与开放手术的电刀笔相比,腔镜手术用的是单极电凝,主要有钩形、针形、铲形和圆柱形,其中钩形最为常用,多用于分离和止血。在使用单极电刀时要特别注意使用前在身体肌肉丰富和大血管流经处粘贴负极板,防止损伤人体。高频电刀的双极模式与腔镜双极钳连接使用,多用于分离和止血。

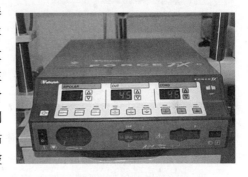

图 3-13　高频电刀

(二)等离子系统

等离子电刀(图 3-14)是双极电刀的一种,主要是凝合和切割组织,使组织产生 $2\sim3mm$ 均匀凝固层,也使深层的小动脉、小静脉、毛细血管迅速闭合,起到止血的目的,使组织和器械不易粘连,不产生焦痂,降低热损伤。其作用原理是等离子体中的带电离子被电场加速后具有足够的能量,可将生物大分子中的化学键、氢键、离子键等打碎,使生物大分子崩解而产生小分子气体如 CO、CO_2、O_2、H_2、CH_4、N_2 等,从而产生汽化效果。等离子切割系统已经成为泌尿外科腔内手术治疗前列腺增生的新设备,无需负极回路防止电击伤,对体内有金属置入物不能使用单极电刀的患者提供了更多选择。

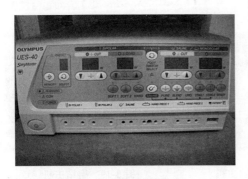

图 3-14　等离子电刀

(三)超声刀

超声刀(图 3-15)全称为"超声切割止血刀",是临床外科常见的新型手术设备。超声刀主要由超声主机、手柄、超声刀头、脚踏开关组成。

超声刀系统将电能经手柄转化为超声机械能,使刀头在超高的振动频率(如每秒 55 500 次)下接触组织蛋白,产生空化作用,迅速令组织内水分汽化,蛋白氢键断裂,蛋白质变性成黏性凝结物,从而达到切割、凝闭组织和止血的作用,对 3mm 以下的血管具有可靠的止血效果,同时对周围组织的热损伤小,可在重要脏器旁进行操作,只形成水汽,不产生烟雾,是腹腔镜手术一种新型的止血装备。

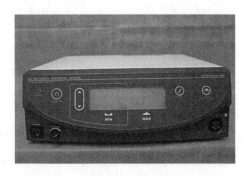

图 3-15　超声刀

(四)结扎速血管闭合系统

结扎速血管闭合系统(LigaSure)(图 3-16)(简称"LigaSure")是一种新型的外科止血设备。主要由 LigaSure 主机、LigaSure 手柄、脚踏开关组成。

LigaSure 可用于组织束和直径达 7mm 的动脉、静脉、肺部脉管和淋巴管。该系统能在所控制的时间段内向脉管精确提供能量输出和电极压力,使脉管内腔完全和永久地熔合。系统的设计保证其所产生的黏着、炭化或向邻近组织散热的程度都最小。它可以感知两个双极电极之间的组织阻抗,

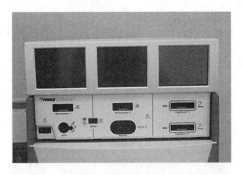

图 3-16　结扎速血管闭合系统主机(LigaSure)

然后利用阻抗信息自动启动或停止双极射频能量输出。使用者可任选脚控开关启动和自动启动,或在自动启动与射频启动之间编制一个延迟时间。输出合适的能量,可形成安全、永久性的闭合带,组织结痂少,对周围组织热损伤小。主要用于胃肠系统韧带、肠系膜、子宫韧带和动脉等部位的结扎。

(五)动力系统

动力系统可分为骨科刨削系统(图 3-17)、妇产科动力系统(图 3-18)、五官科磨钻系统(图 3-19)等。

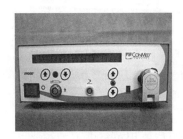

图 3-17　骨科刨削主机

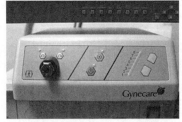

图 3-18　妇科肌瘤钻主机

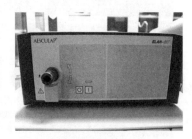

图 3-19　磨钻主机

骨科刨削系统主要由刨削主机、手柄和刨削刀头组成。主要用于清理关节内的滑膜、半月板,清除剥除软骨。妇产科动力系统主要用于子宫肌瘤等实质组织的粉碎,便于从腔镜戳卡内取出。五官科磨钻系统主要由磨钻件和磨钻头组成,与其他动力系统不同的是主机会自带一个微型水泵,在磨钻工作中减少因机械摩擦造成的局部热损伤。

(六)射频消融系统

射频消融系统(图 3-20)用于膝、肩、踝、肘、腕和臀的骨科和关节镜手术。可通过刨削刀片进行骨和软组织的磨蚀、切除、清创和取出操作,同时还可消融并凝固软组织,切除、消融和凝固撕裂的膝软骨组织,也可以进行肩峰下间隙减压术和切除关节的滑膜组织。

(七)碎石系统

碎石机(图 3-21)是应用于临床泌尿外科的碎石系统。包括气压弹道碎石系统和超声波碎石系统,主要由主机、手柄、碎石针鞘和探针组成。气压弹道碎石系统主要靠金属探针的机械运动破碎结石,其能量转换无电能,很少产生热量,对周围组织无损伤,具有手术时间短、简单、安全、高效等特点。超声碎石是利用电能转变成声波,声波在超声转换器内产生机械振动能,通过超声电极传递到超声探针上,使其顶端发生纵向振动,当与坚硬的结石接触时产生碎石效应,超声波碎石安全性大,结石碎片可由吸引器吸出,视野清晰,对组织不造成损伤,但碎石力较小,对水草酸钙结石效果差。气压弹道和超声波有不同的能量调节,根据手术需要调节安全范围。碎石探针也有多种型号可供选择。

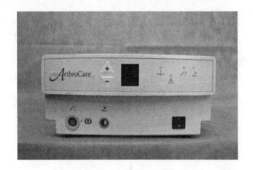

图 3-20　射频消融主机

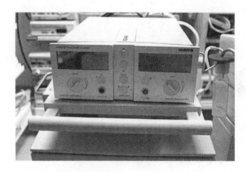

图 3-21　碎石机

五、冲洗吸引系统

冲洗吸引系统(图 3-22)包括正压冲洗和普通冲洗。有些腔镜手术在空腔脏器中完成,如膀胱、输尿管等,为了将脏器支撑有足够的手术空间,主要采用滚动挤压泵和感应膜产生压力将灌流液打入脏器中,使器官有足够的手术空间。普通的冲洗系统由全自动冲洗泵、冲洗瓶、冲洗管和冲洗头组成。冲洗头装有两个阀门,以控制冲洗和吸引。主要的冲洗液有 0.9%生理盐水、5%葡萄糖溶液、5%甘露醇。

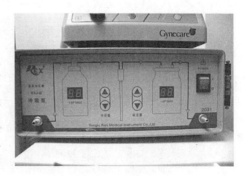

图 3-22　冲洗泵

六、图像传输和保存系统

图像传输和保存系统(图 3-23)是现代腔镜手术必不可少的设备之一。图像保存系统由一台计算机主机(摄像软件)和一台监视器组成,通过视频线将计算机主机和摄像主机连接,图像保存可以作为法律依据,也可作为教学视频,现在的保存系统主要是保存在计算机的硬盘上。

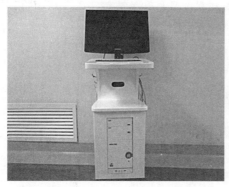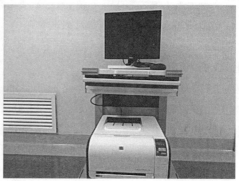

图 3-23　摄像系统

第二节　常用腔镜器械

腔镜器械是开展腔镜手术必不可少的工具,腔镜手术的成功与否与此有很大的关系。腔镜器械代替了常规的手术器械和医师的手,通过狭小的戳卡放入细长的腔镜器械,在体腔内完成手术操作。腔镜器械正确的组装和拆卸、良好的保养和维护、程序化的操作和配合是腔镜专科护士必备的操作技能和素质。

一、基础腔镜器械

(一)气腹针

气腹针是建立气腹空间的器械,通常有长度 100mm、120mm 和 140mm,直径 2～3mm 的规格。气腹针头端尖锐,内芯圆钝并有通气侧孔,可以通气、通水,内芯有弹簧装置,在刺破腹白线和腹膜时,此内芯先刺入腹腔,不会直接损伤腹部脏器(图 3-24)。

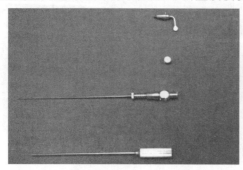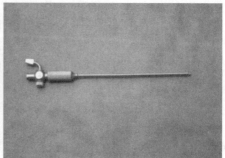

图 3-24　气腹针

（二）戳卡（Trocars 穿刺器）

戳卡是腔镜镜头或操作器械的通道。通常长度为 95mm，直径为 5mm、10mm、12mm、15mm 的规格（图 3-25）。分为内芯（图 3-26）和外鞘（图 3-27）。戳卡类型较多，有十字密封、十字密封带保护、弹簧翻盖式、磁性（带球阀、片阀）、磁性（带保护、转换器）等多种，以上几种多用于腹部手术。胸科手术的戳卡多为螺旋杆式，长度为 65mm。戳卡末端有密封帽，防止在操作时漏气。由于规格不同，还要使用一些转换器（图 3-28）。

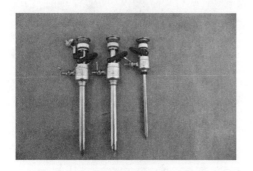

图 3-25　戳卡

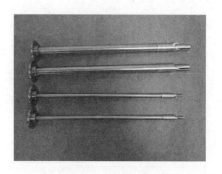

图 3-26　戳卡内芯

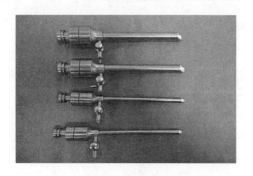

图 3-27　戳卡外鞘

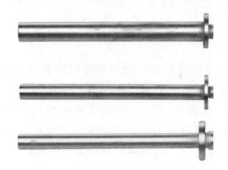

图 3-28　转换器

（三）腔镜手术钳

腔镜手术钳分多种功能，主要由手柄、外套管、操作内芯组成。易拆卸、易清洗，更换便捷，可 360°旋转。有多种内芯和手柄，可根据手术医师的习惯和手术需要进行搭配，采用高温高压灭菌（图 3-29）。

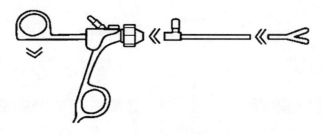

图 3-29　腔镜手术钳组成

1. **手柄** 可分为金属手柄(图 3-30)和塑料手柄(图 3-31),带/无单极电凝接口、带/无锁齿等。

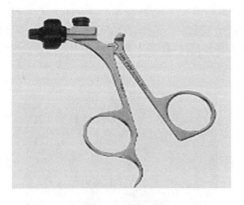

图 3-30　金属手柄

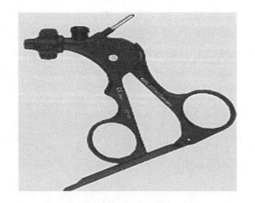

图 3-31　塑料手柄

2. **外套管**(图 3-32)

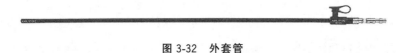

图 3-32　外套管

3. **操作内芯** 操作内芯的形态可分为直、弯、带/无孔、带/无齿、单动/双动等。常用的有抓钳、分离钳等,常用规格为长度 330mm,直径 5mm。

(1)抓钳:主要用来抓取和牵拉组织。根据头端的长短可分为长抓钳和短抓钳。根据抓持面的纹理可分为无损伤抓钳和有损伤抓钳。种类主要有无损伤钝头钳、鼠齿抓钳和肠钳。例如重型抓钳、弹簧抓钳、鸭嘴钳、倒齿抓钳、系膜抓钳、器官固定钳、肺叶钳、卵圆抓钳等(图 3-33)。

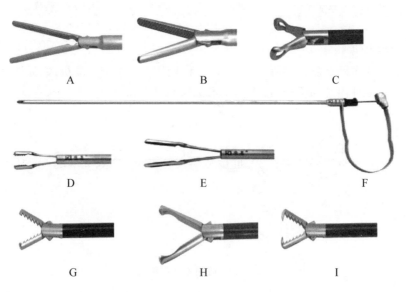

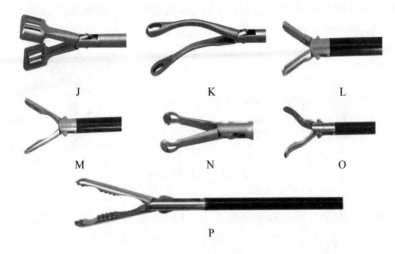

图 3-33　各型抓钳

A. 长颌抓钳；B. 粗齿固定抓钳；C. 胆囊抓钳；D、E、F. 弹簧抓钳；G. 倒齿抓钳；H. 阑尾抓钳；I. 鼠齿抓钳；J. 淋巴结抓钳；K. 卵圆抓钳；L. 细齿无创抓钳；M. 胃抓钳；N. 吻合牵引抓钳；O. 系膜抓钳；P. 重型抓钳。

（2）分离钳：主要用于抓取和分离组织。分离钳分为直分离钳、弯分离钳和直角分离钳等（图 3-34）。

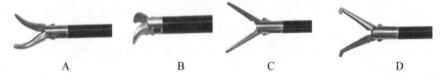

图 3-34　各型分离钳

A. 弯分离钳（30°）；B. 弯分离钳（70°）；C. 直分离钳；D. 90°直分离钳。

（四）电凝手术器械

电凝手术器械可分为单极电凝钳、双极电凝钳和双极分离钳，常用规格为长度 330mm，直径 5mm。

1. **单极电凝钳**　用于电灼分离组织和创面止血，按其形状可分为电钩、电凝棒、电针和电铲等。不同形状电极电凝的用途和作用的组织也不同，最常用的是电极电钩（图 3-35）。

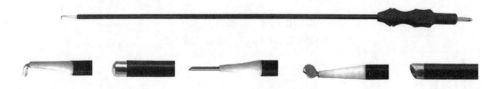

图 3-35　单极电凝钳

2. 双极电凝钳　用于分离组织和创面止血,在双极灼烧后需要用剪刀进行分离。双极电凝用于组织和小血管的灼烧分离。主要由中空电极芯、金属手柄和双极电凝线组成(图3-36)。

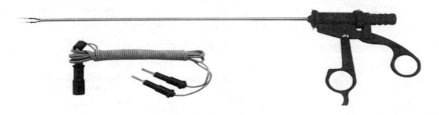

图 3-36　双极电凝钳

3. 双极分离钳　用于分离组织和创面止血,既可以作为手术电凝器械也可以作为手术分离钳使用。其分类有单侧分离钳和双侧分离钳。主要由双极芯、塑料手柄和双极线组成(图3-37)。

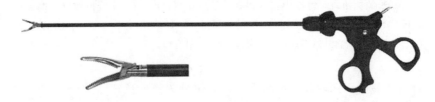

图 3-37　双极分离钳

电凝手术器械是腔镜手术止血器械,其主要作用是电灼分离组织,可用于粘连脏器表面的组织离断,其钳夹的组织少而薄,对脏器损伤较轻,可以做一些精细的组织分离。

(五)腔镜剪刀

腔镜手术剪刀常用规格为长度330mm,直径5mm,主要用于组织的锐性分离,无血管的粘连或组织可以用剪刀直接剪断。在双极电凝灼烧后,用剪刀直接剪断,或在血管钛夹夹闭后用剪刀直接剪断。其种类按闭合端可分为单动剪刀和双动剪刀,按照弧度可分为直剪和弯剪(图3-38)。

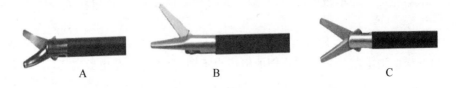

图 3-38　腔镜剪刀
A. 单动弯剪;B. 单动直剪;C. 双动剪。

(六)腔镜针持

腔镜针持用于术中组织的缝合,常用规格为长度330mm,直径5mm。根据头部的形状可分为直持和弯持,根据头端的粗细可分为粗头和细头,根据尾端形状可分为 A 形和 V 形,根据复位性可分为自动复位和复位加线型(图3-39)。

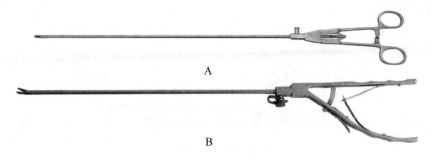

图 3-39　腔镜针持

A. A 形针持；B. V 形针持。

(七)腔镜冲吸器

腔镜冲吸器主要用于术中吸引和冲洗。常用规格是长度 330mm，直径 5mm 和 10mm。有三通式和按钮式(图 3-40)。

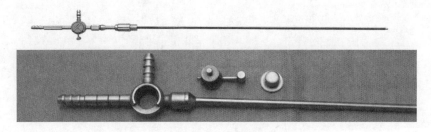

图 3-40　冲吸器

(八)腔镜施夹钳

常用的是钛夹钳、施夹钳和可吸收夹钳。其主要是夹闭血管、胆囊管、输尿管或其他一些组织。根据夹子大小不同，可分为大号、中号和小号。针对不同粗细的血管和组织，使用的夹子大小也不一样(图 3-41)。

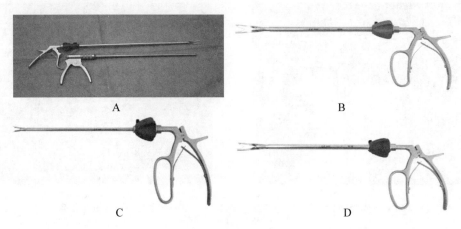

图 3-41　血管夹闭器械

A. Hom-o-lock 钳；B-D. 施夹钳。

(九)取石钳

取石钳主要用于胆管取石、小标本和多余脂肪组织的夹取(图3-42)。

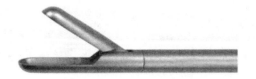

图 3-42　取石钳

(十)异物钳和活检钳

异物钳和活检钳主要用于泌尿道腔镜(膀胱镜、输尿管镜)手术中夹取异物和组织活检(图3-43)。

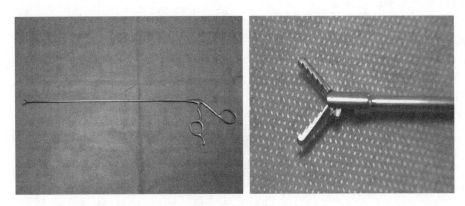

图 3-43　活检钳

(十一)经皮肾镜器械

经皮肾镜器械主要用于行经皮肾镜取石手术,由经皮肾镜镜头(图3-44)、套筒(图3-45)、闭孔器(图3-46)、导针(图3-47)组成。

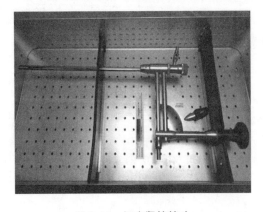

图 3-44　经皮肾镜镜头

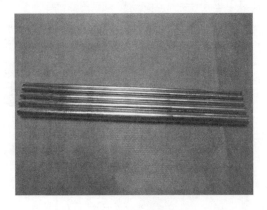

图 3-45　套筒

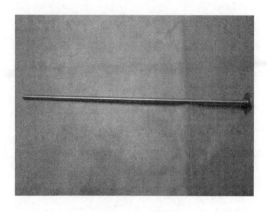

图 3-46　闭孔器

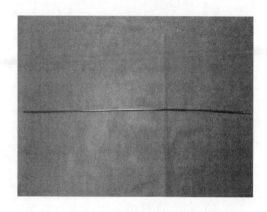

图 3-47　导针

(十二)输尿管镜

输尿管镜见图 3-48。

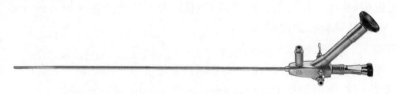

图 3-48　输尿管镜

(十三)膀胱镜

膀胱镜组件见图 3-49。

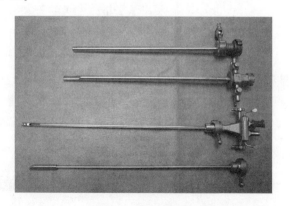

图 3-49　膀胱镜组件

(十四)前列腺电切镜

前列腺电切镜见图 3-50。

以上介绍的是腔镜手术常用器械,是腔镜手术基本的器械配置,在常规腔镜手术时都能用到。

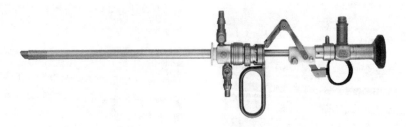

图 3-50　前列腺电切镜

二、特殊腔镜器械

特殊腔镜器械是相对于腔镜基础器械而言的,不同的手术方式和手术部位使用的器械也有所不同,有些特殊的器械在整个手术过程中只能用到 1～2 次或在关键的手术步骤时使用,或是特殊的解剖部位时使用,抑或是在某一个术式时必须要用到而其他手术时则不需要。随着制作工艺的进步,一些个性化的器械被开发制造,并且应用于临床后受到手术医师的一致好评。下面我们介绍几种特殊的腔镜器械。

(一)扇形钳

扇形钳主要用于暴露手术视野和牵拉组织。头端可以呈扇状散开并能折弯 30°,一般有三叶钳和可折弯五叶钳,常用规格为长度 330mm,直径 5mm 和 10mm(图 3-51)。

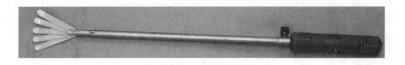

图 3-51　扇形钳

(二)金手指

金手指多用于胃绑带手术(图 3-52)。

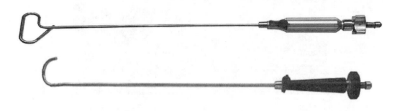

图 3-52　金手指

(三)可折弯器械

可折弯腔镜器械除具有常规腹腔镜手术器械的所有功能外,还增加了头部、尾部可折弯,钳芯和钳柄可单独旋转的功能(图 3-53)。

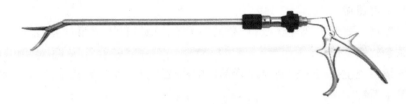

图 3-53　可折弯器械

(四)单孔腔镜器械

单孔腔镜手术是通过单一的操作孔来进行手术操作,由于其创口单一,越来越受到患者的欢迎和医护人员的认可。单孔腔镜手术在操作原理上和普通腔镜手术没有太大的区别,但使用器械和普通的腔镜器械有少许区别(图 3-54)。

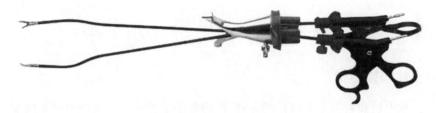

图 3-54　单孔腔镜器械

(五)加长型腔镜器械

加长型腔镜器械多用于过于肥胖、病变所处位置较深、普通腔镜器械难以达到的手术。

(六)甲状腺分离器、专用拉钩

甲状腺分离器、专用拉钩主要用于腔镜下甲状腺手术(图 3-55)。

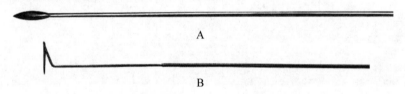

图 3-55　甲状腺分离器和甲状腺专用拉钩

A. 甲状腺分离器;B. 甲状腺专用拉钩。

(七)直咬式碎石镜

直咬式碎石镜主要用于膀胱内结石较大、不易排出者(图 3-56)。

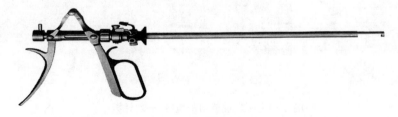

图 3-56　直咬式碎石镜

(八)椎间孔镜器械

椎间孔镜器械主要用于脊柱病变,行微创手术治疗(见第 14 章第二节)。

(九)输尿管软镜系统

输尿管软镜系统主要用于较高输尿管部位的病变和肾病变且硬式镜难以达到的手术。

(十)血管阻断钳

血管阻断钳主要用于临时阻断血管使用,如哈巴狗钳(图 3-57)。

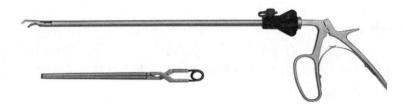

图 3-57　哈巴狗钳

三、一次性腔镜器械

随着经济的发展和制作工艺的提高,一次性腔镜手术器械的使用频率逐渐增加。另外,为了防止交叉感染,对一些血源性病原体阳性患者也要求使用一次性腔镜器械。

一次性腔镜器械包括:一次性使用气腹针,头端由塑料制成;一次性戳卡,全部由塑料制作而成;一次性腔镜钳;一次性带电钩冲洗器;一次性取物袋;腔镜用切割闭合器;连发钛夹;可折返缝合器;亲水涂层导丝;斑马导丝;D-J 管;海马管;手助腔镜用蓝碟;可吸收锚钉;一次性切口牵开固定器等(图 3-58)。

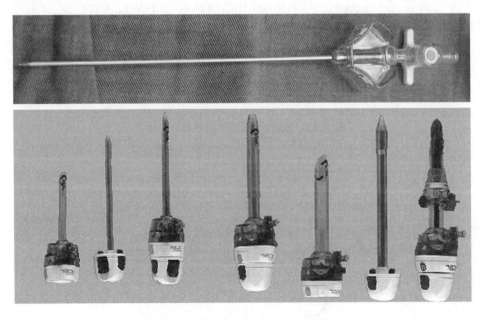

图 3-58　一次性使用气腹针,一次性戳卡

第三节　达·芬奇机器人

外科机器人技术与系统是机器人技术、计算机控制技术、数字图像处理技术、微机电系统、传感器技术、生物制造与临床技术相结合的新兴多学科交叉技术,它可以有效地辅助医师进行手术定位和手术操作,提高外科手术的精确性、灵活性和稳定性。本节主要叙述达·芬奇机器人重要组件部分。

一、达·芬奇机器人重要组件

达·芬奇机器人主要包括 3 个重要组件,分别为医师控制台(图 3-59)、患者手术平台(图 3-60)和影像处理平台(图 3-61)。

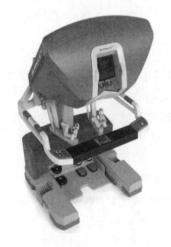 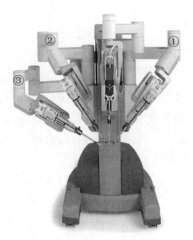 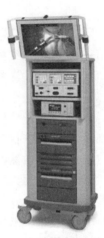

图 3-59　医师控制台　　　图 3-60　患者手术平台　　　图 3-61　影像处理平台

(一)医师控制台

医师控制台是达·芬奇机器人系统的控制中心。外科医师坐在医师控制台无菌区外,利用眼睛、手和足,通过两个主控制器和 7 个脚踏板控制 3D 内镜和 EndoWrist 器械。基于远程医疗救助的开发设想,医师控制台与患者手术平台和影像处理平台分开放置。在实践操作中,患者手术平台和影像处理系统需要就近连接,而医师控制台可以放置在任何地方。通过必要的连接设备,医师可以在北京通过控制台遥控操作千里之外的海南进行手术。

(二)患者手术平台

患者手术平台为达·芬奇系统操作组件,主要功能为支持器械臂和摄像机臂。达·芬奇系统采用遥控中心技术,遥控中心是患者手术平台臂移动所包围空间里的一个固定点。通过遥控中心技术,系统可以操纵手术位置的器械和内镜,而此时对患者体壁所施加的力变得非常小。患者手术平台操作员在无菌区域工作,通过切换器械、内镜和进行其他患者侧工作,辅助医师操控台工作。

床旁手术器械臂系统由一个居中的 4 关节镜头臂和 3 个 6 关节器械臂组成。其中 4 关节镜头臂搭载一支高分辨率的双镜头三晶片立体摄像镜,通过成像系统,产生清晰的三维图像,实现了真正的三维景深和高分辨率,使施术者可以如同开放式手术般的定位。而另外 3 个 6 关节器械臂所搭载的"内腕"机械手组件则是达·芬奇系统的魅力之所在。具有 7 个自由度的仿真手腕器械,通过电脑控制的 4 个连接器可完全模仿人手腕的动作,在狭窄的解剖环境中尤其达到比人手更好的效果。通过主从式操作系统,施术者利用手指尖端操作医师控制台的操作手册控制手术器械,且双手均可灵活操作。除此之外,控制台的计算机系统还可提供手颤动消除、动作比例设定、动作指标化等多个功能。

(三)影像处理平台

影像处理平台是安装系统的中心处理和影像观察设备。它包括一个 24 寸触摸屏监视器,还提供一个可调设备架,用于安放外科辅助设备选件,如气腹机。外科手术中,影像观察车架由非无菌人员操作。由直觉外科公司通过不断地改进,在第一代的达·芬奇外科系统的基础上于 2007 年推出了改进型号的达·芬奇手术机器人系统,即现行的达·芬奇 S 型号。

二、达·芬奇机器人优点

(一)极佳的三维视觉

传统手术最关注的是暴露与视野,而达·芬奇机器人虽然不同于开放手术宏观淋漓视觉,但它如同让您钻进患者的腹腔内利用放大镜或显微镜从深层面地细查病变区域,光学放大 10 倍的高清晰立体图像(同时具备数字放大功能)并能轻松越过和达到开放手术也很难看清的视角,那种由您来实时控制的自然、鲜活、稳定的景致,会使您感觉离患者更近、更深、更贴切。

(二)灵活超自然的仿人手操作系统

达·芬奇机器人可完全模仿人手腕动作 7 个自由度,其活动范围甚至远大于人手,计算机控制,每秒同步 1300 次,同时设计了很多提示来协助手术。在狭窄解剖区域比人手更灵活。在现代外科技术不断发展的今天,传统外科的手技与手感仍然还是外科精髓中的主要传承方式。机械手在镜下的精细操作时(如缝合、打结),腹腔镜解决疑难高危手术的时机真正到来了。因为越大越难的手术采用微创技术才更显其优势,也就是说微创外科要由理想变为现实,必须进入传统外科也感到困惑的临床前沿,成为众多疑难复杂或再次手术的患者都可以选择的常规外科技术。

第四节　腔镜手术相关设备

一、C 形臂

C 形臂(图 3-62)主要用于骨科手术,特别是在脊柱微创手术中使用。主要由主机和显示器两部分组成,由于 C 形臂操作复杂、价值昂贵,临床一般由医师或专业人员进行操作,护理人员协助进行监督管理和维护。

1. 在 C 形臂放射 X 线过程中,可对护理人员造成不同程度的伤害(如造成皮肤损害、自主神经功能紊乱、造血功能低下、晶状体浑浊、精子生成障碍、诱发肿瘤等,严重者可造成胎儿宫内死亡、畸形,胎儿智力低下,致癌),因此使用过程中要加强防护。

(1)使用防护设备如铅衣、铅板(图 3-63)、防护镜等。手术室应有足够的空间,手术间的面积不得小于 30m²,手术间四壁采用屏蔽防护,采用含铅的门和墙,铅屏障保护具有一定的防护

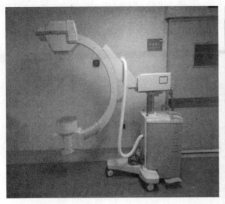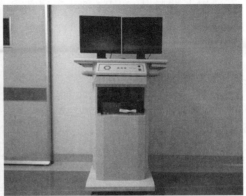

图 3-62　C 形臂

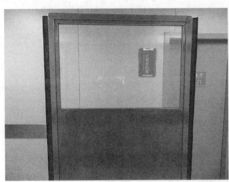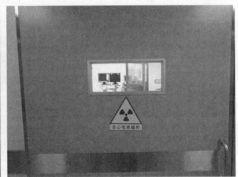

图 3-63　铅板

作用,但是对于高能量射线防护的屏蔽作用较少,用 2cm 作用的铅制屏障,可使铱和铯的辐射量减少 9%,但对镭放射源作用较小。

(2)缩短照射时间,避免重复照射。增加距离,护士离患者体内放射源的距离是床边至放射源距离的 3 倍,护理人员与 C 形臂的距离保持 3m 以上,其他人员远离工作区。

(3)进行计量监测,佩戴个人计量仪。

(4)定期进行体检,建立档案,妥善记录和保管。

(5)合理安排手术室护士的工作,根据每人接受的照射剂量适当调整和安排休息,避免短时间大剂量照射,育龄、妊娠期妇女加强保护。

(6)从另一方面说,X 线照射造成的损害是轻微的,护理人员要理性对待,无须过分恐惧。

2. 使用 X 线照射时注意事项

(1)必须在有防护的专用手术间进行。

(2)护理人员监督操作者正确推取机器,防止碰撞、损坏其他人和物品,如手术室内的工作人员、手术间的移动门等,推取机器时一定要戴上保护用具如铅衣、铅屏风等。

(3)仪器尽量靠近患者,减少对患者的辐射,护理人员在监督保护他人的同时,也要保护好自己。

(4)在使用 X 线照射过程中,护士一定要监督操作者的无菌操作,避免污染手术区域、器械或无菌灯把。

(5)开始操作前,器械护士应检查医师助手是否将无菌区域保护严密,是否将无菌灯把移至安全范围。

(6)提醒操作者要站在铅屏风后踩脚踏或按确认键。

(7)照射完成后,巡回护士组织手术人员归位并继续手术,监督无菌操作。

(8)手术结束后清洁、消毒仪器,并按指定位置放置,暂时不使用时套上保护套。

(9)防止电缆或脚踏导线过度盘折、卷曲或重压、挤碾,以防使用寿命缩短或直接损坏。

二、B 超机

B 超机(图 3-64)为便携式 B 超机或床旁 B 超机,使用方便、灵活,主要用于泌尿外科腔镜、妇产科腔镜、肝胆外科腔镜的定位、穿刺或诊断,提高定位的准确度、手术的成功率,缩短手术时间,减少手术的损伤和并发症。超声机由主机、显示屏和超声探头组成,操作由超声专业人员完成,护理人员协助监督管理和维护。

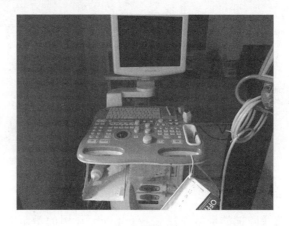

图 3-64　B 超机

1. 使用注意事项

(1)必须由专业人员进行推取、使用、维护,发生问题时及时处理交接。

(2)先接探头后开机。

(3)使用前必须清洁、消毒,操作符合无菌规范,必要时使用无菌保护套。

(4)机器最好放在操作者的对侧,方便操作者操作,巡回护士根据医嘱随时进行调整。

(5)手术结束后清洁、消毒仪器并套保护套后归位放置。

2. 存放保养注意事项

(1)存放环境需洁净、干燥。

(2)尽量避免与其他大型仪器混放,防止碰撞。

(3)防止耦合剂和探头乱放、丢失,探头严禁高温消毒,机器上禁止放置其他物品。

(4)定期检查仪器清洁、消毒情况。

(5)发现或发生问题,应及时通知专科人员处理并记录建档。

三、电动止血带

电动止血带(图 3-65)主要用于骨科关节镜手术,以减少术中出血,为术者提供良好术野,加快手术进程,减少术后并发症。电动止血带主要由电源线、主机、止血带组成。

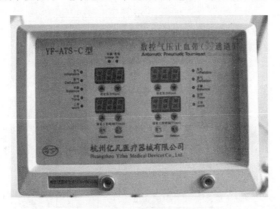

图 3-65　电动止血带

1. 操作流程　见图 3-66。

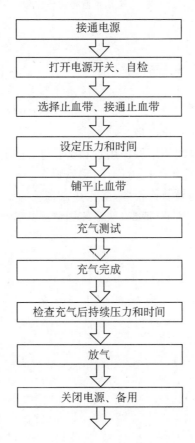

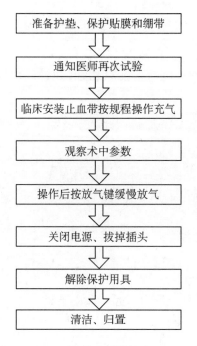

图 3-66　电动止血带操作流程

2. 注意事项

(1)操作前注意检查使用配件是否完整。

(2)操作前进行性能测试。

(3)护士测试完成后,手术助手或手术医师须再次进行测试。

(4)根据患者情况选择合适的止血带。

(5)手术助手使用止血带时须使用保护用具和贴膜,防止损伤患者皮肤。

(6)严格控制、记录止血带使用的压力、时间和原则。

(7)解除止血带时禁止使用暴力或锐器,防止止血带破损。

(8)止血带使用后必须进行清洁、消毒,登记使用情况并签字确认,定位放置。

第 *4* 章 腔镜设备及器械操作和常见错误

手术室腔镜设备管理的目的在于物尽其用,减少浪费,降低成本、让物品增效及维持性能,延长使用寿命,充分满足手术需要,让效益增值。腔镜器械是手术操作的基本工具,器械性能将直接影响手术操作乃至关系到手术的成败。机器人仪器设备及耗材昂贵,为确保机器人器械正常、有效、正确使用,充分发挥器械的效能,必须加强机器人仪器设备的管理。

第一节 腔镜设备的操作与注意事项

腔镜系统的组合是多个学科技术的组合,腔镜设备的完好状况是腔镜手术的必备条件之一。学习和掌握各个系统的操作流程和注意事项是非常有必要的。

一、摄像系统

(一)操作流程

1.检查腔镜台车上的摄像主机、监视器、视频线是否连接正常,保证连接处无松动、无脱落。

2.连接电源,开机检查摄像主机和监视器,如监视器有彩色条则为正常(图4-1),确认后关机。

3.巡回护士准备无菌镜头、摄像头(如摄像头非无菌时需准备腔镜套)。

4.巡回护士打开无菌镜头、摄像头包装,由器械护士拿取,并放置于无菌台上。

5.器械护士检查腔镜镜头,目视检查图像(图4-2),确认腔镜镜头无划痕,图像清晰、无暗影。在检查后用棉垫轻轻擦拭无菌镜头目镜端并连接摄像头。如摄像头非无菌时,将镜头头端放置于腔镜套内(图4-3),由巡回护士协助连接摄像头(图4-4)。

6.巡回护士正确连接摄像主机后开机(图4-5),器械护士调节焦距和白平衡。

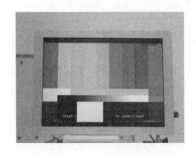

图4-1 彩色视屏条

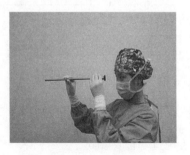

图4-2 目视检查

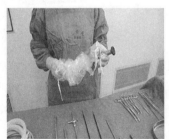

图4-3 将镜头头端放置于腔镜套内

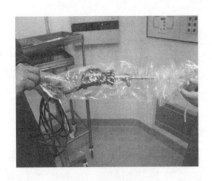

图 4-4　连接摄像头

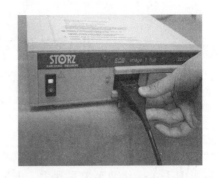

图 4-5　连接主机

7. 手术结束后,先关闭摄像主机电源,再断开摄像头和摄像主机的连接,按照常规妥善整理摄像系统。

(二)流程

腔镜设备操作流程见图 4-6。

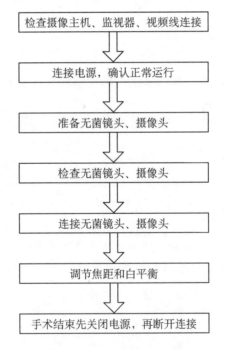

```
┌─────────────────────────────┐
│ 检查摄像主机、监视器、视频线连接 │
└─────────────────────────────┘
              ↓
┌─────────────────────────────┐
│     连接电源,确认正常运行     │
└─────────────────────────────┘
              ↓
┌─────────────────────────────┐
│     准备无菌镜头、摄像头      │
└─────────────────────────────┘
              ↓
┌─────────────────────────────┐
│     检查无菌镜头、摄像头      │
└─────────────────────────────┘
              ↓
┌─────────────────────────────┐
│     连接无菌镜头、摄像头      │
└─────────────────────────────┘
              ↓
┌─────────────────────────────┐
│      调节焦距和白平衡        │
└─────────────────────────────┘
              ↓
┌─────────────────────────────┐
│  手术结束先关闭电源,再断开连接  │
└─────────────────────────────┘
```

图 4-6　腔镜设备操作流程

(三)注意事项

1. 在操作之前务必对主机进行功能性测试。

2. 使用时要检查腔镜镜头头端与目镜端和光源连接口有无污物。

3. 检查腔镜镜头有无划痕,目视检查图像有无模糊、暗影。

4. 检查腔镜镜头是否能插入相匹配的戳卡内。

5. 腔镜镜头消毒灭菌、储存要放置在专业消毒盒内并牢靠固定,防止腔镜头与盒体发生碰撞和摩擦。

6. 摄像头要与摄像主机的品牌、型号相匹配,不得将不同品牌、型号的摄像头与摄像主机连接使用。

7. 摄像头与摄像主机连接和分离时,需要在断开电源的情况下进行。

8. 腔镜镜头和摄像头数据线在使用时要防止相互碰撞,同时防止数据线打折。在清洗、消毒灭菌、储存时要保持摄像头数据线环形盘绕(盘绕时要大于一手掌面积)。

9. 镜头和摄像头要按照说明书要求选择合适的消毒方法。

10. 摄像主机要放置在温湿度合适的专用房间内。

二、光源系统

(一)操作流程

1. 检查腔镜台车上的光源主机,确认光源主机和光源线匹配。

2. 巡回护士准备无菌光源线(如光源线非无菌时需准备腔镜套)。

3. 巡回护士打开无菌光源线包装,由器械护士拿取并放置于无菌台上。

4. 由器械护士再次确认光源线接头与腔镜镜头是否能连接(图 4-7)。如不能连接,则选择合适的转接头(图 4-8)。

5. 巡回护士连接光源线和光源主机,确认亮度开关调至最低处(图 4-9),镜头进入体腔前可不必开机。如光源线非无菌时,将光源线尾端放置于腔镜套内,由巡回护士协助光源主机连接,开机。

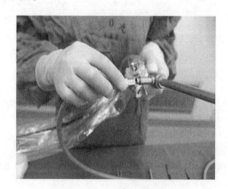

图 4-7　连接光源线

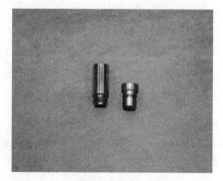

图 4-8　转接头

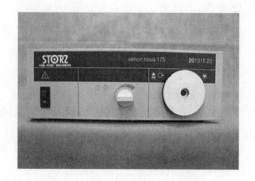

图 4-9　将亮度开关调至最低处

6. 巡回护士根据手术需要调节光源亮度。

7. 手术结束后,先将亮度开关调至最低后再关机,断开电源,拔出光源线。

(二)流程

光源系统操作流程见图4-10。

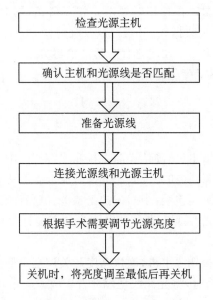

图 4-10　光源系统操作流程

(三)注意事项

1. 在操作之前务必对主机进行功能性测试。

2. 检查光源线的外部套管是否有破损。

3. 确认光源主机与光源线品牌和型号是否匹配,检查光源线和镜头连接处是否匹配,如不相符则应选择合适的转接头。

4. 在开机时要确认光源主机的亮度开关是否调至最低。

5. 光源主机工作时会产生热量,应注意光源主机通风处是否通畅,同时注意避免长时间照射同一点,防止镜头过热烫伤患者和医护人员。

6. 注意光源主机灯泡的使用寿命,在警示灯亮时要准备备用灯泡,更换灯泡时要注意在灯泡充分冷却后再更换,以免烫伤。

7. 光源机具有安全关闭功能,如光源机中的组件热量过大,光源机会自动暂时关闭灯泡,此时应等到冷却后再开机(有时放置在通风处一般不会自动关闭)。

8. 手术结束后,先将亮度开关调至最低后再关机。

9. 关闭光源主机10～15min,不宜再重新开机。

10. 清洁光源线时,要等光源线充分冷却后再进行,宜用湿纱布擦拭,避免直接用水冲洗。

11. 连接和拔出光源线时,手要紧握头端,不能紧扯光源线,清洗后环形盘绕(盘绕时要大于一手掌面积)(图4-11)。

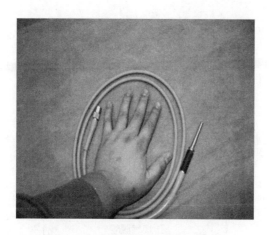

图 4-11 光源线盘绕直径大于手掌

三、气腹系统

(一)操作流程

1. 检查腔镜台车上的气腹机性能。

2. 巡回护士连接高压连接管(如果中心供气则直接连接在墙壁上,如果是用钢瓶供气,直接与钢瓶连接,调节减压表)(图 4-12)。

3. 连接电源,打开气腹机开关,气腹机进行自检。

4. 调节气腹参数。

5. 器械护士递无菌气腹管给巡回护士,由巡回护士连接到气腹机上(图 4-13)。

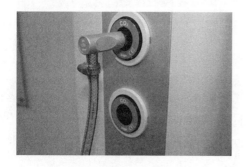

图 4-12 连接中心 CO_2 接口

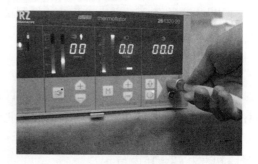

图 4-13 连接气腹管

6. 医师确认气腹针已在腹腔内后,巡回护士按右下角的"○"键,先低流量给气 $1\sim2L/min$,进气约 2L 后,如患者无不良反应,再给予中流量或高流量。

7. 手术结束后,先拔出高压气管和气腹管,待 15s 后再关闭电源,使气腹机排尽余气。

(二)流程

气腹系统操作流程见图 4-14。

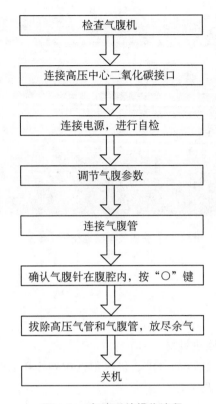

图 4-14 气腹系统操作流程

(三)注意事项

1. 操作之前务必对主机进行功能性测试。

2. 务必使用医用 CO_2。

3. 确保气腹管连接紧密。

4. 给气前务必确认气腹针在腹腔内。

5. 严格按照操作规程给气,不得私自调节气腹参数。一般成人气腹压力应为 12～15mmHg,儿童气腹压力≤12mmHg,婴幼儿气腹压力≤8mmHg。

6. 初次给气时,应低流量给气,流量在 1～2L/min,如患者无不良反应再给予中流量或高流量,流速为 12～15L/min。

7. 使用过程中监测气腹压力,如遇到故障应及时排除。

8. 手术结束后,先拔出高压气管和气腹管并放尽余气,避免机器长时间处于高压状态,以免降低机器使用寿命。

四、能量系统

(一)高频电刀

1. 操作流程

(1)检查腔镜台车上的高频电刀性能。

(2)连接电源,连接负极板和单极或双极。

（3）将负极板粘贴在患者身体肌肉丰富的部位和大血管流经处（图 4-15）。

（4）检查负极板指示灯是否为绿色，如红色则应检查负极板。

（5）根据需要调节高频电刀模式和功率。

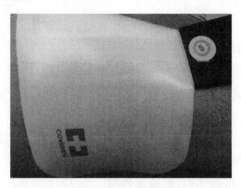

图 4-15　粘贴负极板

（6）在使用前检查单极或双极。

（7）术中根据需要随时调节功率大小。

（8）手术结束后，先关闭电源，再拔下单极或双极。

2. **流程**　高频电刀操作流程见图 4-16。

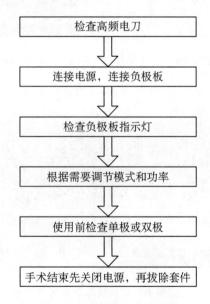

图 4-16　高频电刀操作流程

3. **注意事项**

（1）一次性单极或双极不得重复使用。

（2）检查负极板的规格，儿童使用专用负极板。

（3）负极板要粘贴在肌肉丰富的部位和大血管流经处，不得渗入液体，不得粘贴在皮肤溃烂处、骨隆突处、瘢痕、毛发丰富处和金属置入物处。

(4)使用双极时连接好脚踏,放置于手术医师位置。

(5)不得将工作提示音调至最低。

(二)等离子机

1.操作流程

(1)检查腔镜台车上的等离子机性能。

(2)巡回护士放置脚踏于手术医师一侧。

(3)连接电源,开机自检,POWER指示灯亮为正常,若WARNING灯亮则提示报警(图4-17)。

(4)巡回护士按SELECT键,系统会自动返回到上一次使用时所设定的参数(或按MEMORY记忆键,选择不同挡位所设定的参数)(图4-18)。

(5)按"FOOT SWITCH SELCET"转化成脚踏模式(图4-19)。

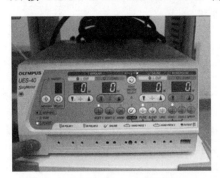
图4-17 等离子机开机自检

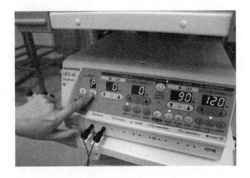
图4-18 调节参数

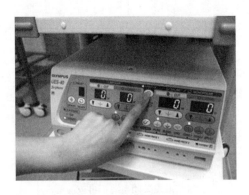
图4-19 转换脚踏模式

(6)连接双极或电切单极。

(7)术中根据需要随时调节功率大小。

(8)手术结束后,先关闭电源,再拔下单极或双极。

2.流程 等离子机操作流程见图4-20。

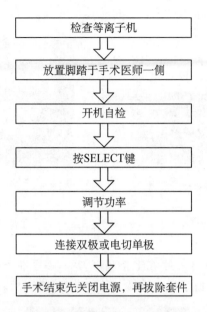

图 4-20　等离子机操作流程

3. 注意事项

(1)等离子机应放置于较高处,防止液体溅到或直接滴在主机上。

(2)脚踏在使用前放置在高处(放在脚蹬上)或用塑料袋包裹,防止血液或电切液污染或渗透导致漏电。

(3)操作时,电切刀头与镜头保持一定距离,防止切割时灼烧镜头。

(三)超声刀

1. 操作流程

(1)检查台车上超声刀主机的性能。

(2)准备无菌超声刀头、超声刀手柄、扳手。

(3)连接脚踏,放置在手术医师一侧。

(4)连接电源,开机自检(图 4-21),"STANDBY"指示灯亮(图 4-22),按此键(图 4-23),"READY"指示灯亮,再点击手控键(图 4-24)。

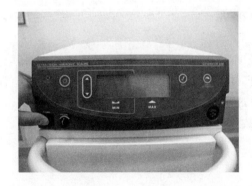

图 4-21　开机自检

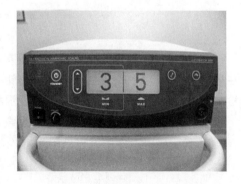

图 4-22　"STANDBY"指示灯亮

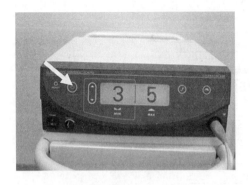

图 4-23 按"STANDBY"

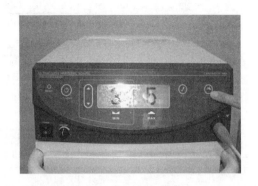

图 4-24 点击手控键

(5)连接超声刀头,器械护士一手在上持超声刀头,一手在下持超声刀手柄,超声刀手柄垂直于地面并顺时针旋转,再用扳手加力旋转,听见"咔咔"两声后,表明刀头已固定(图 4-25)。

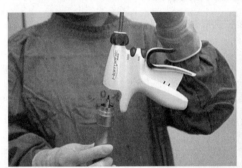
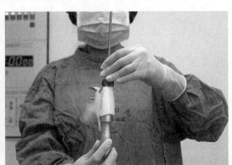
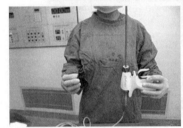
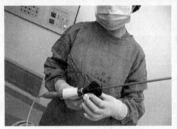
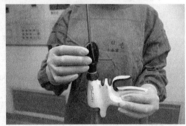

图 4-25 超声刀组装

(6)器械护士将超声刀头端手柄线留有足够长度并将尾端递于巡回护士,巡回护士将其连接在超声刀上。器械护士手持超声刀头,钳嘴张开,击发受控开关或脚踏开关,主机发出急促的检测音,约 5s 后发出缓慢的提示音,表示检测通过,可正常使用。

(7)手术结束后,先关闭电源,卸下超声刀头,拔出手柄线。

2. 流程 超声刀操作流程见图 4-26。

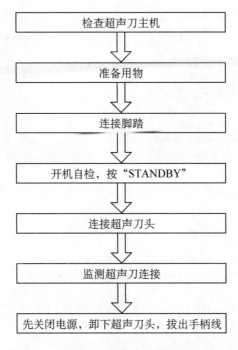

图 4-26　超声刀操作流程

3. 注意事项

(1)在组装超声刀头时,一定要保持刀头和手柄与地面垂直。

(2)超声刀头有异物时,将超声刀头全部浸在生理盐水里,保持刀头张开,再击发开关,进行自动清洗。

(3)操作过程中,避免加持金属物、骨头和加厚组织。

(4)超声刀在开机状态下应与其他设备相隔 1m 以上的距离。

(5)在测试超声刀头时,钳端一定要张开,不能夹闭。

(6)超声刀和手柄线务必使用低温等离子灭菌器灭菌。

(7)超声刀柄较长,在固定时要留有充足的长度。

(8)术中如需要更换超声刀头,须重新检测是否固定紧密。

(四)LigaSure

1. 操作流程

(1)放置主机在合适的位置。

(2)检查 LigaSure 主机性能。

(3)连接脚踏并放置在手术医师一侧。

(4)连接电源,开机自检(图 4-27)。

(5)巡回护士连接主机,连接端颜色和主机端颜色相同方可连接(图 4-28)。

(6)连接后显示的功率为上一次的功率,一般不需要调节功率。

(7)手术结束后,先关闭电源,再拔出 LigaSure 插头。

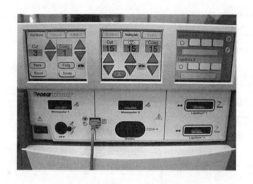

图 4-27　LigaSure 开机自检

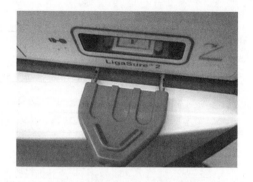

图 4-28　连接 LigaSure 主机

2. 流程　LigaSure 操作流程见图 4-29。

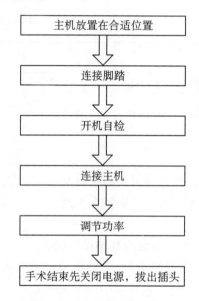

图 4-29　LigaSure 操作流程

3. 注意事项

(1)连接主机时,要按照主机相同颜色的接口连接。

(2)使用前确定使用的工作频率。

(3)在操作过程中要保持刀头清洁。

(4)清洗刀头时,要用毛刷轻拭刀头结痂。

(5)清洗后要用丝线将刀头处捆扎。

(6)刀头只可用低温等离子消毒机进行灭菌。

(7)LigaSure 未夹住组织时不可激发,以免损坏刀头。

(五)动力刨削

1. 操作流程

(1)检查台机上的动力刨削主机性能。

(2)连接脚踏,并放置于手术医师一侧。

(3)连接电源,开机自检(图 4-30)。

(4)连接动力刨削手柄线(图 4-31)。

(5)器械护士连接刨削刀头与刨削手柄(图 4-32)。

(6)在使用前调节转速为 1500～3000r/min。

(7)手术结束后,拔出刨削刀头(刨削刀头为一次性使用,使用后放置于利器盒内),再拔出刨削线。

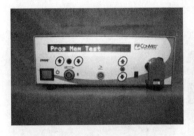 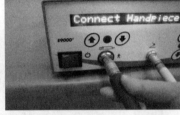 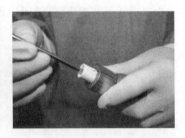

图 4-30　动力刨削开机自检　　图 4-31　连接动力刨削手柄线　　图 4-32　连接刨削刀头与刨削手柄

2. 流程　动力刨削操作流程见图 4-33。

3. 注意事项

(1)脚踏要用防水装置包裹,防止盐水浸湿。

(2)转速不可随意调节,根据使用的部位进行调节。

(3)在安装刀头时,刀头的开口要和手柄开关的位置相一致。

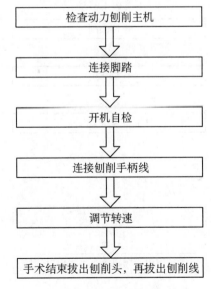

图 4-33　动力刨削操作流程

（4）在清洗时不要将刨刀手柄放置在清水中浸泡，应用湿纱布轻轻擦拭，再用高压气枪吹干，应防止水进入刨刀手柄内，损坏电机。

（5）刨刀手柄采用低温等离子灭菌器进行灭菌。

（六）射频消融系统

1. 操作流程

（1）检查台机上的射频主机性能。

（2）正确连接脚踏并放置于手术医师一侧。

（3）连接电源，开机自检备用（图4-34）。

（4）巡回护士准备无菌射频线和射频刀头（图4-35）。

（5）正确连接射频线于射频主机上，调节射频参数（图4-36）。

（6）手术结束后先关闭电源，再拔出射频线和射频刀头。

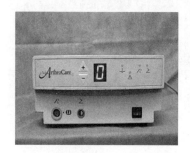

图 4-34　开机自检

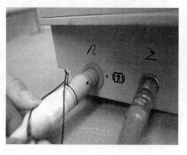

图 4-35　连接射频线

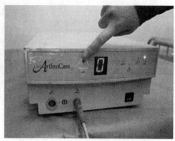

图 4-36　调节射频参数

2. 流程　射频消融系统操作流程见图4-37。

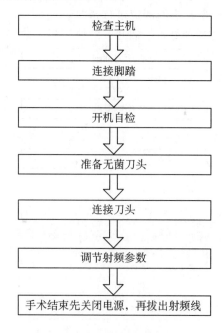

图 4-37　射频消融系统操作流程

3．注意事项

(1)使用射频消融系统时脚踏要用防水装置包裹。

(2)使用射频线时需分清两端接口,防止接错。

(3)射频的能量参数不能私自调节。

(4)射频线应采用低温等离子进行灭菌。

(七)碎石系统

1．操作流程

(1)检查主机。

(2)连接电源,连接脚踏并放置于手术医师一侧。

(3)巡回护士准备碎石手柄、碎石探针、探针鞘、无菌腔镜套,并开启包装。

(4)巡回护士与手术医师一起连接碎石探针。

(5)巡回护士打开电源开关、气压开关或超声开关。

(6)术者踩脚踏即可碎石。

(7)手术结束时,分离碎石手柄和碎石探针,并妥善放置。

2．流程　碎石系统操作流程见图 4-38。

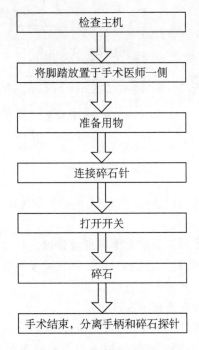

图 4-38　碎石系统操作流程

3．注意事项

(1)每次使用后,必须放尽所有余气。

(2)碎石针容易折断,应单独放置。

五、全套腔镜设备的使用和注意事项

腔镜手术的成功开展一方面依靠医护人员良好的技术,同时也有赖于腔镜设备各个系统良好的工作状况,只有腔镜设备各个系统发挥自己应有的作用,腔镜手术才可以顺利地开展。如何操作和维护成套的腔镜设备,是护理人员必须熟练掌握的一项工作。常用的腔镜手术设备(以腹腔镜为例)主要是由摄像系统、光源系统、气腹(胸腔镜和关节镜没有气腹)、动力系统、冲洗吸引系统、能量系统、图像传输和保存系统等组成(图4-39)。在学习了各个系统的使用方法、流程和注意事项后,操作全套的腔镜设备就比较得心应手。

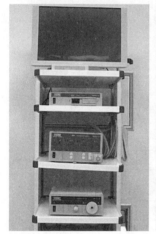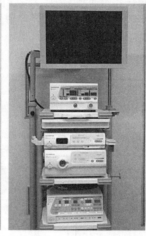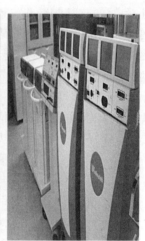

图 4-39　全套腔镜设备

(一)开机与组装

1. 开机操作流程

(1)巡回护士在术前准备腔镜设备,检查台机上各个系统的设备是否齐全完备,根据手术医师的要求,备超声刀和 LigaSure。

(2)巡回护士检测腔镜手术所需要的高温和低温器械。

(3)按照使用要求,将台机放置在合适的位置,如腹腔镜胆囊切除手术,将台机放置在患者的右上侧(台机的位置还可以按照术者的习惯放置)。

(4)将台机放置于合适位置后连接电源和气源。

(5)打开各设备并确认设备处于正常状态,关机备用。

(6)正确地连接各设备,巡回护士与器械护士配合套好无菌腔镜套,按顺序正确连接各系统的设备线,将超声刀、LigaSure、高频电刀等能量系统开机,选择合适的工作模式和输出频率。

(7)在手术开始,成功建立气腹后依次打开监视器、摄像主机和光源,根据需要调节白平衡。

(8)巡回护士在术中根据手术需要调节各设备系统的参数。

2. 流程　全套腔镜设备操作流程见图4-40。

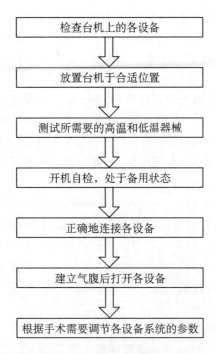

图 4-40　全套腔镜系统操作流程

3. 注意事项

(1)巡回护士在术前提前备好腔镜台机设备,并确认设备处于正常状态。

(2)巡回护士接患者前再次确认腔镜设备各系统状态正常。

(3)巡回护士备好备用零部件,如光源机的灯泡等。

(4)巡回护士在术中根据手术要求调节好各系统设备参数,其他人员不得私自调节。

(二)术中安全使用

手术中保持腔镜设备的安全使用,是手术安全管理的重要工作之一。严格细致的规章制度、正确规范的操作流程是安全管理的必要条件。腔镜设备除专业技术故障外,其他管理都属于腔镜专科护士的工作范畴,其在腔镜手术中的安全使用,对患者、医师、护士和医院都是极为重要的。

1. 用电安全　用电安全是社会所有行业所面临的一个重要的安全问题,对于医院手术室来说,也是一项重要的安全管理工作。虽然所有手术都会存在用电的风险,但对于腔镜手术,用电安全尤为重要。腔镜外科等可以衍生以下安全隐患,如电击伤、线缆短路、火灾/爆炸、电灼伤等。

(1)电击伤:电击伤于患者和手术医师都可能发生。手术过程中不要将打湿的器械连接到仪器设备上,应确保所有器械和转接插头连接正确,而且任何连接点上均无暴露的金属部分。进行手术前应确认各设备功率设定值是否正确。如果不知道正确的功率设定值,应将功率调到低设定值,然后小心增加其功率,直至能达到期望的效果。如果需要增加功率设定值,在调节功率设定值之前要检查患者回路电极板及所有器械的连接情况。患者不得与接地的金属物(例如外科手术台框架、器械台等)直接接触。如果在某些手术中(例如使用非绝缘头架的场合)无法避免这一点,则应格外注意,以最大限度地保障患者的安全。最重要的是对于患者来说,器械和设备直接接触他们,在使用前器械护士一定要检查使用的线缆有无破损使金属导线裸露在外,以免仪器在激发时电击到患者。如电钩、超声刀等有包皮破口,就会直接电击到人体,对患者和医护人员的生命安全构成威胁。

(2)线缆短路:一台腔镜台机上要有摄像、光源、气腹、能量等各系统的仪器设备,在同时使用时需要的电流就会增加,尤其是增加了输电电缆的工作负荷,容易导致线缆短路(这个问题在手术室建设设计最初就应考虑到,目前一些老旧的手术室就会面临此类问题)。另外,电源连接线和电插板增多也会导致用电负荷增加,导致短路而延误手术。

手术时有时会用到冲洗液,使用冲洗液时,由于使用人员操作不当,导致冲洗液渗到主机内,打开主机时会产生短路或爆炸等,或是电路保险丝烧断,延误手术。

(3)火灾/爆炸:某些设备在通电过程中会产生热量,使用的时间越长产生的热量越多,然而腔镜手术的时间经常会延长,如果一些设备的散热孔被阻塞和封堵,热量容易堆积,就会直接造成设备损坏或产生爆炸形成火灾。手术中应注意不要让激活器械接近或接触可燃材料(如纱布或手术铺巾)。电外科器械不用时应放入保护套内,或使之远离患者、手术人员及可燃材料。

与电外科手术相关的火花和发热都可能成为火源,纱布和海绵应保持潮湿。要让电外科电极远离可燃材料和富氧(O_2)环境。在富氧环境中进行电外科手术会增加发生火灾的危险。因此,应采取措施降低手术部位的氧气浓度,避免在人体腹腔(肠)内聚集自然产生的可燃气体。

(4)电灼伤/烧伤:不要将启动音调到人们听不见的程度,在能量系统输出能量时,启动音可引起手术人员的注意。激活电极的使用时间应尽可能缩短,以减少意外烧伤的可能。在进行小视野手术和小切口手术的过程中曾发生过意外烧伤事故。进行儿科手术及对小解剖结构施行手术时,可能需要减小功率设定值。

在某些情况下,与皮肤相接触的部位(如臂与体侧之间)存在有异位烧伤的可能性。当电外科电流试图寻找通向患者回路电极板的通路(包括皮肤至皮肤的接触点)时,就会出现这种情况,穿过皮肤至皮肤的小接触点的电流密度较大,可能引起烧伤,以地为基准的和隔离式输出的电外科能量系统就是这样。为减少异位烧伤的可能性,应避免皮肤至皮肤的接触点,例如在摆放患者时要避免其手指与腿部或膝盖与膝盖接触。将干纱布或毛巾等绝缘物放在接触点之间,避免出现接触。

断开电外科电流后,一定时间内电极头依然热得足以造成烧伤,电极的意外激活或激活的电极在视场之外移动,也会导致患者受伤。当将腹腔镜器械与金属套管一起使用时,可能会由于与电极的直接接触或射频电流的电容耦合作用,使腹壁烧伤,如果能量系统在大功率下长时间工作,会在套管上感应出大电流,在这种情况下最有可能出现腹壁烧伤。因此要确保一次性使用及可重复使用的腹腔镜器械的绝缘性能完好无损。绝缘损坏会导致金属与金属意外发出火花、对神经肌肉的刺激以及对相邻组织意外发出火花。注意在与其他器械接触时不要启动电极,否则可能会使组织意外受伤。

应采用达到期望效果所需的最低功率设定值。让患者回路电极板尽可能靠近手术部位。用电安全是腔镜手术安全管理的重中之重。

2. 冲洗液使用安全　用水安全也是腔镜手术安全管理的一项重要工作,此处所说的用水安全主要是所用冲洗液的安全管理工作。

（1）设备故障：在使用冲洗液时应特别注意冲洗液的放置位置，尽量放置在主机的对侧。冲洗液如果悬挂在主机上，在更换时容易溅到主机上，如果冲洗液管道连接不紧密，液体会渗漏到主机上，主机过水短路，直接导致设备故障，此事故在许多医院都曾发生过（据文献记载），因此我们要从中总结和吸取教训（图 4-41）。

（2）生理损害：在前列腺手术时，分普通的电切和等离子电切手术两种。常规普通电切使用 5% 甘露醇，等离子电切手术使用 0.9% 生理盐水，切记两者不可混淆使用。值得注意的是，在使用甘露醇冲洗时，甘露醇可通过被切开的静脉被机体吸收，导致血液循环负担过重、心脏衰竭或电解质紊乱，对那些有原发肾或心、肺疾病患者进行较长时间的前列腺手术时则尤为突出，容易发生事故。行前列腺电切的患者多为老年男性，所以在手术前要完善各项检查。

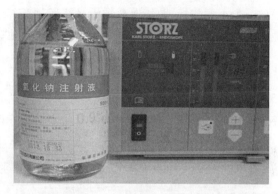

图 4-41　生理盐水放到气腹机旁边

手术中使用冲洗液，如果在没有防水装置的情况下，液体容易流溅到地面，假若患者 HBV 阳性或 HCV 阳性，抑或 HIV 阳性，那么医护人员在没有安全防护措施的保护下，容易导致血源性病原体的暴露和感染。

（三）关机与撤收

1. 手术结束后，先按下"Stop"键，再拔除中心 CO_2 插头，拔除气腹管，待气腹机内的余气放完，再关闭开关、拔除电源。

2. 将光源亮度调至最小，再关闭摄像主机、光源、监视器等开关。

3. 巡回护士拔除各种连接线后并将其放置于安稳位置，避免手术结束后整理敷料时将其包裹在敷料内。

4. 若是连台手术，先将仪器设备放置在靠墙处妥善放置，进行清洁、消毒后备用。如果当日手术全部结束，按照腔镜仪器设备清洁、消毒标准操作规程对仪器设备进行处理，然后放置于仪器间内。

（四）全套腔镜设备日常维护

组装全套的腔镜台机，要放置在专业的仪器储存间内，并且有专人进行管理。

1. 管理人员应根据腔镜设备使用说明书采用正确的方式予以清洁、消毒和灭菌。

2. 全套腔镜设备在使用前和使用后应轻推放置，避免与其他物品碰撞。全套腔镜设备使用后，按照规定擦拭血迹和污物，予以清洁、消毒和灭菌并放置于规定的位置。

3. 腔镜设备放置时应各自分开放置，不能相互叠压，放置时应固定好，防止跌落或碰撞，从而造成器械损坏。

4. 腔镜设备使用后，如短时间内不再使用，清洁、消毒和灭菌后可用专业的防尘包布覆盖。

5. 腔镜设备应贮存于相对湿度不超过 80%，通风良好、无腐蚀性气体的房间内。

6. 腔镜设备发生故障时，必须请授权的专业维修技师对设备进行检验和维修。

7. 腔镜设备关机后的 15min 内不宜重启腔镜系统。

第二节　腔镜器械组装与拆卸

　　腔镜器械的组装与拆卸是腔镜专科护士的一项基本操作,也是反映腔镜专科护士专业素质的一项重要指标,腔镜专科护士必须通过反复学习、练习,在有限的时间内快速、准确、有效地安装与拆卸腔镜器械,配合手术医师高质量地完成手术全过程。

一、组装方法和技巧

　　由于腔镜器械生产厂家和种类众多,临床所使用的腔镜器械也是各式各样(图 4-42)。总体来说,腔镜器械组装和拆卸的方式几乎是一样的。

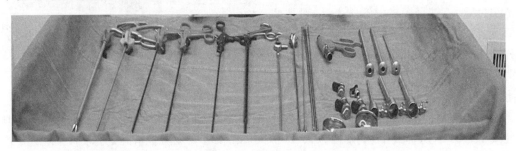

图 4-42　各种器械

(一)Trocar 组装

Trocar 组装操作见图 4-43。

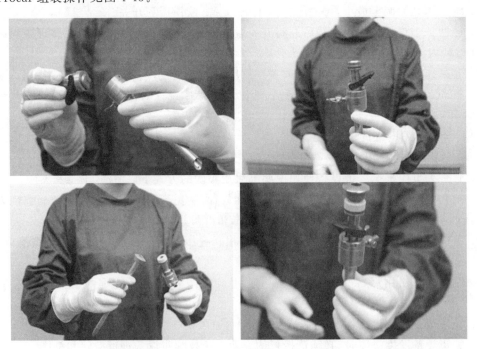

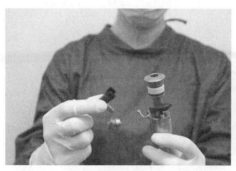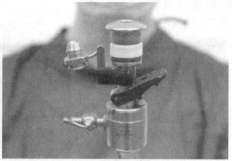

图 4-43　Trocar 组装操作

(二)双极电凝组装

双极电凝组装操作见图 4-44。

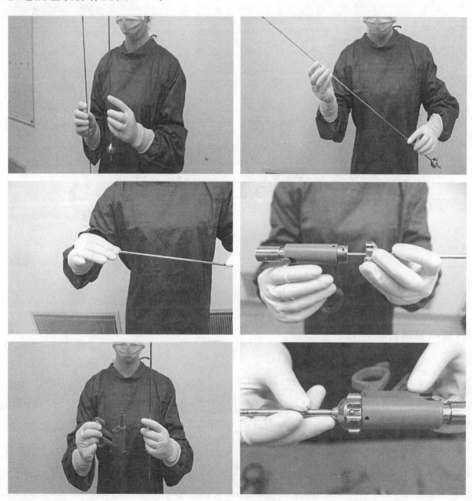

图 4-44　双极电凝组装操作

(三)分离钩组装

分离钩组装操作见图 4-45。

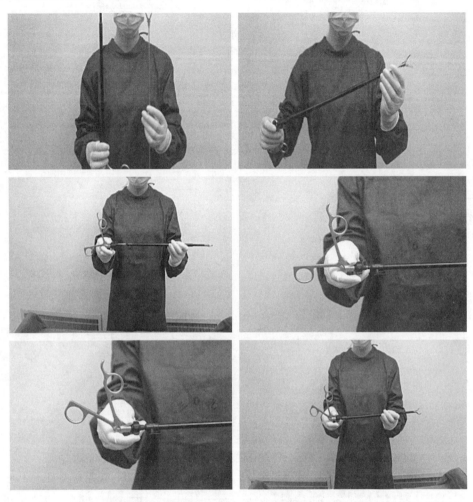

图 4-45　分离钩组装操作

(四)吸引器组装

吸引器组装操作见图 4-46。

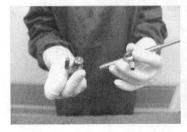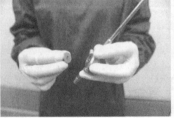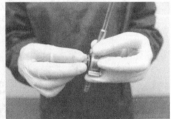

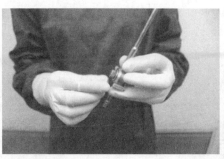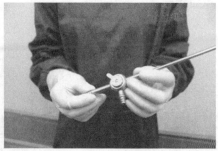

图 4-46 吸引器组装操作

(五)剪刀组装

剪刀组装操作见图 4-47。

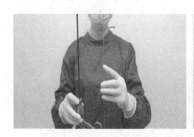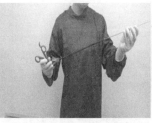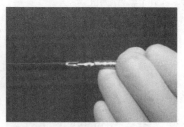

图 4-47 剪刀组装操作

(六)止血钳组装

止血钳组装操作见图 4-48。

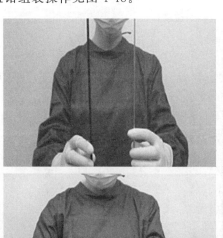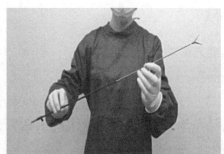
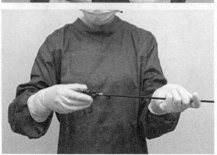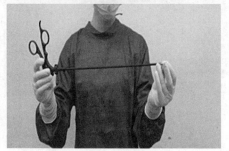

图 4-48 止血钳组装操作

(七)抓钳组装

抓钳组装操作见图 4-49。

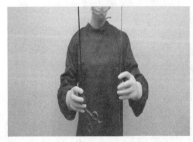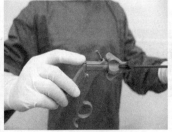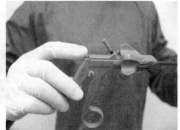

图 4-49 抓钳组装操作

(八)无菌镜头组装

无菌镜头组装操作见图 4-50。

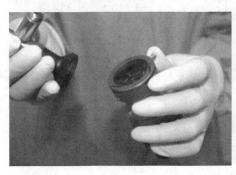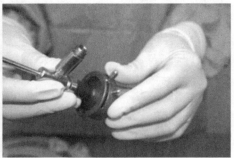

图 4-50 无菌镜头组装操作

(九)非无菌镜头组装

非无菌镜头组装操作见图 4-51。

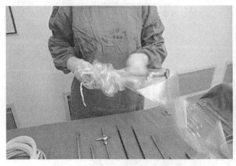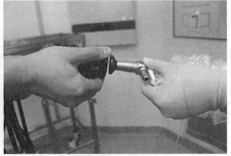

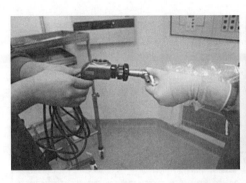
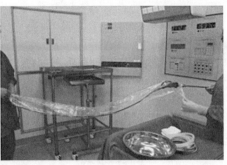

图 4-51　非无菌镜头组装操作(使用无菌镜套)

(十)刨刀、磨钻组装

刨刀、磨钻组装操作见图 4-52。

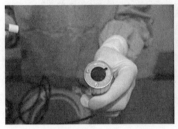
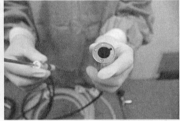
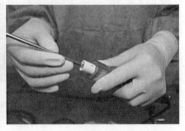

图 4-52　刨刀、磨钻组装操作

(十一)弹簧钳组装

弹簧钳组装操作见图 4-53。

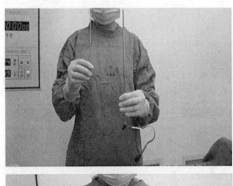
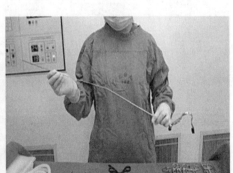
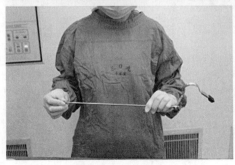
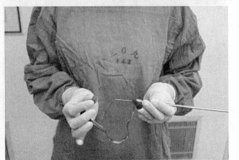

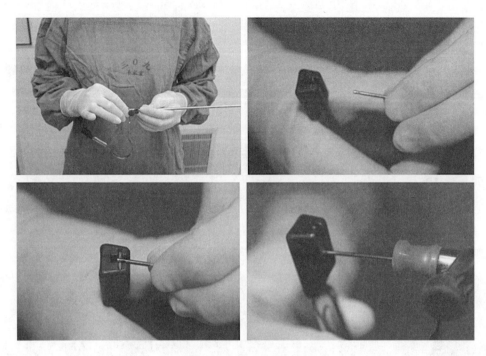

图 4-53　弹簧钳组装操作

(十二)气囊组装

气囊组装操作见图 4-54。

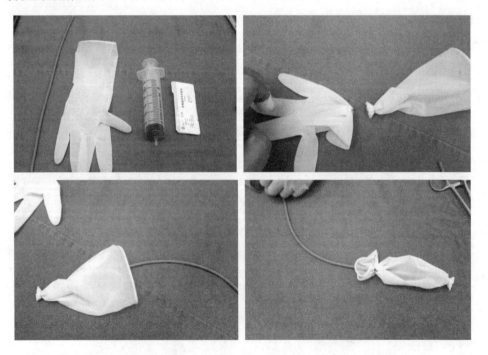

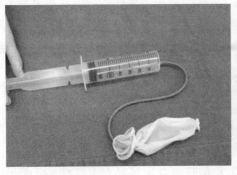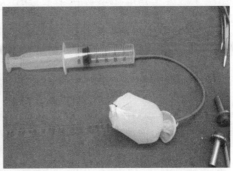

图 4-54　气囊组装操作

二、器械组装与拆卸注意事项

1. 操作人员必须经过专业训练,合格后方可对使用的腔镜器械进行操作。

2. 组装器械时,要将器械手柄和器械芯配套组装,不得将不配套的器械进行组装。

3. 组装和拆卸器械时必须轻装轻拆,不得暴力组装和拆卸器械。

4. 器械拆卸尽量拆到最小部件,以便于清洗、维护和保养。

三、腔镜器械日常保养

1. 器械宜轻取轻放,不得摩擦、相互碰撞及同时一手拿多样器械。保持轴节灵活、尖端合拢良好、锐利器械刃锋利。

2. 导线清洁后存放时不可折叠,盘旋弯曲度应＞90°,以防止光纤折损,影响使用效果及缩短使用寿命。

3. 对各类钳子要经常检查。活动轴节,注意钳端的闭合情况,轴节处涂专用润滑剂。

4. 戳卡、转换器、旋切器上的密封圈如有老化、裂口应及时更换,以免造成术中漏气而影响气腹效果。

5. 冲洗器上的阀门应定期拆卸,进行清洁、上油,以保持阀门的灵活性。

6. 所有器械在使用、清洗、保养过程中,轴节不应强扳,尖端不能碰及硬物,器械小部件不能丢失。

7. 光源和摄像头在分离前应先确定主机电源关闭后方可拔出。

第三节　腔镜设备及器械常见错误操作

腔镜仪器设备及器械是保障腔镜手术顺利进行的必需工具。在使用过程中应正确操作,使用后应妥善保养和维护,使其处于良好状态。鉴于现在各大医院使用腔镜仪器设备和器械的品牌和种类繁多,本节单独对腔镜基础仪器设备及器械的错误操作进行梳理和总结。

一、摄像系统常见错误操作

1. 腔镜镜头在使用时,由于外部环境温度低于腹腔内温度,在腔镜镜头置入腹腔时,温度差可导致镜头凝有水汽并附着在镜头上,使成像模糊,影响手术操作。此时有些术者要求用热的灭菌注射用水(40～50℃)浸泡镜头,护士在选择盛水的器具时多采用保温杯,将镜头浸泡在保温杯内,此时容易将镜头贴在保温杯口壁,使镜头鞘产生摩擦出现划痕,同时在浸泡时将镜头端贴近保温杯底端,也易划坏镜头面,浸泡的水温过高也会导致镜头损坏。

2. 腔镜镜头外部由金属外鞘、内部由石英镜导光束等组成,是易碎、易折的器械。腔镜镜头通过低温等离子灭菌,在使用低温灭菌包装盒时,镜头没有牢靠固定在器械盒上,造成在传递过程中发生碰撞而损坏镜头。在拿取腔镜镜头时,有些器械护士用一只手拿取,此拿取方法容易折弯或折断腔镜镜头。对于一些较细的腔镜镜头,如关节镜头则很容易造成折弯。

3. 手术过程中进行其他操作时,将腔镜镜头较长时间直接接触无菌敷料或置于患者皮肤上,则会造成无菌敷料燃烧或患者皮肤损伤。

4. 手术中腔镜镜头没有固定摆放在无菌台的某一位置,而是随意放置,造成腔镜镜头意外压坏或跌落损坏。

5. 手术医师使用腔镜镜头时抓住镜头头端,由于摄像头、光源线等自身的重量,容易使腔镜镜头折弯。

6. 手术结束后将腔镜镜头随意放置,导致镜头意外摔碎。

7. 摄像头在使用过程中错误盘环、扭曲,造成折断。

8. 摄像头没有及时放入抽屉或挂在挂架上,造成镜头坠地。

9. 使用摄像镜头与摄像头机过程中把握连接处,摄像镜头脱落、坠地。

10. 摄像头的盖子随处放置,甚至丢弃,造成遗失。

二、光源系统常见错误操作

(一)光源线

1. 在手术过程中,手术医师未将用后的手术刀及时归还器械护士,造成手术刀片划伤光源线。

2. 在手术过程中,传递手术刀时将光源线划伤。

3. 医师助手在安装和拆卸光源线时将光源线直接扔到地上,导致踩踏或不慎被其他设备碾压,造成光源线破损。

4. 光源线在使用过程中发生缠绕、打结现象或连接处折弯,由于长度不足造成光线断裂或用暴力拉拽等现象。

5. 光源线盘绕直径小于一手掌长度易造成光纤折断。

6. 手术开始前用血管钳或其他物品不正确夹闭、固定光源线。

7. 光源线没有完全、彻底插入光源主机卡槽内,导致光源照明传导不足。

8. 光源线头端在使用时,直接接触敷料或患者皮肤,造成敷料燃烧或烫伤皮肤。

(二)光源主机

1. 使用光源主机前没有阅读使用说明或未经专业人员指导,造成误操作使主机损坏。

2. 开关机时将光源亮度未调至最小或是光源机过早打开,光源机使用后没有及时关闭,易造成灯泡使用寿命减短。

3. 使用过程中光源亮度过大,造成采集的手术图像不清晰。

4. 在短时间内频繁、快速地开关电源,造成灯泡迅速变暗或损坏(一旦打开电源,在关闭前应至少让灯泡照亮持续 5min,否则可能导致灯泡迅速变暗或损坏)。

5. 没有登记和监测灯泡的使用寿命,导致不能及时更换灯泡,影响手术进程。

6. 光源主机在使用过程中通风口被堵,主机无法正常散热,导致主机损坏(图 4-55)。

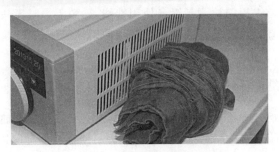

图 4-55 光源主机排风口被堵

7. 私自拆卸和维修光源主机,造成光源主机损坏。

三、气腹系统常见错误操作

1. 在连接中心二氧化碳装置时没有正确、有效连接,造成二氧化碳泄漏。

2. 在最初给气时,过早地使用最高流量给气,无法给机体适应腹内压力变化的过程,致使患者生命体征出现变化。

3. 没有和医师进行沟通,擅自调节气体流量,患者出现呼吸和循环不稳定。

4. 手术前没有检查气体准备情况,使用罐装气瓶没有监测气瓶气压,造成术中压力不足,影响手术进程。

5. 先关机后拔中心二氧化碳连接装置,未放尽余气,致使主机内存留高压气体,长时间存留易导致主机损坏。

四、能量系统常见错误操作

1. 打开主机时未等待主机自检程序完成,就直接进行下一步操作,易导致主机程序损坏或无法正常开机使用。

2. 擅自调节各能量系统的使用频率,在使用时易导致无法正常切割组织、止血或灼伤组织。

3. 没有正确组装,在连接超声刀手柄时,超声刀手柄没有垂直于地面,导致连接不紧密而无法使用。

4. 擅自关闭提示音,如在使用电刀时,因误激发导致患者受伤,如有提示音,在误激发时,术者会在第一时间得知,进行制止。其他能量系统亦是如此。

5. 动力脚踏不使用保护套保护,导致脚踏遇水锈蚀(如关节镜脚踏),使其导电无法使用。脚踏的导线随意盘折、缠绕,甚至打卷,造成其断裂,无法使用。

6. 使用负极板时,一次性负极板重复使用或直接把负极板贴在骨隆突处、瘢痕、毛发较多处及皮肤下方埋置有金属物的地方,造成负极板局部电流过大,烧伤患者。没有婴儿负极板时裁剪成人负极板代替,造成患儿受伤。

7. 在使用超声刀或 LigaSure 时,夹闭不当组织、骨头、金属物等,在激发时容易造成刀头损坏。

8. 频繁开关机:使用过程中频繁地开关机,易导致主机损坏或无法再次启动。

9. 未检测使用性能:未提前检测各设备使用性能,导致手术时无法正常开机使用。

10. 使用后未及时登记仪器设备的使用情况和使用性能。

11. 出现故障,自行拆解修理。

五、其他常见错误操作

1. 使用暴力、蛮力插入和拔出导线:由于一些导线的接口处有金属耦合连接片,插入和拔出腔镜设备导线时应动作轻柔,若使用暴力、蛮力,容易使耦合部金属连接片松动,导致其接触不良。

2. 随意放置各种导线:使用各种导线前后,应将所有导线放置在安全稳妥处,临床工作中随意放置各种导线,易造成导线脱落和导线被踩踏或碾压。手术结束后未将镜头、摄像头和光源线小心分离,未及时妥善安置镜头和光源线等,随意放置。所有的腔镜导线直接放置于地面上,造成踩踏或碾压;清洁完成后未将其放置于消毒盒内。

3. 连接头端不加保护装载:因为光源线内部是由导管纤维束组成的,在使用过程中,由于其自身的重力作用而下垂,久而久之,在没有保护套的情况下连接头端,头端折弯或部分断裂,会大大缩短使用寿命。作者认为,不仅光源线两端需要保护装载,所有导线头端都需要增加保护装载。

4. 冲洗液使用不当:腔镜手术中经常用到冲洗液,若使用方法不当,易造成仪器设备损坏和患者受到伤害。液体悬挂在仪器设备侧面或冲洗泵放置在其他设备上层,如果液体不慎进入机器,轻者导致仪器设备表面生锈,严重者可造成设备短路和电击患者及工作人员。

术前应根据手术要求遵医嘱选择冲洗液,如果医嘱有误,应及时和手术医师沟通或上报护士长,手术开始前腔镜专科护士应再次和手术医师共同核对。由于 5% 甘露醇可以通过新鲜伤口被机体吸收,使血液循环负担过重,导致器官衰竭或电解质紊乱,进行时间较长的前列腺手术或患者有心、肺、肾等基础疾病时,护士应当及时提醒手术医师,防止造成患者器官衰竭。单纯电切时电流可以利用电离生理盐水中的钠离子,电伤患者。

5. 不同腔镜手术钳之间、不同钳子与导线之间、不同品牌的仪器设备之间互相混用,肆意盘折、弯曲和重压导线,不分类放置,使用完随意丢弃甚至掉落。

6. 仪器设备使用前不检查轴节灵活程度,设备安装紧密程度和完整或破损程度,使用时电刀皮套老化,造成其他脏器灼伤。

7. 使用钉仓时提前打开保护套,造成助手误激发。

8. 没有按照正常程序进行关机:没有关闭设备电源或直接拔出主电源,造成腔镜设备损坏。

9. 腔镜仪器设备使用后没有进行清洁、消毒,将带有血迹的设备归位,成为感染隐患。

10. 腔镜仪器设备使用后没有及时登记,导致对仪器设备使用情况不详。

11. 将腔镜仪器设备随处乱放,没有放置到指定的位置,影响下一次手术使用。

12. 随意将腔镜台车上的插线板拔除或挪用,影响手术开展。

13. 腔镜仪器设备出现破损、损坏、缺如等问题不及时维修、报告和交接,造成下一台手术不能及时开台。

第四节　常见腔镜设备故障与排除

腔镜设备在使用过程中会出现一些故障,作为一名腔镜专科护士,必须掌握腔镜设备一般故障的排除方法。本节总结了腔镜设备电源故障、图像故障、光源故障、能量输出故障、气腹机故障、图像传输和保存故障以及可能的解决方案。

一、电源故障

电源故障及可能的解决方案见表 4-1。

表 4-1　电源故障及可能的解决方案

故障	可能的解决方案
电源指示灯未亮	1. 选择其他电源插孔或选择其他吊塔插孔 2. 检查或更换主插线板 3. 如是线路问题请专业技师维修

二、图像故障

图像故障及可能的解决方案见表 4-2。

表 4-2　图像故障及可能的解决方案

故障	可能的解决方案
电源指示灯未亮	1. 检查主机电源插头是否与主插线板连接 2. 检查主机后侧电源线与主机是否紧密连接 3. 更换主机电源线,如能正常使用则证明此电源线已坏 4. 检查主机保险丝是否损坏
无彩色条	1. 检查摄像主机视频输出线是否与监视器相连接 2. 检查所有的视频连接线是否正确连接 3. 确认开启所有的视频设备 4. 检查金手指是否连接紧实 5. 如为机器内部元器件损坏,需请专业技师维修
监视器无图像	1. 检查监视器参数设置 2. 检查视频线是否连接正确,有无松动 3. 检查视频线是否损坏 4. 检查摄像头的视频线是否与主机卡槽完全连接 5. 检查镜头是否损坏,目测镜头是否有划痕和断裂 6. 检查镜头端和摄像头端是否有污物,如有,用纱布轻轻擦拭

故障	可能的解决方案
图像间断	1. 重新连接视频线与主机 2. 检查视频线与摄像头的连接处弯曲或挤压几次,如图像受到影响,则证明摄像头连接处已坏,应更换并及时送检维修
出现雪花	1. 使用高频电刀(能量设备)时出现,将电刀电源插头单独连接 2. 检查电刀(能量设备)电缆线与视频线是否交缠在一起,如在一起应分开放置 3. 重新粘贴负极板
无法白平衡	1. 增加或减少主机亮度 2. 增加或减少光源亮度
图像颜色异样	1. 检查摄像主机参数设置 2. 检查摄像线末端的金手指是否完整 3. 检查视频线与摄像头的连接处

三、光源故障

光源故障及可能的解决方案见表 4-3。

表 4-3　光源故障及可能的解决方案

故障	可能的解决方案
电源指示灯未亮	1. 检查主机电源插头是否与主插线板连接 2. 检查主机后侧电源线与主机是否紧密连接 3. 更换主机电源线,如能正常使用则证明此电源线已坏 4. 检查主机保险丝是否损坏
光源输出无效	1. 检查主机面板操作是否点击完成 2. 检查光源线尾端是否完全插入主机卡槽内 3. 检查光源线是否损坏(关闭房间内所有灯光,检查光源线是否破光) 4. 检查光源机灯泡是否已到使用寿命 5. 检查光源机是否已激活"安全关闭"功能
无法白平衡	增加或减少光源亮度
光线输出太强或太弱	1. 检查光源线尾端是否完全插入主机卡槽内 2. 根据需要增加或减少光源亮度
光源突然关闭	1. 检查电源线路连接 2. 检查光源主机的灯泡是否已到使用寿命,如到寿命请及时更换(主机正面面板下端处有一红色指示灯亮,则提示需换灯泡) 3. 检查主机通风口处是否有堵塞 4. 检查主机是否激活"安全关闭"功能

四、能量输出故障

能量输出故障及可能的解决方案见表 4-4。

表 4-4　能量输出故障及可能的解决方案

故障	可能的解决方案
高频电刀故障	
电源指示灯未亮	1. 检查主机电源插头是否与主插线板连接 2. 检查主机后侧电源线与主机是否紧密连接 3. 更换主机电源线,如能正常使用则证明此电源线已坏 4. 检查主机保险丝是否损坏
能量输出无效	1. 检查电刀主机输出模式是否正确 2. 检查单极电刀线是否与主机紧密连接 3. 关机 10s 后重新开机,主机是否自检成功 4. 如使用脚踏,请检查脚踏与主机的连接是否正常 5. 检查一次性电极电刀质量
等离子电刀故障	
电源指示灯未亮	1. 检查主机电源插头是否与主插线板连接 2. 检查主机后侧电源线与主机是否紧密连接 3. 更换主机电源线,如能正常使用则证明此电源线已坏 4. 检查主机保险丝是否损坏
能量输出无效	1. 检查等离子主机的输出模式是否正确,是否选择双极脚踏模式,调节的输出参数是否正确 2. 检查双极线与主机是否正确紧密连接 3. 关机 10s 后重新开机,主机是否自检成功 4. 如使用脚踏,请检查脚踏与主机的连接是否正常 5. 检查双极的质量 6. 在使用过程中双极电刀头是否结痂影响使用,如影响则应及时清除
超声刀故障	
电源指示灯未亮	1. 检查主机电源插头是否与主插线板连接 2. 检查主机后侧电源线与主机是否紧密连接 3. 更换主机电源线,如能正常使用则证明此电源线已坏
能量输出无效	1. 检查超声刀头与手柄的连接,重新组装 2. 检查主机面板操作程序是否点击完成 3. 如使用脚踏,检查脚踏与主机的连接是否正常 4. 关机 10s 后重新开机,主机是否自检成功 5. 检查超声刀质量 6. 及时清理刀头结痂

（续　表）

故障	可能的解决方案
LigaSure 故障	
电源指示灯未亮	1. 检查主机电源插头是否与主插线板连接 2. 检查主机后侧电源线与主机是否紧密连接 3. 更换主机电源线,如能正常使用则证明此电源线已坏 4. 检查主机保险丝是否损坏
能量输出无效	1. 检查超声刀头与手柄的连接,重新组装 2. 检查主机面板操作程序是否点击完成 3. 如使用脚踏,检查脚踏与主机的连接是否正常 4. 关机 10s 后重新开机,主机是否自检成功 5. 检查超声刀质量 6. 及时清理刀头结痂
低温等离子射频消融系统	
电源指示灯未亮	1. 检查主机电源插头是否与主插线板连接 2. 检查主机后侧电源线与主机是否紧密连接 3. 更换主机电源线,如能正常使用则证明此电源线已坏 4. 检查主机保险丝是否损坏
碎石机	
电源指示灯未亮	1. 检查主机电源插头是否与主插线板连接 2. 检查主机后侧电源线与主机是否紧密连接 3. 更换主机电源线,如能正常使用则证明此电源线已坏 4. 检查主机保险丝是否损坏
气压弹道能量输出中断	检查气泵开关是否关闭

五、气腹机故障

气腹机故障及可能的解决方案见表 4-5。

表 4-5　气腹机故障及可能的解决方案

故障	可能的解决方案
电源指示灯未亮	1. 检查主机电源插头是否与主插线板连接 2. 检查主机后侧电源线与主机是否紧密连接 3. 更换主机电源线,如能正常使用则证明此电源线已坏
气腹机无压力	1. 检查高压供气管与中心接口的连接,若断开则需重新连接 2. 若使用钢瓶供气,在使用前检查气瓶内的压力

（续　表）

故障	可能的解决方案
漏气	1. 检查气腹管与过滤器和气腹主机的连接是否紧密 2. 检查气腹管是否破裂 3. 检查气腹管与 Veress 套管是否连接紧密 4. 检查戳卡与腹部是否漏气,如有漏气,用针线缝合或用巾钳夹闭漏气位置 5. 在手术过程中,吸引器不要过度抽吸
实际压力器报警	1. 确定正在使用的压力是否超出标准压力范围,如超出则调小压力。一般成人气腹压力为 12～15mmHg,儿童气腹压力≤12mmHg,婴幼儿气腹压力≤8mmHg 2. 如果长时间报警,检查主机电子控制
堵塞指示灯报警	1. 检查气腹管、Veress 套管是否堵塞 2. 检查 Veress 套管是否放置在腹腔内

六、图像传输和保存故障

图像传输和保存故障及可能的解决方案见表 4-6。

表 4-6　图像传输和保存故障及可能的解决方案

故障	可能的解决方案
电源指示灯未亮	1. 检查主机电源插头与主插线板、主机后侧电源线与主机是否紧密连接 2. 更换主机电源线,如能正常使用则证明此电源线已坏
无法录像	1. 开启录像装置,如无法启动,则考虑录像软件问题,需要专业人员更新制作 2. 检查摄影主机视频线与录像主机是否连接 3. 启动软件后,按照正确的选项填写患者信息

第 **5** 章　腔镜器械消毒与供应

腔镜器械消毒供应工作是腔镜护理工作的重要内容,是护理工作质量控制的重点,其质量的好坏关系到医疗护理质量、患者康复和生命安全等多个方面。腔镜器械因成本高、材料特殊、拆卸复杂、部件容易丢失、有管腔、易碎、易折断等特点,清洗、干燥难度较大。根据卫生部门《内镜清洗消毒技术操作规范》(2004 版)"将内镜消毒质量纳入医疗质量和医疗安全管理,建立健全并落实有关内镜消毒的各项规章制度,切实保证消毒质量,严格预防和控制因内镜消毒问题导致的医院感染,有关的医院感染管理人员、从事内镜诊疗和内镜清洗消毒工作的医务人员应当接受相应培训,正确掌握内镜的清洗和消毒灭菌技术,未达到本规范要求的医疗机构,不得开展相应的内镜诊疗业务"的要求,有腔镜消毒供应工作条件的医院可以建立独立的腔镜消毒供应中心,没有条件的可以由医院的消毒供应中心和手术室共同配合完成,以节约成本,优化资源,提高工作效率。目前大多数医院采用后一种方式。

第一节　清洗、消毒和灭菌基本原则和要求

一、概念

腔镜器械的清洗、消毒和灭菌是医院感染控制中最基本、最重要的环节。世界卫生组织指出:"无论是内镜器械还是普通器械都不能用消毒、灭菌代替清洗,任何器械上的残留物都有可能妨碍灭菌介质的穿透,影响灭菌的效果,导致灭菌的失败。"腔镜器械的彻底清洗是保证消毒或灭菌成功的关键,清洗方法包括机械清洗和手工清洗。清洗后的腔镜器械需要进行消毒处理。消毒的方法首先选择热力消毒,也可以采用消毒药械进行消毒,生物消毒法应用范围比较局限,主要是采用具有体外杀菌作用的生物制品作为消毒剂,如天然植物的提取物、生物酶类、微生物制品等。

二、基本原则

1. 所有重复使用的腔镜手术器械、器具和物品使用后必须先清洁,再进行消毒或灭菌。

2. 凡耐热、耐湿的腔镜器械、器具应首选压力蒸汽灭菌,不耐热、耐湿的腔镜器械、器具采用低温灭菌方法灭菌。如过氧化氢低温等离子体灭菌。

3. 凡进入人体无菌组织、器官、腔隙或接触人体破损皮肤、破损黏膜、组织的腔镜诊疗器械、器具和物品,必须进行灭菌。

4. 凡接触完整皮肤、完整黏膜的腔镜诊疗器械、器具和物品必须进行消毒。

5. 被突发不明原因的传染病病原体污染的腔镜器械、器具与物品的处理应符合国家届时发布的规定要求,没有要求时,其消毒的原则为:在传播途径不明时,应按照多种传播途径确定消毒的范围和物品;按照病原体所属微生物类别中抵抗力最强的微生物,确定消毒的方法和剂

量(可按杀死芽孢的剂量确定)。

6. 医务人员在腔镜器械清洗、消毒、灭菌过程中应做好职业防护。

三、技术要求

腔镜消毒供应中心承担重复使用的腔镜诊疗器械、器具、物品的清洗、消毒和灭菌,是预防和控制医院感染的重要部门。

(一)设置要求

有条件的医疗机构应单独设置,遵循医院感染预防和控制原则,遵守国家法律法规和职业防护相关要求。尽可能接近手术室,与手术室有直接专用通道,区域相对独立,符合医院标准和发展规划要求。

(二)布局要求

布局总体要求:分区合理、标志明显、界线清楚、路线明确。腔镜消毒供应中心分为工作区域和辅助区域,工作区域包括去污区、检查包装区、灭菌区和无菌物品存放区,去污区对重复使用的腔镜器械、器具和物品进行回收、分类和清洗,检查、包装及灭菌区对已去污的腔镜器械、器具和物品进行检查、装配、包装和灭菌,无菌物品存放区对已灭菌物品进行保管、整理和供应。辅助区域包括更衣室、值班室、办公室、休息室、卫浴间等。

(三)设施、设备要求

腔镜消毒供应中心常用设施有槽(手工清洗、消毒操作,还应配备漂洗槽、消毒槽、终末漂洗槽)、全管道灌流器(自动灌流器)、各种内镜专用刷、压力水枪和气枪、超声波清洗器、测漏仪器、计时器、带有光源放大镜检查灯、内镜及附件运送容器、低纤维絮且质地柔软的擦拭布和垫巾、专用推车、密封箱、不锈钢筛篮、手卫生装置(采用非手触式水龙头,图 5-1),操作台宜配备动力泵(与全管道灌流器配合使用)和腔镜清洗消毒机。常用的消毒灭菌设备主要有卡式消毒锅、台式消毒锅、低温等离子灭菌器、自动滚动封口机和其他标准配套设施。

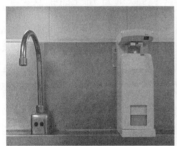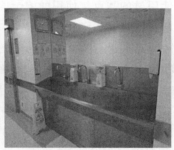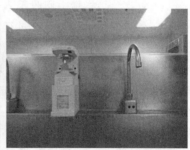

图 5-1　非接触式水龙头和消毒液

腔镜清洗消毒机要求取得国家卫生健康委员会卫生许可批件,具备清洗、消毒、漂洗、自身消毒功能,且具备测漏、水过滤、干燥、数据打印等功能。

(四)耗材要求

耗材要求包括对水、压缩空气、清洗剂、润滑剂、消毒剂、灭菌剂、测试纸、干燥剂、防护用品的要求。

1. 水　应有自来水、过滤水/灭菌水。自来水水质应符合《生活饮用水卫生标准》(GB

5749)的规定,生产过滤水所使用的滤膜孔径应≤0.2μm,并定期更换,灭菌水为经过灭菌工艺处理的水,必要时对过滤水/灭菌水进行微生物学检测。

2. 压缩空气　应为清洁的压缩空气(滤膜)。

3. 清洗剂　要求使用医用清洗剂。根据需要选择特殊用途的医用清洗剂(如具有去除生物膜作用的医用清洗剂),软式内镜应选择适用于软式内镜的低泡医用清洗剂(图 5-1)。

4. 润滑剂　要求水溶性,与人体组织有较好的相容性,不破坏金属材料的透气性、机械性及其他性能。

5. 消毒剂　应适用于腔镜,且合法、有效,可选用邻苯二甲醛、戊二醛、过氧乙酸、二氧化氯、酸性氧化电位水、复方含氯消毒剂,也可选用其他消毒剂,部分消毒剂必须符合其使用方法,酸性氧化电位水应符合《酸性氧化电位水生成器安全与卫生标准》(GB 28234)的规定。

6. 灭菌剂　应适用于腔镜,且合法、有效,可选用戊二醛、过氧乙酸,也可选用其他灭菌剂。但是,灭菌剂必须符合其使用方法。

7. 消毒剂浓度测试纸　应取得卫生许可批件。

8. 干燥剂　应配备75%乙醇或异丙醇。

9. 防护用品　应配备防水围裙/隔离衣、口罩、护目镜或防护面罩、帽子、手套、专用鞋等。

(五)腔镜室(柜)要求

腔镜室(柜)内表面应光滑、无缝隙,便于清洁和消毒,腔镜室(柜)应通风良好,保持干燥。

四、工作流程

腔镜清洗、消毒、灭菌流程管理是为了加强风险管理,安全、畅通、高效地保障手术患者安全。腔镜消毒供应工作流程包括 7 个部分,即回收,分类,清洗和消毒,干燥、检查与保养,配套包装,灭菌,储存和发放。

1. 回收　是指集中回收手术使用过的需重复使用的腔镜诊疗器械、器具和其他物品。

2. 分类　是指在去污区进行腔镜器械、器具和物品的清点、核查,并进行分类。

3. 清洗和消毒　是对回收的腔镜器械进行清洗和灭菌前的消毒,方法有手工洗消和机械洗消。手工洗消的优点是洗消时间短、不受水压影响、成本低廉。缺点是清洗人员直接暴露在有害因素中,容易造成人员的防护失败,受人为操作因素影响,洗消不充分,质量不统一,不能全自动实现过滤除菌、全程测漏、参数记录等。机械自动洗消的优点是不受人为操作因素的影响,减少了人员的暴露和危害,标准统一,质量能得到保证,容易进行管理和检测,便于控制,能自动完成冲洗、消毒、过滤除菌、全程测漏、记录运行参数等。缺点是洗消时间长、成本高、受水压的影响。

4. 干燥、检查与保养　对洗消后的腔镜器械、器具和物品进行干燥,并检查洗消的质量、器械的功能以及器械有无损坏,同时使用润滑剂对器械进行保养。

5. 配套包装　是将腔镜器械进行配套包装,包括装配、装包、封包、注明标识、双人签字等步骤。

6. 灭菌　使用高压蒸汽灭菌方法或低温等离子灭菌方法对包装好的腔镜器械进行灭菌处理。

7. 储存和发放　灭菌后的腔镜器械、器具和物品必须按照无菌物品储存要求进行储存和发放。

五、管理要求

1. 建立健全岗位职责和清洗消毒操作规程,完善质量管理、设备和器械管理、职业安全防护、继续教育和培训等管理制度和突发事件的应急预案。

2. 应有相对固定的专人从事内镜清洗消毒工作,其数量与本单位的工作量相匹配。

3. 应指定专人负责腔镜的清洗消毒、灭菌和供应的质量监测工作。

4. 工作人员进行腔镜器械清洗消毒时,应遵循标准预防原则和《医院隔离技术规范》(WS/T 311)的要求做好个人防护,穿戴必要的防护用品,不同区域人员防护着装要求应符合相关规定。

5. 腔镜消毒供应中心的工作人员应接受与其岗位职责相应的岗位培训和继续教育,正确掌握以下知识与技能:①腔镜及附件的清洗、消毒、灭菌知识与技能;②腔镜构造及保养知识;③清洗剂、消毒剂及清洗消毒设备的使用方法;④标准预防及职业安全防护原则和方法;⑤医院感染预防与控制的相关知识。

第二节　硬式内镜清洗、消毒、灭菌与供应

硬式内镜及其附件的清洗、消毒、灭菌必须遵守"凡进入人体无菌组织、器官或经外科切口进入人体无菌腔室的内镜及附件(如腹腔镜、关节镜、脑室镜、膀胱镜、宫腔镜等)必须进行灭菌,凡穿破黏膜的内镜附件(如活检钳、高频电刀等)必须灭菌"的原则。本节介绍硬式内镜器械的清洗消毒、灭菌和供应[本节参考引用《内镜清洗消毒技术操作规范》(2004 版)硬镜部分]。

一、硬式内镜清洗消毒

(一)回收

集中回收手术使用过的需重复使用的内镜器械、器具和其他物品。重复使用的器械、器具和其他物品使用后直接置于封闭的容器中,对于特殊感染如阮毒体、气性坏疽及突发原因不明的传染病病原体污染的器械、器具和用物要使用双层封闭包装并标明感染性疾病名称等,明确告知,交接清楚,单独回收处理(图 5-2)。

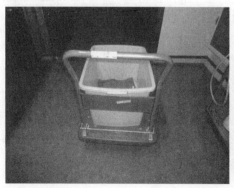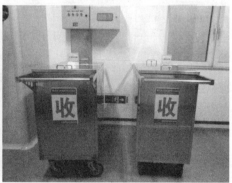

图 5-2　回收车

注意事项:工作人员按照规范要求着装,尽量采用密封回收,回收过程中避免反复进行装卸,不要在诊疗场所清点和交接污染的内镜器械、器具和用物。

(二)分类

在腔镜消毒供应中心的去污区进行内镜器械、器具和物品的清点、核查,并根据其材质、精密程度等进行分类处理。临床上一般分为易碎器械(包括目镜、光纤和腔镜头等)、导线类、管腔类(包括金属管腔、塑料管腔以及冲洗管等)。

(三)清洗消毒

硬式内镜回收、分类后要进行清洗和灭菌前的消毒。

1. 清洗方法　有手工清洗和机械清洗,目前由于腔镜器械精密、贵重,都采用手工清洗。具体方法:器械使用后立即用流动水清洗并用擦干布擦干,擦干后再按使用说明将内镜浸泡在多酶洗液中,然后使用流动水进行漂洗,后再用高压水枪彻底清洗内镜的各个部件,然后用超声清洗机清洗 5～10min(图 5-3)。

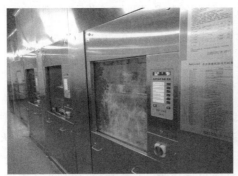
机器清洗

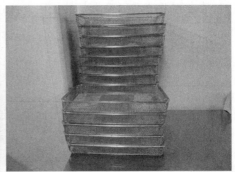
清洗盒

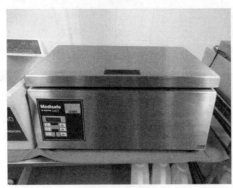
硬镜超声清洗机

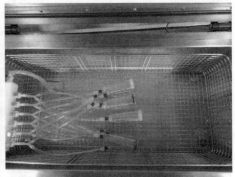
软镜超声清洗机

图 5-3　超声清洗机

一些特殊器械需严格按照生产厂家提供的使用说明书和指导手册进行清洗、消毒。

2. 清洗步骤　包括冲洗、洗涤、漂洗、终末漂洗。具体清洗流程:流动水清洗(预清洗)—擦干—酶清洗液浸泡—漂洗—彻底清洗—超声清洗。

3. 清洗要点及注意事项

(1)《内镜清洗消毒技术操作规范》(2004 版)和《软式内镜清洗消毒技术规范》(2014 版)内

镜部分都没有介绍关于硬式内镜器械清洗的内容,因硬式内镜贵重、脆弱、设计复杂等特点,临床上建议尽量使用手工清洗。

(2)预清洗必须彻底,没有血液、黏液等残留,否则会影响消毒效果,甚至导致灭菌失败。

(3)必须按照腔镜说明书对器械进行多酶浸泡,防止损坏器械或缩短器械使用寿命。

(4)清洗的器械部件必须充分拆开,管腔必须用高压水枪彻底清洗。

(5)器械的轴节部、弯曲部、管腔内用软毛刷彻底刷洗,刷洗时注意避免划伤腔镜镜面。

(6)根据器械说明使用超声清洗,严格掌握清洗时间,不能使用超声清洗器的器械禁止使用。

机械自动清洗是内镜清洗消毒未来发展的方向,世界上较发达国家腔镜机械自动清洗的比例较高(表 5-1)。

表 5-1　世界各国腔镜清洗概况

国家	全自动洗消(%)	手工洗消(%)
英国	100	0
荷兰	100	0
美国	85	15
加拿大	85	15
澳大利亚	85	15
日本	78	22
德国	70	30
法国	66	34
意大利	50	50

(四)干燥、检查与保养

1. 干燥　根据物品的性质选择干燥设备,管腔类使用压力气枪或 95% 乙醇进行干燥,禁止使用自然风干燥,不耐热的器械、器具、物品使用擦拭布擦干处理(图 5-4)。

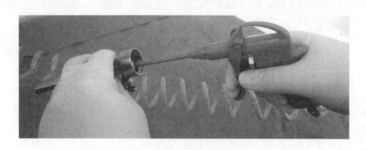

图 5-4　气枪吹干器械

2. 检查　采用目测或带光源的放大镜对干燥后的器械、器具、物品进行彻底、细致的检查。器械表面、关节、齿牙处应光洁无锈,无血渍、污渍、水垢等残留物,且配件齐全、功能完好、无损毁,带电源器械还需进行绝缘性能的检查。清洗质量不合格的器械必须重新处理。

3. 保养　根据器械的性质进行防粘连、防老化、防碰撞、防骤冷骤热、防锈、防损坏、防霉、防虫、防火维护,保养的方法有上油、打蜡、包布包裹、套保护套、使用专用的包装盒等。

(五)配套包装

配套包装包括装配、装包、封包、注明标识、双人签字等步骤。配套包装注意事项如下。

1. 器械和敷料分室单独包装,器械摆放在篮筐或有孔的盘中进行配套包装。

2. 包装前必须按照内镜器械性质和使用说明及技术操作规程,严格核对器械的种类、数量和规格。

3. 器械如有包装盒的需放入包装盒内,有轴节的需打开,有盖的需打开盖,有管腔的需盘绕放置并使管腔保持通畅。

4. 需要高温灭菌的内镜器械使用双层棉质敷料分 2 次进行包装,低温消毒按照说明使用专用的包装材料(无纺布和专用塑封袋),无纺布应一次性使用(图 5-5)。

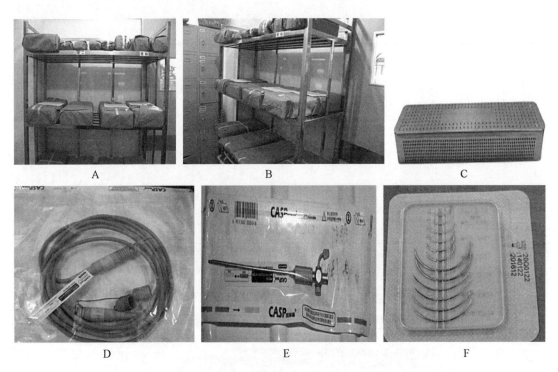

A　　　　　　　　　B　　　　　　　　　C

D　　　　　　　　　E　　　　　　　　　F

图 5-5　无纺布包装、包装盒及密封袋包装

A、B. 无纺布包装;C. 包装盒;D、E、F. 密封袋包装。

5. 内镜器械包装必须采用闭合式全封闭包装,重量、尺寸、体积和松紧度必须严格按照《医院消毒供应中心》(WS 310.1—2009)执行。

6. 包内、包外均要放指示卡。

7. 包装完成后必须仔细检查确认,注明标识物品的名称、数量、使用日期、消毒日期、失效日期等,严格执行签字制度。

(六)不可浸泡的硬式内镜器械清洗

不可浸泡在液体中的硬式内镜器械(如摄像头、超声刀、LigaSure 等)的清洗,可采取擦拭方法进行清洗消毒。

1. 带导线器械清洗步骤(以摄像头为例)　含氯消毒液软布擦洗—清水软布擦洗—含酶

软布擦拭—清水软布擦洗—清洁软布擦干—高压气枪吹干—放置在包装盒内。

2. 超声刀、LigaSure 清洗步骤　将超声刀头、LigaSure 头放置在清水槽内—刷子擦拭头端结痂—再放入超声含酶水中浸泡—流动水冲洗头端—高压气枪和水枪吹干—放置在包装盒内。

二、硬式内镜灭菌

（一）装卸载

装卸载包括运送车辆的装卸载和消毒锅车辆的装卸载。运送车辆的装卸载注意事项是根据车辆使用说明分区、分类、分开放置、轻拿轻放、避免超重、超高和超量等。消毒锅车辆装卸载注意事项：①根据消毒物品的性质，消毒包的重量、体积、数量和消毒锅的说明要求进行装载、卸载；②消毒物品须正确摆放、均匀放置、清楚分类并做好标记，尽量同类物品同一锅消毒，充分利用资源和提高使用效率，以免增加成本和缩短消毒锅寿命；③装卸载时均要检查无菌包的质量、灭菌的效果、指示卡、标识和双人签字（图 5-6）。

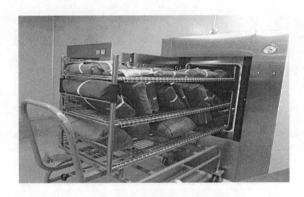

图 5-6　无菌物品装卸

（二）灭菌

目前硬式内镜主要采用压力蒸汽灭菌和低温等离子灭菌。灭菌步骤：将器械清洗完毕后进行干燥—检查、包装—标识、签名—高压蒸汽灭菌或低温等离子灭菌。灭菌应注意：不论是压力蒸汽灭菌还是低温等离子灭菌，必须严格按照内镜说明书操作。如采用其他消毒剂消毒器械，必须符合《内镜清洗消毒技术操作规范》（2004 版）的相关规定，具体操作方法遵照内镜使用说明。

三、硬式内镜供应

1. 储存　指灭菌后的腔镜器械、器具和物品分类、分区放置于无菌物品存放区的物品架上。无菌物品储存应注意：物品存放架或柜距地面高度应≥20～25cm，距墙面≥5～10cm，距天花板≥50cm；无菌物品定位放置，设置标识；定人管理，定时检查、检测；无菌物品储存有效期执行《医院消毒供应中心》（WS 310.1—2009）有关规定（图 5-7）。

2. 发放　是指专人、专车发放无菌物品。无菌物品发放应注意：①专车需加盖防尘罩；②人员接触无菌物品时要进行洗手或手消毒；③注意无菌物品的有效期、签名和遵循原则（先进先出);④尽量减少无菌物品的搬动、移动和挪动,防止摔落、掉落、破损等意外情况发生;⑤发放用具使用后进行清理并干燥存放,有污染情况应立即消毒处理;⑥发放记录完整,具有可追溯性(图 5-8)。

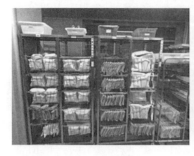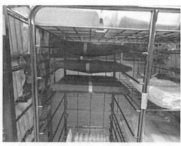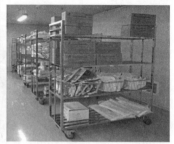

图 5-7　无菌物品储存

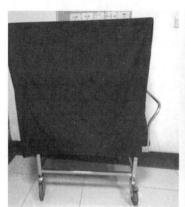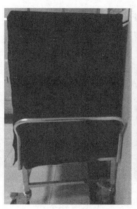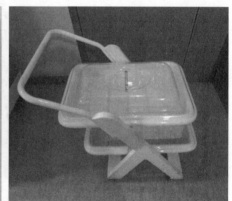

图 5-8　无菌物品发放车

第三节　软式内镜清洗、消毒与灭菌

软式内镜清洗消毒的基本原则是所有软式内镜每次使用后均应进行高水平消毒或灭菌。软式内镜及重复使用的附件、诊疗用品应遵循以下原则进行分类处理:进入人体无菌组织、器官或接触破损皮肤、破损黏膜的软式内镜及附件,如活检钳、圈套器、切开刀、导丝、碎石器、网篮、取石球囊、扩张球囊、扩张探条、造影导管、异物钳等应进行灭菌。与完整黏膜相接触而不进入人体无菌组织、器官,也不接触破损皮肤、破损黏膜的软式内镜及注水瓶、连接管、非一次性使用的口圈、运送容器等附属物品、器具应进行高水平消毒。

一、软式内镜清洗消毒常用工具及准备

(一)清洗工具

软式内镜的清洗根据《软式内镜清洗消毒技术规范》(2014 版)相关规定,需对内镜进行预

处理、测漏、清洗和漂洗。手工清洗和清洗消毒机清洗的常用工具有擦拭布、湿巾或湿纱布、吸引器、清洗液、注射器、清洗刷(软刷、硬刷和管道刷子等各种型号的刷子)、动力泵、超声清洗机、压力水枪、压力气枪。

(二)消毒工具

1. **手工消毒**　常用的工具有消毒槽、动力泵、注射器、压力气枪、漂洗槽、压力水枪、灭菌水或过滤水、干燥台、无菌巾、75％乙醇或异丙醇和无菌擦拭布。

2. **内镜清洗消毒机**　消毒由机器启动后自动完成,如果机器没有干燥功能,还需准备干燥台、无菌巾、75％乙醇或异丙醇、无菌擦拭布。

二、软式内镜清洗消毒步骤、方法及要点

(一)软式内镜清洗消毒流程

软式内镜清洗消毒应遵循的流程见图 5-9。

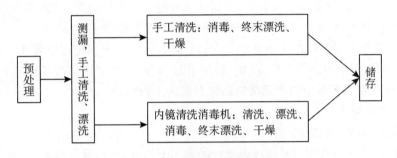

图 5-9　软式内镜清洗消毒流程

注:清洗前测漏,条件不允许时每天至少测漏一次。

(二)具体方法

1. **预处理**　将内镜从患者体内取出后,在与光源和视频处理器拆离之前,立即用含有清洗液的湿巾或湿纱布擦去外表面污物,擦拭用品应一次性使用;反复送气与送水至少 10s;将内镜的先端置入装有清洗液的容器中,启动吸引功能,抽吸清洗液直至其流入吸引管;盖好内镜防水盖,放入运送容器,送至清洗消毒室。

2. **测漏**　取下各类按钮和阀门,连接好测漏装置并注入压力;将内镜全部浸没于水中,使用注射器向各个管道注水,以排出管道内气体;首先向各个方向弯曲内镜前端,观察有无气泡逸出;再观察插入部、操作部、连接部等部分是否有气泡逸出,如有渗漏,应及时保修送检并记录测漏情况。

3. **清洗**　在清洗槽内配制清洗液,将内镜、按钮和阀门完全浸没于清洗液中;用擦拭布(擦拭布应一用一更换)反复擦洗镜身,重点擦洗插入部和操作部;刷洗软式内镜的所有管道,刷洗时应内镜的两端见刷头并洗净刷头上的污物,反复刷洗至没有可见污染物;连接全管道灌流器,使用动力泵或注射器将各管道内充满清洗液,浸泡时间应遵循产品说明书;刷洗按钮和阀门,适合超声清洗的按钮和阀门应遵循生产厂家的使用说明进行超声清洗。清洗液应每清洗 1 条内镜后更换。

4. **漂洗**　将清洗后的内镜连同全管道灌流器和按钮、阀门移入漂洗槽内;使用动力泵或

压力水枪充分冲洗内镜各管道至无清洗剂残留;用流动水冲洗内镜的外表面、按钮和阀门;使用动力泵或压力气枪向各管道充气至少 30s,去除管道内的水分;用擦拭布擦干内镜外表面、按钮和阀门,擦拭布应一用一更换。

5. 消毒(灭菌)　将内镜连同全管道灌流器和按钮、阀门移入消毒槽,并全部浸没于消毒液中。使用动力泵或注射器,将各管道内充满消毒液,消毒方式和时间应遵循产品说明书。更换手套,向各管道至少充气 30s,去除管道内的消毒液。使用灭菌设备对软式内镜灭菌时,应遵循设备使用说明书进行操作。

6. 终末漂洗　将内镜连同全管道灌流器和按钮、阀门移入终末漂洗槽。使用动力泵或压力水枪,用过滤水/灭菌水冲洗内镜各管道至少 2min,直至无消毒剂残留;用过滤水/灭菌水冲洗内镜的外表面、按钮和阀门。采用浸泡灭菌的内镜应在专用终末漂洗槽内使用灭菌水进行终末漂洗,取下全管道灌流器。

7. 干燥　将内镜、按钮和阀门置于铺设无菌巾的专用干燥台上,无菌巾每 4 小时更换 1次;用 75％乙醇或异丙醇灌注所有管道;使用压力气枪,用洁净压缩空气向所有管道充气至少30s,至其完全干燥;用无菌擦拭布、压力气枪干燥内镜外表面、按钮和阀门。

8. 储存　内镜干燥后储存于镜室(柜)内,镜体应悬挂,弯角固定钮应置于自由位,并将取下的各类按钮和阀门单独储存。镜室(柜)每周清洁消毒 1 次,遇污染时随时清洁消毒。灭菌后的内镜、附件及相关物品应遵循无菌物品储存要求进行储存。

(三)要点和注意事项

1. 内镜消毒或灭菌前应进行彻底清洗。

2. 清洗剂和消毒剂的作用时间应遵循产品说明书执行,不得擅自缩短作用时间。

3. 确诊或疑似分枝杆菌感染患者使用过的内镜及附件,其消毒时间应遵循产品使用说明。

4. 消毒后的内镜应采用过滤水/灭菌水进行终末漂洗,采用浸泡灭菌的内镜应采用灭菌水进行终末漂洗。

5. 内镜应储存于清洁、干燥的环境中。

6. 每日诊疗工作开始前,应对当日拟使用的消毒类内镜进行再次消毒、终末漂洗、干燥后,方可用于患者诊疗。

7. 每日清洗消毒工作结束,应对清洗槽、漂洗槽等彻底刷洗,并用含氯消毒剂、过氧乙酸或其他合法、有效的消毒剂进行消毒,每次更换消毒剂时,应彻底刷洗消毒槽。同时对清洗消毒环境进行清洁和消毒处理。

三、内镜附件的清洗、消毒与灭菌

1. 清洗　内镜附件使用后应及时浸泡在清洗液里,管腔类附件应向管腔内注入清洗液。仔细刷洗附件内、外表面及关节处,直至无可见污染物。适合超声清洗的内镜附件,应遵循产品说明书使用医用清洗剂进行超声清洗,清洗后用流动水漂洗干净,干燥,附件的润滑应遵循生产厂家的使用说明。

2. 耐湿、耐热内镜附件的消毒　可选用热力消毒,也可采用合法、有效的消毒剂进行消毒,热力消毒应遵循《医疗机构消毒技术规范》(WS/T 367)的要求做好个人防护,消毒剂的使用方法应遵循产品说明书执行,使用消毒剂消毒后,应采用过滤水/灭菌水冲净,干燥备用。

3. 耐湿、耐热内镜附件的灭菌　首选压力蒸汽灭菌,不耐热的附件应采用低温灭菌,如环氧乙烷灭菌、过氧化氢等离子灭菌或其他合法、有效的产品进行灭菌。

第四节　腔镜清洗、消毒、灭菌效果监测与质量管理

一、效果监测

1. 腔镜清洗质量监测　一是采用目测方法(或借助放大镜等)对每件腔镜及其附件进行检查,腔镜表面应清洁、无污渍,如不合格则需重新处理;二是采用蛋白残留测定、ATP 生物荧光测定等方法,定期监测腔镜的清洗效果。

2. 使用中的消毒剂/灭菌剂监测

(1)浓度监测:遵循消毒剂/灭菌剂产品使用说明书进行浓度监测,说明书未写明浓度监测频率的,单次使用的消毒剂/灭菌剂应对每批次产品进行监测,可多次使用的消毒剂/灭菌剂应每次使用前进行监测,酸性氧化电位水每次使用前,在内镜消毒现场酸性氧化电位水出水口处,分别测定 pH 和有效氯浓度。

(2)染菌量监测:每季度监测 1 次,方法遵循《医疗机构消毒技术规范》(WS/T 367)的规定。

3. 腔镜消毒质量监测　消毒灭菌的腔镜器械应按照《医院消毒供应中心》(WS 310.3)的要求进行灭菌效果监测,方法包括物理监测法、化学监测法和生物监测法。凡进入人体无菌组织、器官、腔隙或接触人体破损皮肤、破损黏膜、组织的腔镜诊疗器械须达到灭菌水平,凡接触完整皮肤、完整黏膜的腔镜诊疗器械、器具须达到高水平消毒。软式内镜生物学监测应遵循《医院消毒卫生标准》(GB 15982)的规定,菌落总数≤20CFU/件。当怀疑医院感染与腔镜诊疗操作相关时,应进行致病性微生物的检测。

4. 内镜清洗消毒机的监测　新安装或维修后的内镜清洗消毒机,应对清洗消毒后的内镜进行生物学监测,合格后方可使用。内镜清洗消毒机的其他监测应遵循国家有关规定。

5. 手卫生和环境消毒质量监测　每个月对腔镜清洗消毒供应中心医务人员手消毒效果进行监测,监测方法应遵循《医务人员手卫生规范》(WS/T 313)的规定。每个月对腔镜室(柜)、清洗消毒室的环境消毒效果进行监测,监测方法应遵循《医疗机构消毒技术规范》(WS/T 367)的规定。

二、质量管理

腔镜清洗、消毒和灭菌的质量管理方法有很多,目前采用较多的是全面质量管理 PDCA方法(计划、实施、处理、检查),即根据规定和规范,确定腔镜清洗、消毒和灭菌质量管理的方针、计划、目标和检查方法,对发现的问题及时提出改进措施并加以整改,以达到持续质量改进的目的。

科室应建立专门的腔镜清洗、消毒和灭菌质量管理小组和质量监测登记本,明确各级各类人员(回收、清洗消毒、配套包装、灭菌、储存和发送及管理人员)的职责,建立完善各项规章制度,各项操作定专人负责、专人管理,组织护士培训腔镜清洗、消毒和灭菌相关知识和操作技

能,教育护士掌握质量管理项目标准,对腔镜清洗、消毒和灭菌质量开展定期检查和不定期抽查,对发现的问题及时指出并整改,定期召开质量讲评会,进行分析和总结经验,可以采用评价工具对腔镜清洗、消毒工作质量进行评价,提出发现的问题,让大家分析产生问题的原因,根据原因提出解决问题的办法,最后得出结论,提出新的目标。在感染科专家指导下建立腔镜手术医院感染特殊事件登记本,登记内容和流程符合感染控制特殊事件报告流程,记录发生的特殊感染、职业暴露和处理、腔镜清洗、消毒和灭菌效果监测结果、不合格工作的原因分析,以及术后患者感染追踪等。

腔镜清洗、消毒和灭菌质量管理监测的内容包括护士对腔镜器械的拆装和零部件识别、消毒液浓度测试、操作流程监管、清洗消毒时的防护状况、包装盒储存情况、各项记录与签字、意外事件处理与报告等。腔镜清洗、消毒和灭菌质量控制过程必须严格记录和追溯,记录腔镜使用及清洗消毒情况,包括手术诊疗日期、患者标识与内镜编号(均应具唯一性)、清洗消毒的起止时间和操作人员姓名,使用消毒剂浓度及染菌量的监测结果,腔镜的生物学监测结果,手卫生和环境消毒质量监测结果,内镜清洗消毒机运行参数打印资料等。消毒剂浓度监测记录的保存期应≥6个月,其他监测资料的保存期应≥3年。

附录 A　一体化腔镜清洗中心介绍(肯格王
一体化腔镜清洗中心)

一体化腔镜清洗中心是根据腔镜清洗流程设计,可以对腔镜器械进行集中清洗、消毒的场所和设备,由于其具有自动化、智能化特点,使得腔镜器械清洗更加方便和简单(附图 5A-1)。

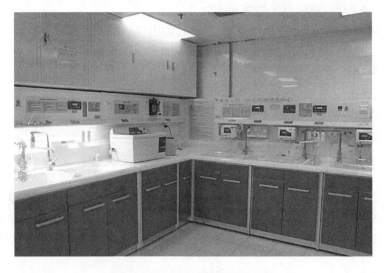

附图 5A-1　一体化腔镜清洗中心

一、组成

一体化腔镜清洗中心由中背板(三合一柜体)、自动注液器(豪华外挂式)、计时器、高压供水器、水处理器、气体处理器、专用水龙头、气水混合枪、高压水枪、高压气枪、立槽盖、专业毛刷以及其他辅助设备和附件(如内镜转运车、节液盘、空气消毒系统、空气压缩机、吸引器、工具箱、修正液、清洁剂、防护用具等)组成。

二、基本布局

一体化腔镜清洗中心基本布局分为硬镜清洗组、软镜清洗组、干燥台、辅助台、阀门和设备组(专用水龙头、自动注液器、高压水枪和高压气枪、气水混合枪),其中辅助台可以移动,不与设备相连接。硬镜清洗组有初洗槽、酶洗槽、辅助平台和干燥台;软镜清洗组有初洗槽、酶洗槽、次洗槽、消毒槽、终洗槽、干燥台、辅助台。

三、清洗流程

初清洗—酶洗—次洗—消毒—终洗—干燥。

四、使用和保养

1. 使用人员必须经过专业的培训才能进行操作。

2. 必须按照说明书严格操作各部件。

3. 所有的清洗、消毒都必须遵守《内镜清洗消毒技术操作规范》。

4. 腔镜清洗中心要有明确的硬镜清洗消毒基本规程、软镜清洗消毒基本规程、设备运行及保养、工作流程和流程说明。

5. 使用环境应保持通风,控制人员进入,下班前关闭总水阀和总电源开关,严禁使用钢丝球清洁台面或背板等,使用常用的清洁剂、消毒剂后,用清水冲洗干净,用柔性布料擦拭表面,如有划痕和污渍,可用纱布配合白色不透明牙膏修补和去除。

6. 自动注液器定时时间设定完成后,按设定按键退出设定状态,注液器返回待机状态,如在 10s 内无任何操作,注液器将自动返回待机状态。全自动注液器设定的时间范围:1s 至 10min 59s。禁止用水冲刷全自动注液器,双手托起全自动注液器可移动其位置以适应其需要。为了避免残余液留在机器内,每次使用后需将进液管从水中提出,并让其空转一段时间,使余液排出干净。

7. 高压供气机为医用无油低噪声,每周必须手动排液保养一次。

8. 高压供气机运行过程中禁止关闭总开关。

附录 B　各国内镜清洗消毒规范解读

各国内镜清洗消毒规范解读见附表 5B-1。

附表 5B-1　各国内镜清洗消毒规范解读

内容	美国	英国	欧盟	澳大利亚	日本	中国
常规	所有内镜再次使用前,必须至少达到高水平消毒(HLD)					
流程	预清洗→测漏→刷洗→清洗→酶洗→清洗→消毒→清洗→干燥→保存					
自动清洗机（AER)的使用	未特别说明	必须使用	强烈推荐	未特别说明	未特别说明	未特别说明
推荐使用的高水平消毒剂	戊二醛、邻苯二甲醛、过氧乙酸	邻苯二甲醛、过氧乙酸、酸化水	戊二醛、邻苯二甲醛、过氧乙酸、酸化水	戊二醛、邻苯二甲醛、过氧乙酸	戊二醛、邻苯二甲醛、过氧乙酸、酸化水	戊二醛、WHO推荐

第 **6** 章　腔镜专科护士培训

专科护士是护理事业未来发展的必然趋势,是现代医学理念、模式、临床技术和相关专业领域、边缘科学不断迅猛发展的综合结果。新的生产力、新技术、智能化、信息化、新设备、新仪器、新器械、新方式等使得腔镜水平和护理技术朝着高度专业化、精细化快速发展;腔镜专科分工越来越细,护理技术也向着流程化、社会化、统一化方向发展。腔镜手术的适应证和应用范围越来越广泛,越来越被人们所接受,患者的住院时间越来越短,恢复越来越快,微创科学和微创护理学迎来了新的春天。有学者预言 21 世纪是微创的世纪,微创改变了医学发展的模式和理念,影响了传统的外科护理和护理理念。手术室专科护理是外科护理体系中的重要组成部分,手术室腔镜专科护理又是手术室专科护理的重要组成部分,熟练掌握各种腔镜手术设备器械的操作规范,掌握和提高各专科开展的腔镜手术配合技巧,为外科医师提供安全顺畅的手术平台及工作支持是手术室优质护理和专科护理发展的需要,同时也是腔镜手术发展的需要,手术室腔镜专科护士的培训势在必行。

第一节　概　述

一、专科护士概念

专科护士起源于美国,随后在英国、日本、澳大利亚等国家也得到充分的认可,并应用于临床护理实践。20 世纪 80 年代,专科护士的概念引进我国,对专科护士的定义多为直接汉译,称呼为"临床护理专家"或"高级临床护理"等,当时,我国一部分医院也有少部分人在从事"临床护理专家"的工作。关于专科护士的讨论我国至今未曾停止,也没有统一的定义,多是从国外已有的定义翻译,也有一部分是经过自己的反复推敲和斟酌而定义。对美国护理协会的定义也存在异议,"临床护理专家"和"专科护士"概念的界定也不明确,目前认识比较一致的概念为专科护士(specialist nurse,SN),是指在某一特定专科领域具有熟练的护理技术和知识,并完成专科护士所需要的教育课程且考试合格的注册护士。

虽然对专科护士的概念没有统一明确的界定,但有一点是肯定的,即在我国实行专科护士培训是非常必要和紧迫的。

二、腔镜专科护士培训的重要性和总体要求

1. 重要性　20 世纪初期,随着医疗护理技术的迅速引入与发展,护理专科化趋势越来越明显,专科护士应运而生。多年的临床实践证明,专科护士在提高临床护理实践水平,促进护理专业进步,满足公众健康需求等方面发挥重要作用。培养专科护士队伍也成为许多国家临床护理实践发展的策略和方向。《中国护理事业发展规划纲要(2011—2015)》明确指出:建立专科护理岗位培训制度是我国未来 5 年护理工作的重要任务之一。2007 年国家卫生部组织

有关专家针对临床护理技术性较强的 5 个专科护理领域,研究制定了《专科护理领域护士培训大纲》,用以指导专科护理领域的培训工作。手术室专科护士是 5 个专科护理领域其中之一,而腔镜专科是手术室专科护士重要的组成部分。培训腔镜专科护士可以为手术医师提供安全顺畅的手术平台及工作支持,为护理对象提供全面的、系统的、连续的、个性化的优质护理服务。

2. 总体要求　按照《中国护理事业发展纲要(2011—2015)》的要求,建立专科护理岗位培训制度,在完善医院护理岗位设置的基础上,确定临床专科护理岗位,坚持"以用为本",以岗位需求为导向,建立和完善专科护理岗位培训制度。根据国家卫生部《专科护理领域护士培训大纲》要求,从临床实际工作出发,在严格专科护士选拔、拓宽专科护士培养途径和科学合理使用专科护士等方面完善专科护理岗位培训机制,培育一支技术过硬、医德高尚的腔镜手术专科护士队伍。

三、腔镜专科护士工作特点

手术室腔镜专科护士是在外科学专科的不断细化以及为适应专科护理学发展应运而生的,在手术室专科领域中经过大量的临床实践取得了宝贵的经验。手术室腔镜专科护士的出现,有效地促进手术室专科手术优质高效地完成,提高了手术室的护理质量,提高了手术医师的满意度,满足了患者的需求,不仅出色地完成了手术室的各项护理任务,而且在护理研究、护理教育、护理管理等方面都有所建树,在相应领域研究中取得了重大的成就。腔镜专科护士的工作特点如下。

1. 紧张性　手术室腔镜专科护士在日常工作中需要面对各种各样的手术患者、危重患者,同时各种高危操作相对集中,在手术过程中需要经常面对各种突发、意外情况,如术中出血中转开腹等,腔镜仪器设备和器械较为昂贵,专科护士需要始终保持高度警惕,防止器械或镜头滑落、损坏,造成经济损失。

2. 被动性　手术室腔镜专科护士的工作时间不固定,往往只要患者有需要随时就要上岗,工作没有时间性、不能正常上下班,生物钟易紊乱。

3. 风险性　手术室护理工作是高风险的一项职业,包括手术室突发事件、护理不良事件、护理差错、职业暴露等。

4. 知识性　手术室腔镜专科护士不仅需要具备丰富的护理专业理论知识与技能,掌握手术患者的特点和诊疗要求,同时还要具备心理、伦理、人文科学等方面的知识,为患者提供全身心的整体护理和个性化的服务。

5. 奉献性　手术室腔镜专科护士需要具有全心全意为患者服务的奉献精神,她们要以自己的实际行动和无微不至的关怀,在平凡的岗位上为患者、为医院、为社会和护理事业做出贡献,从而得到患者、家属和社会的肯定。

6. 创新性　手术室新业务的不断开展和仪器设备的不断更新换代,要求手术室腔镜专科护士具备创新精神,要不断地学习,对自己的知识和技能进行不断地更新,才能跟上时代的步伐。护士要有强烈的时代感和创新意识,要对出现的新问题进行不断地研究和大量的实践,通过不断地消化和吸收来丰富自己、武装自己,从而提高护理质量。

7. 协作性　手术室腔镜专科护士是一个需要团结互助、相互配合、彼此默契为患者服务的团队,不是仅靠几个人单打独斗或是某几个护士的卓越才能就可以获得成功,手术室护理工作依靠的是每位护理人员形成的强大的合力,只有团结互助、相互配合、彼此默契,才能形成高效的、统一的护理团队,才能高质量地完成手术配合任务。

第二节　腔镜专科护士职业道德和职业素质

随着时代的进步、医学模式的转变,医学伦理和人文关怀的概念和意识逐渐深入人心,护理工作也与时代的进步和医学模式的转变相适应,工作内容、实施范围、研究领域、护士角色及专业行为也都在转变和丰富,要求护理人员必须具备崇高的职业道德和良好的职业素质。

一、腔镜专科护士职业道德

道德是一种社会意识形态,是人们共同生活的行为准则和规范。职业道德是指同人们的职业生活紧密联系的、符合职业特点所要求的道德准则、道德情操、道德品德的总和。自古以来,历代名医大家都十分注重医德,古希腊的希波克拉底在《誓言》中说"我一定尽我的能力和思虑,来医治和扶助病人,而绝不损害他们",近代护理的奠基人南丁格尔在《南丁格尔誓言》中说"终身纯洁,忠贞职守,勿为有损之事"。护士从事的是以人为直接服务对象的特殊职业,肩负防治疾病、救死扶伤、保护人民身体健康的神圣使命。因此,其职业道德的要求较其他职业更高、更严。

手术室腔镜护士应爱岗敬业,牢记全心全意为人民服务的宗旨,对患者有高度的责任感和同情心,忠于职守,以患者为中心,不计个人得失,并具备诚实的思想品德、严谨的工作态度、果断的工作作风、甘于奉献的牺牲精神等良好职业道德,怀有一颗爱护患者的心,急患者所急,想患者所想,设身处地为患者着想,理解患者焦急、烦躁、忧虑的心情,术前访视用通俗易懂的话语与他们交谈,针对患者提出的问题耐心作答,术中尽全力为患者解决问题,如术中患者告知冷时要及时给予保暖,手术中安慰和鼓励患者,通过与患者握手、低声交谈或给患者擦汗等形式分散患者的注意力,解除其精神上压抑、紧张感,增强患者战胜疾病的信心,使患者在最先进的技术、最舒适的环境、最安全的条件下施行手术。

二、腔镜专科护士职业素质

素质是一个人在社会生活中思想与行为的具体体现,职业素质是劳动者对社会职业了解与适应能力的一种综合体现。一个人顺利就业并取得成功,很大程度上取决于自身的职业素质,职业素质越高的人成功的概率就越大。护士职业素质是指护士主体在先天的基础上通过环境、教育与主体的相互作用而形成的比较稳定的身心素质。随着医学模式的转变,护理工作的范畴也在逐渐扩大,护理实践不仅仅只停留在临床护理,在社区保健、护理教育、护理管理和护理研究等方面都有深入涉足,护士应具备的素质也应相应地提高。它不仅体现在护士的仪表、形象和动作上,更多地体现在护士的道德品质、业务能力和沟通能力等内在的素养上。腔镜专科护理的工作特点要求护士具备更多、更丰富的职业素质,包括思想素质、科学文化素质、业务素质、身体素质和心理素质等。

1. 思想素质　腔镜专科护士应热爱祖国、热爱护理事业,具有正确的专业价值观和为护理事业献身的精神。树立正确的人生观、价值观,自尊、自爱、自律,尊重生命、忠于职守、救死扶伤、实行人道主义,具有高度的责任感和慎独的修养,全心全意为患者服务,为护理事业的发展做出自己的贡献。

2. **科学文化素质** 医学模式的转变和护理事业的发展,要求腔镜专科护士具备一定的科学文化知识,同时还应具备自然科学、社会科学、人文科学等多学科的知识,了解患者的心理,患者进入手术室都有怕痛、怕手术不成功的紧张心理,腔镜专科护士应针对患者的心理特点,耐心劝导,做好心理护理,鼓励患者增强战胜疾病的信心。

3. **业务素质** 作为一名合格的腔镜专科护士,必须较系统地掌握护理基础理论、基本知识和基本技能,具备细致的观察能力和敏锐的判断能力,树立整体护理的观念,建立评判性思维和运用护理程序,解决护理对象的健康问题,全面、熟练掌握腔镜手术配合程序、手术步骤及过硬的手术配合技术,具有护理健康教育、护理科研和护理管理的能力。配合手术时做到思想高度集中,眼疾手快,使自己在紧张的手术中做到有条不紊,配合达到熟、巧、准。器械护士术前要准备好台上所有物品,保证物品充足及完好,术中熟练配合医师操作。巡回护士要在最短时间内前瞻性对患者进行整体评估、失血量评估,做到动态观察、应急处理及提供心理支持。了解每位手术医师的个性特点,配合工作因人而异,让医师工作起来得心应手,缩短手术时间,提高手术成功率。

4. **身体素质** 手术室工作的特点是紧张而有秩序。作为手术室一线的护理人员,护理工作节奏快、突发事件较多,经常需要连续作战,同时休息时间和普通人不同,不能正常吃饭和休息,生物钟易紊乱。因此,没有健康的体魄、饱满的精神状态,是不能完成腔镜手术配合任务的。因此腔镜专科护士应注意锻炼身体及自我调节情绪,保持健全的体魄、健康的心态和饱满的精神状态。

5. **心理素质** 手术室的工作非常繁忙,常因各种急诊手术而打乱手术室的正常工作秩序,送来的急诊手术患者病情千变万化。要求手术室护士必须有很强的组织能力和应急能力,有较强的适应能力及良好的忍耐力和自控力,腔镜专科护士如遇到患者术中血管损伤造成出血、腔镜器械故障等突发情况时头脑要清醒,做到沉着冷静、忙而不乱,快速投入到紧张的抢救工作和故障排除中。

第三节　腔镜手术专科护士培训

腔镜手术专科护士培训应从临床实际工作出发,着重于发展腔镜手术护理工作,提供以腔镜手术为主导的、具有特色的、全面的专科理论学习和系统的临床实践,同时紧跟国内外腔镜专科的不断发展,通过灵活多样的教学方法,达到培训目标。

一、组织管理

(一)成立管理小组

腔镜手术专科护士培训采取培训组长负责制的管理模式,成立以手术室护士长为组长、腔镜专科组组长为副组长、高年资腔镜专科护士(从事腔镜手术≥5年的主管护师)为组员的培训管理小组,明确小组成员职责,拟定腔镜专科护士培训制度、教学计划、考核办法与实施方案,为顺利开展腔镜专科护士培训管理工作进行充分的准备。

(二)培训师资组成

由腔镜专科组长、腔镜专科护士、腔镜技术人员和腔镜外科医师组成腔镜专科护士培训师资组。腔镜技术人员为腔镜仪器厂家高级技术工程师；医师主要是外科专修腔镜手术的主治医师及以上职称的医师；腔镜专科组长由具有 10 年以上手术室工作经验并接受过腔镜专科护士培训，具有丰富的腔镜相关理论知识与实际操作技能、良好的沟通交流技巧和灵活的教学能力的主管护师担任，具体承担专科组教学培训任务。培训师资组成员工作职责如下。

1. 培训负责人职责

(1)负责制定专科护士培训、考核实施细则，并组织实施。

(2)选拔、落实培训师资人员以及安排专科护士的临床轮训。

(3)负责对专科师资培训工作的督查，促进培训质量的改进。

(4)定期召开专科护士和带教师资座谈会，解决实际问题。

(5)有效协调专科护士培训工作。

(6)负责专科培训护士的考核工作。

2. 带教老师职责

(1)负责监督并指导专科护士完成培训计划。

(2)负责及时审签专科护士的轮训手册，并对其做出适当评价。

(3)对专科护士实行跟班带教，根据专科特点，加强培训各项专科操作技能和仪器设备的使用。

(4)根据专业学科的特点，采取启发式教育，有意识地培养专科护士的表达能力、沟通交流能力、临床思维能力和腔镜手术配合基本技能。

二、培训目标

1. 掌握腔镜专科护士工作职责、工作制度和工作流程。

2. 掌握腔镜的知识理论和专科手术的配合技能。

3. 掌握腔镜仪器设备的使用、保养、维护、消毒方法，并能排除故障。

4. 具有发现问题、分析问题、处理突发事件的能力。

5. 具有良好的心理素质，高度的责任心，严谨、科学的工作作风。

6. 具有良好的协调沟通能力和教学指导能力。

7. 具有基础科研能力的论文撰写能力。

三、培训对象

护理专业大专及其以上学历，具有 3 年或 3 年以上手术室临床护理工作经验的注册护士。培训人员必须履行以下职责。

1. 严格遵守专科护士培训工作制度和手术室各项规章制度。

2. 按照专科护士培训计划完成相应的理论知识学习和临床实践课程。

3. 主动学习，尊重带教老师，及时填写专科护士轮训手册。

4. 通过培训考核，取得腔镜专科护士资格证书。

四、培训时间

培训时间为 3 个月，可采取脱产或在职学习的方式。其中前 1 个月为理论学习阶段，后 2 个月为临床实践阶段，在具有示教能力和带教条件的三级甲等医院手术室进行临床实践技能学习。

五、培训内容

参照国家卫生健康委员会《专科护理领域护士培训大纲》，以全国手术室专科护士培训教材《手术室护理学》为指南，具体培训内容如下。

1. 腔镜手术的护理工作范围、特点及发展趋势。

2. 腔镜手术管理的基本内容、各项制度，以及腔镜小组和专科护士的基本要求、职责。

3. 常见腔镜手术的解剖特点和手术步骤。

4. 腔镜设备、器械的使用与保养维护（包括器械的拆卸与组装）。

5. 腔镜器械的清洗、包装与灭菌。

6. 腔镜手术的职业安全与防护措施。

7. 腔镜设备及器械常见操作错误分析及常见故障的排除。

8. 腔镜手术配合的基本技术。

9. 腔镜手术患者安全管理。

10. 各科常见腔镜手术的配合（器械护士配合、巡回护士配合）。

11. 腔镜手术突发事件的应急处理。

六、培训方法

培训采取理论知识讲授和操作技能培训相结合的教学模式，采用多种培训方法，如多媒体演示、实物操作、情景教学、专题讲座、护理查房、院外培训，临床实践采用一对一带教方式等，根据已定的教学计划由带教老师进行带教，临床实践期间护士需在带教老师指导下完成一定数量的腔镜专科手术护理配合。

1. 多媒体教学　利用多媒体将基本器械如气腹针、穿刺器、抓钳等，一些常规操作如腔镜的手术配合步骤、器械清洗流程、术中仪器与器械之间的连接等以规范化操作技能制作成配音录像播放，让护士反复学习。并将上述课程再由科内技术操作能手进行操作规范演示。

2. 实物操作培训　针对腔镜器械有国产的、有进口的，有不同的规格、型号、种类，有基本器械，有特殊器械，有可以经高压蒸汽灭菌的，有只能低温灭菌的情况，安排培训老师指导护士熟悉各种器械和处理流程，对照流程进行演练（图 6-1）。

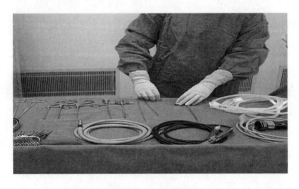

图 6-1　实物操作

3. 情景模拟教学　采用角色扮演、模拟训练相结合,上课时让护士扮演角色,如让专科护士扮演巡回护士和患者,演示从术前访视、术中查对、麻醉配合、体位安置、物品清点及供应,仪器的连接、启动,病情观察和术后整理等,通过设置手术情景,指导护士进行模拟操作(图 6-2)。

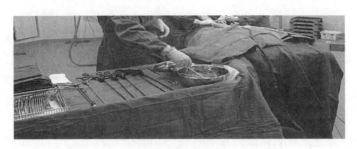

图 6-2　情景演练

4. 专题讲座　组织专题讲座,请相关科室医师对专业手术的最新发展和动态进行授课,邀请厂家技术人员对新引进腔镜器械及仪器讲授有关手术配合及保养知识。

5. 护理查房　腔镜专科组长以腔镜配合中的典型问题为中心,不断提出思考问题组织护士进行讨论,如各种腔镜器械故障如何排除和突发事件的应急处理,由护士回答,专科组长补充。也可结合个案进行讨论,组织护理查房,激发护士参与的积极性。讨论中培训老师应注意引导护士独立思考、进行判断,如讨论手术中遇手术方式突然改变、腔镜手术突然发生大出血、手术仪器设备和器械突然出现故障等应采取哪些处理措施,如何很好地与医师沟通,保证手术顺利进行等。

6. 院外培训　组织护士参加腔镜基地中心的现场培训,此类培训包括理论授课、实践操作、实验体会、环境观摩、交流互动等,多是由专业的人员或工程师进行系统讲解。此外,在腔镜基地中心还可以对腔镜动物实验操作进行观摩,对腔镜器械使用进行实践练习和体验,可以自由组装、拆卸各种腔镜器械,遇到不明白的地方,立刻就能得到最专业的答复,可以让护士更好地巩固所学知识,拓宽护士的思维和视野,使她们能了解本专科的最新发展动态和新理论。

7. 一对一教学　临床实践采用一对一带教方式,由带教老师根据已定的教学计划进行带教,以手术配合为中心围绕术前准备、术中配合、术后整理进行教学。在带教老师的指导下,参与临床手术配合,指导老师担任副手角色,由专科护士具体操作,老师予以协助并指导,坚持"放手不放眼"的原则,先从简单手术开始,将流程引进教学和培训,按要求配合流程图完成各项操作,在短时间内重复多次配合同类专科手术以提高护士配合手术的熟练程度。

七、培训原则

1. 理论联系实际的原则　理论联系实际是腔镜专科护士培训最基本的原则。在培训过程中,既要重视学员的基础理论知识的学习,还要加强腔镜专科护士的基本技能的训练,同时还要注重学员自身的发展水平和接受能力。例如,在培训腔镜设备和器械时,在理论授课后,学员对腔镜设备和器械的了解还不深入,只是对腔镜有一个基本大概的认识,过一段时间以后,就有可能忘记所学的内容。如果在授课后,让学员亲自对器械和设备进行实际操作,学员会对所讲的知识通过亲身的实践加深记忆,从而有更深的领悟。

2. 专业性和综合性相结合的原则　培训合格的腔镜手术专科护士,不仅要求护士掌握腔镜专科理论知识、操作技能,还要求护士了解或掌握人文科学、社会科学等多学科知识,注重专业性和综合性相结合,只有这样才能适应现代护理事业的发展。腔镜微创手术改变了外科传统观念和手术方式,手术顺利完成依赖于团队的合作,腔镜仪器设备属于高精尖密仪器,这些都对腔镜专科护士提出更高的要求。因此,在培训过程中教员不仅要注重腔镜专业知识、技能的教授,还要加强学员沟通能力、协调能力、评判能力、教学能力、科研能力等的培养以及职业道德教育,力争对学员的专业素质和专业能力起到更大程度的促进作用,使其成为时代所需的全方位发展的手术室腔镜专科护士。

3. 统一要求和因材施教相结合的原则　在培训腔镜专科护士时,还要遵循统一要求和因材施教相结合的原则,这是教学和培训本质所决定的。统一要求是培训时对所有学员的一致要求、统一标准,而因材施教是针对学员身心特点、知识水平和接受能力的差异进行培训。在培训过程中,一方面教员对每一位学员按照培训计划完成培训任务和目标;另一方面,对一部分接受能力较快、渴望学习更多知识技能的学员,应该对他们的兴趣予以进一步的培养,让他们掌握更多的理论知识和操作技能,发挥他们的潜力。

八、培训进度安排

腔镜手术专科护士培训进度见表 6-1。

表 6-1　腔镜手术专科护士培训进度安排表

时间		培训项目	培训内容	培训形式	负责人
第 1 个月	第 1 周	1. 熟悉腔镜手术的护理工作范围、特点及发展趋势	1. 腔镜手术护理工作范围	理论	护士长
			2. 腔镜手术护理工作特点		
			3. 腔镜手术发展趋势		
		2. 掌握腔镜手术管理的基本内容和各项制度,以及腔镜小组和专科护士的基本要求、职责	1. 腔镜手术间设计与基本布局,以及护理工作要求	理论	腔镜专科组长
			2. 腔镜手术室的物品管理,包括各类仪器设备、器械及无菌物品等		
			3. 腔镜手术管理制度		
			4. 腔镜小组组织形式和管理模式		
			5. 腔镜小组成员的职责		

（续　表）

时间		培训项目	培训内容	培训形式	负责人
第1个月	第2周	3. 熟悉常见腔镜手术的解剖特点和手术步骤	1. 各科各系统解剖特点	理论	外科医师
			2. 各科常见手术基本步骤		
		4. 掌握腔镜设备、器械的使用与保养、维护（包括器械的拆卸与组装）	1. 腔镜设备各系统操作流程	理论、实操	腔镜专科组长、工程师
			2. 全套腔镜设备使用和注意事项		
			3. 腔镜器械组装与拆卸		
			4. 腔镜设备维护制度		
			5. 腔镜设备日常保养维护		
		5. 掌握腔镜器械的清洗、包装与灭菌	1. 腔镜器械清洗规范	理论、实操	护士长、腔镜专科组长
			2. 腔镜器械清洗注意事项		
			3. 腔镜器械包装与灭菌		
			4. 腔镜器械包装与灭菌注意事项		
	第3周	6. 熟悉腔镜手术的职业安全与防护措施	1. 职业安全概念及防护原则	理论、情景实操	护士长
			2. 手术室激光、射线、气体、化学物质安全使用与防护		
			3. 手术室锐器损伤预防和处理		
			4. 血源性疾病职业暴露预防和处理原则及措施		
			5. 特殊感染手术安全防护		
		7. 掌握腔镜设备、器械常见错误操作分析及常见故障排除	1. 腔镜设备及器械使用常见错误操作	理论、实操	腔镜专科组长、带教老师
			2. 腔镜仪器设备术后归置常见错误操作		
			3. 腔镜器械术后灭菌、包装与储存常见错误操作		
			4. 常见故障排除：①电源故障；②摄像故障；③光源故障；④气腹故障；⑤能量输出故障；⑥冲洗、吸引故障；⑦图像传输和保存故障		

（续　表）

时间		培训项目	培训内容	培训形式	负责人
第1个月	第4周	8. 掌握腔镜手术配合的基本技术	1. 手术常用无菌操作技术与腔镜手术时器械的摆放和无菌台设置	理论、实操	腔镜专科组长
			2. 腔镜手术体位安置原则、方法及常见体位并发症预防		
			3. 手术中器械、物品清点核对		
			4. 腔镜手术配合基本技术：①操作通道的定位及操作空间设计；②术野显露过程；③分离、止血技术；④缝合、吻合、结扎和钉合技术；⑤标本取出和相关临床经验总结		
		9. 掌握腔镜手术患者安全管理	1. 手术室涉及患者的不安全因素与风险管理	理论	护士长
			2. 手术患者核对制度和患者保护		
			3. 手术室药品、血液制品安全管理		
			4. 手术室医用电、气体及手术设备安全使用和管理		
第2个月	第5周	10. 掌握各科常见腔镜手术配合（器械护士、巡回护士）	1. 泌尿外科腔镜手术配合	理论、实操	腔镜专科组长、腔镜专科护士
			2. 肝胆外科腔镜手术配合		
			3. 普通外科腔镜手术配合		
			4. 妇科腔镜手术配合		
			5. 骨关节外科腔镜手术配合		
			6. 椎间孔镜手术配合		
			7. 脑室镜手术配合		
			8. 耳鼻喉科腔镜手术配合		
			9. 小儿腔镜手术配合		
	第6周	11. 掌握腔镜手术突发事件应急处理	1. 突发大血管损伤应急处理	理论、情景	护士长
			2. 内脏损伤应急处理		
			3. 皮下气肿和气体栓塞应急处理		
			4. 腔镜手术麻醉相关并发症护理应急处理		
			5. 其他腔镜手术意外事件应急处理		

（续　表）

时间	培训项目	培训内容	培训形式	负责人
	第 7 周	理论考核、操作考核和讨论总结		腔镜专科组长、护士长
	第 8 周	临床见习		腔镜专科组长、带教老师
	第 9 周	临床见习		腔镜专科组长、带教老师
	第 10 周	见习考核和总结		护士长、腔镜专科组长
第 3 个月	第 11 周	各专科腔镜临床护理操作	1. 泌尿外科腔镜手术配合 2. 肝胆外科腔镜手术配合 3. 普通外科腔镜手术配合 4. 妇科腔镜手术配合 5. 骨关节外科腔镜手术配合 6. 椎间孔镜手术配合 7. 脑室镜手术配合 8. 耳鼻喉科腔镜手术配合 9. 小儿腔镜手术配合	临床操作	腔镜专科组长、带教老师
	第 12 周	各专科腔镜手术护理配合操作考核		临床操作	护士长、腔镜专科组长、带教老师
		理论考核、满意度调查		笔试问卷	护士长、腔镜专科组长
		总结	召开座谈会		护士长

九、考核与评价

手术室腔镜专科护士培训考核为综合考评并分阶段进行。考核评价包括理论测试、实践操作技能测试和手术医师满意度等综合考评。由手术室培训管理考核小组组织，第一阶段考评在理论学习结束后进行，考核腔镜手术理论知识；第二阶段考评在临床实践结束后进行，考核腔镜配合操作技能；第三阶段考评是在完成全部培训后进行，综合考评护士的岗位胜任能力。

1. **专业理论考核**　理论学习结束后，通过闭卷考试方式对专科护士进行理论知识测试考核。

2. 操作技能考核 护士完成规定的课程和临床实践培训后,可采取:①选取一病例抽查手术的配合情况,包括术前准备、环境准备、麻醉配合、体位摆放、手术步骤及配合、术后整理等;②实物操作演示,仪器的连接、清洗、保养、维护、故障排除等。以考核护士实际操作能力。

3. 综合能力考核 3个月的培训全部结束后,培训管理考核小组对每位护士进行综合能力的考核,通过素质测评(品德修养、工作表现、专业学习、组织纪律)、腔镜手术医师的满意度测评(对器械设备的满意程度、腔镜护士的专科熟悉程度、手术配合的及时性和主动性、服务态度及手术中的应急处理能力)等对专科护士进行综合考评,根据考核成绩决定其是否胜任专科护士的资格,考核不及格者需重新接受培训并补考。

腔镜手术专科护士培训管理小组应定期对培训情况进行总结,定期组织召开教学质量分析会,分析总结培训效果,根据培训效果和临床实际调整教学方案。

第 7 章　腔镜手术全期护理

腔镜手术全期护理是指手术室腔镜专科护士运用所学的专业知识和专业技能,针对患者存在的健康问题,给患者提供专业化、个性化、持续性的护理服务,主要工作包括术前访视、用物准备、手术安全、术后恢复等。手术创伤、麻醉、药物、环境、疾病等因素使患者在生理和心理上都受到不同程度的影响和打击,因此腔镜手术全期护理极为重要,手术室的护理工作不仅仅局限在手术室内,它已经延伸到手术前后的护理。对于手术室腔镜专科护士而言,要在围术期给患者提供高质量的护理服务,满足患者需求,使患者安全、顺利地度过围术期。

第一节　术前访视和术前准备

腔镜手术前护士需对患者进行护理评估,通过术前访视,运用交谈、观察、查阅病历和查体等方法和技巧,收集与患者手术相关的信息资料,并向患者进行健康宣教,同时做好手术前仪器设备、器械等各类物品的准备工作。

一、术前访视

手术室腔镜专科护士根据手术通知单于手术前一天到病房访视患者,首先主动介绍自己,尽可能在较短的时间内和患者及其家属建立良好的关系。了解患者的基本情况、现病史、手术史、既往史、过敏史、感觉与运动能力、心理状态、精神状态、风俗习惯等。向患者介绍手术室的环境、手术团队和手术注意事项。进行皮肤压疮评估,准确回答患者提出的护理问题,减少患者的焦虑和恐惧。

向患者做健康宣教:介绍手术室环境和术前准备事项(禁饮食的时间和术前用药指导),指导患者体位锻炼和术后咳嗽、翻身等,介绍相关手术知识、麻醉配合、疼痛与护理、相关护理操作(如输液和导尿)等。宣教的方法有讲授法、发放宣传页、多媒体和音像制品等。

二、术前准备

(一)物品准备

根据手术需要于手术前一天准备该手术所需的仪器设备、器械、敷料和一些基础用物,特殊用物和一次性高值耗材由专管人员当天当台发放。手术当天器械护士提前准备手术器械和敷料,由巡回护士复检,确认无误后器械护士提前 30min 刷手上台,准备手术用物,并协助医师消毒、铺单。

(二)患者准备

1. 接送患者　严格执行接送患者制度,所有患者一律采用平车接送,危重患者由经治医师陪送,昏迷患者、精神病患者、婴幼儿和小儿等有家属陪伴。严格执行手术患者接送交接制度,与病房护士进行交接,双方共同核查患者基础信息,核查病历各项手术签字事项和相关化验检查情况;再次向患者询问术前准备情况,核查手术部位和标识以及皮肤准备情况;双方交接查看皮肤情况;交接术前用药情况及注意事项;交接随带的物品,包括病历、X 线片、CT 片、被服、药物(高血压药物、胰岛素药物等)或其他必需物品等;为保证手术患者安全,防止接错患者和其他差错,手术患者的交接应使用《手术病人交接单》,手术室护士和病房护士进行交接后,由双方签字。患者的贵重物品由家属保管,患者私人物品一律不带入手术室内。

2. **患者核对** 手术室护士对患者身份应进行 3 次核对;一是接患者时进行第 1 次核对;二是患者进入手术间内,由该术间巡回护士进行第 2 次核对;三是在手术间由麻醉医师及第一助手做第 3 次核对。为防止核对过程中发生错误,应至少采用 2 种或 2 种以上的方法进行核对,目前采用的核对方法有腕带核对法、床头卡、反问式询问法、昏迷和小儿患者通过家属或陪伴者确认等。

注意事项:腕带一般戴在患者右手腕,一位患者只允许使用一条腕带,护理人员沟通时先进行自我介绍,不得使用"您是××吗?"这类的语言。

3. **心理准备** 每一位患者及其家属在手术前都会有心理变化,护理人员应全面掌握患者的信息,术前及时、正确地引导患者,减轻患者对手术的焦虑情绪,保障患者有一个好的睡眠,让患者以最佳的状态接受手术。

三、腔镜设备摆放和无菌台设置

(一)腔镜设备摆放

1. 腔镜设备尽可能地集中在一架台车上,将台车上仪器设备的电源插头全部插在一个总的插板上,这样方便统一操作。

2. 所有的仪器都按照统一的顺序进行摆放,由上往下顺序放置:显示器、摄像主机、气腹机、光源主机、电刀或射频主机、加压水泵转机。这样可以很好地满足术者观看显示器的角度,同时术者可以看到气腹机数值的变化。加压水泵转机放到最下一层,可以避免转机漏水造成其他机器的损坏或故障。统一固定的摆放顺序让手术人员一目了然。

3. 手术前要根据手术的实际情况和手术医师的习惯来决定腔镜仪器设备的位置,一般放置两个显示屏,左、右各一个,主显示屏放到手术医师方便观看的位置,另一个显示屏方便其他人员观看。

(二)无菌台设置

1. 根据无菌台铺设原则打开、摆放无菌台。无菌台的摆放既要符合无菌技术的要求,又要求方便手术。

2. 根据患者手术体位和消毒术野以及医护人员站立的位置,合理地决定无菌台的摆放位置。

3. 无菌台与无菌台之间尽量形成一个无菌平面,不能形成一个平面的尽量用无菌单连接。

4. 腔镜器械比较多时,要为腔镜器械摆放留有足够的安全空间,防止手术过程中因为忙乱而损坏器械。

5. 腔镜器械与手术基础器械必须分开放置。

最好为光源线、镜头等易碎贵重设备设置专门区域,防止其受到损坏。

第二节　术中患者护理

当患者进入手术室后,腔镜专科护士应热情接待,尽可能减少患者进入手术室后的陌生、恐惧和无助感。

一、腔镜手术体位摆放

正确恰当的手术体位才能充分暴露手术视野,腔镜手术体位摆放与手术开展的顺利程度密切相关,巡回护士在手术医师的指导下,利用手术床上的部件、体位垫等用具让患者保持一种手术体位。

在摆放手术体位时要遵循以下原则:最大限度地保证患者的舒适与安全;充分暴露手术野,避免不必要的裸露;不影响患者的呼吸、循环功能;不影响麻醉医师观察和监测生命体征;妥善固定患者,避免血管及神经受压、肌肉扭伤、压疮等并发症;体位的安置由手术医师、麻醉医师、巡回护士共同完成。

(一)仰卧位

仰卧位适用于大部分的外科腔镜手术,如胆囊切除术、胆管切开取石、胃大部切除、溃疡穿孔、疝修补术等。患者仰卧于手术台上,头部垫软枕,双上肢自然放于身体两侧,中单固定双臂,膝下放一软枕,膝部用宽约束带固定,足跟用软垫保护。上腹部手术一般要求头高足低位,下腹部手术一般要求头低足高位,左侧或右侧手术一般要求把患侧垫高或左右倾斜 $30° \sim 45°$。其他特殊情况遵医嘱执行。

1. 用物准备　薄垫子、压疮垫、约束带、特殊情况备绷带等。

2. 注意事项

(1)肢体摆放符合功能位,上肢不宜过分外展,肘关节尽量保持一定程度的弯曲,防止患者肩部拉伤。需要将上肢放置在两侧时,应掌心向内、平放于身体两侧。

(2)足踝垫足跟垫,用约束带约束膝关节。

(3)减少患者皮肤暴露的面积,避免与金属物品接触,防止电伤、挤压伤等。

(4)两腿需要分开时角度应 $<90°$,以能站一名手术助手为宜。

(二)侧卧位

侧卧位适用于胸腔镜手术、肾上腺手术、输尿管、肾等泌尿科腔镜手术;部分脾切除术和肝切除术、脊柱微创手术等。患者取健侧卧位,双臂向前伸展于托手架上,用约束带固定上肢,腋下垫腋垫,腰部和耻骨联合处各放一体位架并置于中单下,下腿屈曲 $90°$,上腿伸直,两腿间垫软垫,用约束带固定髋部。肾和输尿管上段手术时,肾区要对准手术床腰桥,大腿上 1/3 用约束带固定,铺无菌巾后,升高腰桥。

1. 用物准备　腋下垫、大小海绵垫各 1 个,约束带,侧卧位体位架,截石位体位架 1 个,托手板 1 个,防压疮垫若干个,头部备软枕或头圈。

2. 注意事项

(1)肢体摆放符合功能位,关节需要充分展开时要留有余地。

(2)距离腋窝约 10cm 处放置腋下垫以保护腋窝。

(3)约束带松紧适宜,能容下一个手指即可。

（4）注意保暖,上肢用棉布包裹,特殊患者使用加温设备。

（5）放置侧卧位架时注意放置的位置,前顶耻骨联合,后贴骶尾,保护好会阴,无侧卧位架时可用圆棍加宽胶布固定。

（6）肾区对准腰桥,腰背靠近床沿。

（7）行椎间孔镜手术时要使用透视手术床。

（三）截石位

截石位主要用于妇科腹腔镜手术,直肠、乙状结肠手术,膀胱镜、输尿管镜手术,方便举宫器、吻合器放入,暴露会阴。患者仰卧,臀部齐手术床缘,臀下垫一中方枕,两腿屈髋,双膝置于腿架上,两腿间角度为 $60°\sim90°$,双腿高度以患者膝关节自然屈曲下垂为准,腘窝部垫一软垫,并用约束带固定,膝关节摆正,不压迫腓骨小头,以免损伤腓神经。

1. 准备用物　截石位架、约束带、果冻垫。

2. 注意事项

（1）患者双腿不要过分外展,在医师的指导下摆放体位,根据手术需要进行调整。

（2）充分固定患者双腿,防止神经受压和反跳。

（3）注意保暖,使用大量冲洗液冲洗时,应对冲洗液进行加温,必要时采用加温设备。

（4）患者臀部垫海绵垫时,注意展平垫单,消毒时防止垫单浸湿。

（5）手术时提醒手术助手不要压患者腿部和腹部。

（6）需要头低足高位时,应使用肩托。

（四）坐位

坐位主要适用于耳鼻喉镜手术,沙滩椅卧位主要适用于肩关节镜手术。将手术床头端摇高 75°,床尾摇低 45°,使患者屈膝半坐在手术床上,整个身体后仰 15°,双臂用中单固定于体侧。

1. 用物准备　海绵垫、圆滚、头圈、约束带,特殊情况准备宽胶带。

2. 注意事项

（1）注意坐位功能位的保持,保护患者颈部。

（2）手术过程中观察患者体位,防止患者下滑或体位改变。

（3）消毒时小心操作,防止消毒液烧伤面部皮肤。

（五）婴幼儿手术体位

1. 用物准备　加温毯、压疮垫、加温盖被、约束带、输液固定装置、体位架等。

2. 注意事项

（1）密切观察患儿生命体征,根据医嘱调节输液滴速,不宜过快。

（2）使用棉布制作袖套给患儿保暖。

（3）采用有效舒适的约束方式,加棉垫衬垫。

（4）避免皮肤损伤、擦伤、烫伤等。

二、腔镜手术麻醉护理配合

1. 与麻醉医师再次核对患者信息,填写安全核查表,检查麻醉同意书签署情况。

2. 建立静脉通路,全身麻醉患者加三通,根据体位和具体情况加装延长管。

3. 椎管内麻醉(包括蛛网膜下腔组织,也称腰麻、硬膜外阻滞等)的护理:准备好麻醉药品和一次性麻醉穿刺包,协助麻醉医师摆放体位、消毒、抽药液、敷贴固定和调节麻醉平面。

4.复合麻醉护理:约束患者,防止患者发生躁动、坠床等意外事件。准备好麻醉药品、吸引器、人工呼吸器、麻醉机、利器盒、一次性气管插管包、生理盐水(吸痰用)、麻醉机、急救药物。配合医师静脉穿刺、给药,进行气管插管、固定导管。手术过程中,配合医师观察出血量和尿量,协助医师监测生命体征,急救情况配合组织抢救。防止因体位改变而引起患者血流动力学和呼吸发生重大变化,必要时提醒医师调整气管导管。

二、腔镜手术物品清点

严格执行手术室安全核查制度,手术中用物必须经过计数和检查后方能使用。严格执行"3 人 4 次"清点制度,及时在物品清点单上记录并签字,3 人即手术医师第二助手、刷手护士、巡回护士,4 次是指手术开始前、关闭体腔前、关闭体腔后、术毕(关闭空腔部位前后、临时添加器械时也必须清点记录方可使用)。

四、巡回护士术中护理

减少患者皮肤暴露的面积,给患者保温以防止低体温发生。采取适当约束防止患者坠床或污染手术分区。术中护士坚守岗位,随时观察患者,及时发现异常情况并给予解决。随时巡查输液通路,防止管路脱出、输液部位水肿或血肿等,检查手术体位,防止局部皮肤产生压红、压疮等。执行并监督手术团队无菌操作,防止感染。协助包扎手术切口,防止患者躁动、坠床和导管脱落、皮肤损伤等。

五、术中护理配合技术

(一)建立通道

1.第一通道建立　入腹是腔镜手术的关键一步。建立第一通道时有两种基本方式:开放法和闭合法。开放法通常采用 Hasson 方法,在直视下,先行切口,并分离至腹膜,插入钝头Hasson 套管,并用固定装置固定或缝线缝合,并确保不漏气,然后再注入 CO_2。闭合法是采用盲穿的方式,多先用 Veress 针穿刺,采用"滴水试验",在 Veress 尾端连接装有 5ml 生理盐水的注射器,卸掉注射器针栓,生理盐水可自行流入,连接针栓后反复抽吸,如无生理盐水被抽出,证明气腹针已在腹腔内,然后连接气腹管注气。

2.操作通道建立　在确认套管进入腹腔后,置入观察镜,观察腹腔内容物粘连情况。再次在特定位置或手术医师的惯用手和手术习惯下建立操作通道。建立操作通道时,在观察镜下操作。一般建立 2 个或 2 个以上的操作通道,分别为主操作孔和辅助操作孔。

(二)显示术野过程护理配合

手术中当医师需要器械推压、牵拉以暴露手术野时,器械护士应立即传递腔镜钳和扇形器;当胸科手术和腹部手术需要抽出胃内和胸腔内气体时,器械护士应注意观察患者生命体征的变化并准备好吸引器;进行与子宫有关的妇科手术时,器械护士遵医嘱传递举宫器。

(三)分离和止血技术护理配合

分离和止血技术的护理配合是腔镜护理技术的基本技术,分离技术主要包括钝性分离、锐性分离、电凝分离,止血技术主要包括电凝、结扎、生物夹闭等。

1. 分离技术护理配合

(1)钝性分离：包括剥离、分离钳分离。主要用于脏器被膜、粘连组织和脂肪组织的分离。分离组织间隙时护士传递分离钳，分离疏松组织时护士传递分离棒进行分离。

(2)电凝分离：包括钩状分离、铲状分离及双极钳状分离。主要用于小血管等组织的分离。电凝分离时护士的主要任务是提醒和监督电凝的安全，发现漏电等意外事件时及时提醒医师。

(3)锐性分离：主要使用剪刀分离，也可与电凝分离合作使用，先电凝后剪断，主要用于无血管组织的分离。

(4)激光分离：一般情况下巡回护士只进行仪器准备并根据医嘱调节能量。

(5)超声分离：超声刀分离，主要特点是不产生烟雾。巡回护士打开连接超声刀的导线和仪器，超声刀刀头价值昂贵，按照使用说明和操作流程安装和测试。

2. 止血技术护理配合

(1)电凝止血：有电刀止血、超声止血、双极止血。巡回护士需要准备吸引器和生理盐水，仪器出现报警时应及时处理，先检查导线连接，然后再检查仪器工作模式，重新连接导线并启动仪器，待仪器重新自检测试后再使用。

器械护士在使用各种能量系统前一定要正确安装导线，动作轻柔，防止断裂，当刀头上残留过多组织时应及时提醒医师清理，清理刀头时不能使用暴力或用刀片刮除。

(2)夹闭止血：主要有钛夹、Hem-o-lock夹、银夹和其他生物可吸收夹，根据医嘱进行传递。手术医师助手、巡回护士和器械护士要精确记录使用夹子的数量，术后与手术医师进行查对，夹闭止血无法达到效果时用套扎器进行止血。

(3)结扎止血：应用普通丝线或腔镜专用缝合线等，在腔镜下打结或缝扎，器械护士传递钳子、针持、剪刀，并清点记录针的数目。

(4)生物技术止血：使用止血纱布或生物胶进行止血，器械护士传递腔镜延长管进行注射，并及时回收废弃物品。

(5)增大气腹压力止血：主要适用于大范围的渗血，护士遵医嘱调整气腹压力。

(四)钉合(吻合)技术护理配合

吻合器根据形态分为线形吻合器和弧形吻合器，临床上医师习惯性将线形吻合器分为直线闭合器和直线切割闭合器两种。吻合器价值比较高，使用前巡回护士一定要向医师再三确定使用的种类和型号，注意无菌操作，防止掉落，打开时注意检查套件有无备用钉仓。

器械护士要熟悉吻合器的使用方法，根据医师习惯对吻合器进行前期准备，在打开钉仓保护套时应提前征得医师的同意，处理弧形吻合器时，注意保护部件的完整性，按照使用说明和操作流程操作，以免造成吻合器吻合口变形，无法正常连接。根据医嘱如肠道吻合、气管吻合等，吻合器要涂抹碘伏。监督医师操作，防止台上助手误激发，使用后的吻合器一定要按无菌、无瘤技术原则分区放置。

(五)标本取出

1. 手术中用抓钳或取石钳通过戳孔取出标本(适用于较小的标本)。

2. 大于戳孔的标本，能取出标本内容物的先取出内容物后再完整取出(如囊肿)；不需要完整保留，能够打碎取出的标本可以通过肌瘤钻等设备打碎取出；然而，必须保留标本或器官完整性的需行扩大切口后再取出。

3. 经自然腔隙取出标本，如肠道手术标本可通过肛门取出，与子宫有关的手术标本可通过阴道取出。

4. 标本取出时使用标本袋(取出袋),既可以简化程序、降低难度,避免发生腹腔内感染、切口感染、组织残留、伤口不愈合等并发症,也有助于降低护士处理标本、保存标本的工作量,节省时间,提高工作效率。

标本袋防渗漏、韧性好,抗破裂能力强,缺点是成本高、价格贵。临床上医师和护士通过采用低价的腔镜套、橡胶手套和男性避孕套等方法,自制标本取出袋替代标本袋,取得了良好的效果。

(六)伤口处理

5mm 的伤口一般用创可贴拉紧闭合,≥10mm 的切口用针线缝合,扩大切口缝合前护士一定要提醒医师清理伤口,防止伤口污染和异物残留,缝合方法同开腹切口。

六、做好术中护理记录

术中护理记录患者手术部位、方式、体内置入物、标本处理、患者去向、出入量统计、止血带使用时间、患者用物等,记录应客观真实、简明扼要、及时准确、连续完整、清晰工整,使用专业术语。每一页都要有患者的基本信息和页码;一般使用蓝色、黑色钢笔或签字笔书写,出现错别字用双线画在错字上,不得刮擦、粘涂等,特殊情况特殊记录,如拒绝治疗等。

第三节　术后患者护理

腔镜手术术后护理工作包括术后恢复期护理、术后交接和术后回访等,术后交接一般手术由卫生员及手术医师护送,重大手术由麻醉医师、手术医师、腔镜专科护士陪同,与病区值班人员交接,主要内容包括意识、生命体征、皮肤、输液通路、药物、引流管道、手术切口、尿管和物品等。这里主要阐述腔镜手术后恢复期护理和术后回访工作。

一、腔镜手术恢复期护理

复苏期是患者渐渐恢复意识和各种感知觉及运动能力的特殊时期,有效地护理可以使患者安全顺利地度过恢复阶段,杜绝意外伤害和并发症的发生。

1. 术后患者交接　手术结束后,手术室护士、麻醉医师与恢复室、ICU、病房护士做好床旁交接和书面交接,交接主要内容:患者基本情况、麻醉方法、插管方式、手术名称、手术方式、手术体(部)位、皮肤状况、输液通路、引流管道、途中情况、相关物品等。

2. 疼痛护理　遵医嘱予以患者合适的体位,如取半坐卧位或将床头抬高 15°～30°,遵医嘱使用镇痛药物和镇痛装置。镇痛装置分为皮下镇痛和静脉镇痛,皮下镇痛为一次性镇痛装置,静脉镇痛由麻醉医师设定和控制给药时间、剂量和浓度。

3. 气管导管护理　麻醉医师提前通知恢复室护士,准备好生理盐水、拔管盘、呼吸机、监护仪等,并遵医嘱调整呼吸机状态、肺活量、呼吸比。运送患者过程中采用简易呼吸器维持呼吸,与恢复室护士做好交接。恢复室护士连接已经准备好的呼吸机、监护仪等,采用约束带约束患者,密切观察患者生命体征,遵医嘱给予药物,遇到异常情况应立即通知麻醉医师并采取处理措施,如进行呼吸道的护理,及时给予吸痰,防止出现误吸等并发症。如遇肥胖、体重过重、有呼吸系统基础病等患者,应抬高床头 15°～30°。患者生命体征平稳后应告知值班医师,遵医嘱抽取气管插管气囊、给予拔管。

4. **复苏期患者吸痰护理**　目的是保持呼吸道通畅,促进呼吸功能的恢复,改善肺通气,预防并发症,使患者平稳复苏。操作前一定要检查吸引器部件是否完整、连接是否正确、功能是否正常。注意无菌操作,使用一次性插管盘和无菌生理盐水,使用前调节好压力,每次吸痰时间<15s,动作轻柔,插管时不使用负压,不要上下提拉(正确方法是左右旋转并向上提),以免损伤呼吸道黏膜,吸痰前后要吸部分无菌生理盐水以润滑吸痰管。注意先吸口鼻处的痰液,再吸气管处的痰液,气管切开患者先吸气管切开处的痰液,再吸口鼻处的痰液。吸痰时注意观察患者生命体征变化和痰液性质,吸痰完毕擦净患者口鼻处。

5. **复苏期患者动脉护理**　随时检查动脉测压各部件,严防动脉套件脱落、动脉穿刺针脱出导致出血意外事件,观察患者反应和末端循环,维护测压管道通畅,正确抽取血液标本:第1支注射器抽取管道中的肝素及血液至少5ml以上,第2支注射器抽取血液标本,抽取血液标本后用肝素稀释液加压冲洗管路。持续监测动脉数据和波形,并及时汇报给麻醉医师,病情平稳后遵医嘱拔除动脉套件。拔除方法:先排除加压袋内的空气,再拔出套管,用无菌纱布加压压迫动脉5～10min。需要保留动脉套件的留置时间一般为48～72h,不应超过1周。

6. **中心静脉护理**　保持管道通畅,防止管路缠绕、打结或被其他物品钩挂,防止静脉贴膜脱落和管道脱出。遵医嘱调节输液滴速,使用正压封管,防止血液回流,封管时速度宜慢,使用封管液封管(封管液浓度:10U/ml 稀释肝素液多用于小儿,100U/ml 稀释肝素液多用于成人)。

7. **气管插管拔管前后护理**　恢复室护士在患者拔管条件成熟的情况下遵医嘱进行拔管,先给予患者吸入纯氧,用吸引器吸尽口咽部的分泌物,再揭开胶布,抽尽气囊内的空气,将导管和吸痰管一起拔出,拔管时吸痰管要超出导管末端,边拔边吸痰液,注意观察患者生命体征、血氧饱和度变化等。拔管后擦净患者口鼻,给患者取舒适卧位,持续面罩给氧。

8. **婴幼儿、老年等特殊患者复苏期护理**

(1)婴幼儿护理:采用合适的约束方法,妥善固定,防止患儿躁动引起输液管路脱出、拉伤皮肤等意外情况。注意患儿保暖,防止体温降低出现拔管延迟、寒战等。保持呼吸道通畅,调节呼吸频率、节律和潮气量(一般采用浅快呼吸)。密切观察患儿生命体征、血氧饱和度等变化,避免出现发绀、缺氧等症状。患儿清醒后及时给予患者心理护理,遵医嘱执行拔管和送回。

(2)老年患者护理:除基础生命体征监测指数外,其他的护理措施与婴幼儿护理内容基本相同,老年患者还要注意基础疾病如糖尿病、高血压、心脏病的预防和观察,及时通知医师妥善处理。

(3)妊娠患者护理:在常规护理的基础上严格监测胎儿生命体征和状态,观察子宫收缩情况,观察出入量,遵医嘱给予补液和镇痛,避免疼痛刺激引起患者血压急剧变化,给予持续低流量吸氧,避免胎儿和患者缺氧。

(4)心功能不全、高血压患者护理:持续监测生命体征,备好各种急救药品和物品,麻醉医师、护理人员守在患者旁边,避免疼痛刺激、吸痰、拔管、屏气、低氧或高碳酸血症等引起强烈血管反应和心搏骤停。遵医嘱在不影响呼吸的情况下给予镇痛,若患者血压过高,应及时进行降压处理,待生命体征平稳、符合拔管指征后再拔管。

(5)呼吸功能障碍患者护理:遵医嘱继续维持呼吸机辅助呼吸,观察患者呼吸频率、节律和深度,监测生命体征、电解质、酸碱平衡和意识恢复等情况,给患者取低坡卧位或头部抬高,及时清除呼吸道异物,待血氧饱和度稳定后再拔管。

二、术后回访

术后回访是指手术结束,患者离开手术室回到病房或 ICU。手术室护士在规定的时间内对患者进行访视,掌握与手术护理相关的患者恢复情况基本信息,并做出护理评价,对患者提出的疑问进行解答,开展心理护理和健康教育,使患者能够安全、顺利地度过术后恢复期。一般术后回访在术后的 1~3 天进行,护士携护理访视单至患者床旁对患者进行回访,内容包括患者切口生长、受压皮肤恢复、肢体功能恢复、视力恢复等情况,以及术后疼痛护理、心理状态、尿管护理、引流量、生命体征恢复等。

回访时腔镜专科护士应向病房护士了解患者情况,与病房护士做好配合,观察和评估患者恢复的进程,遇到问题及时沟通解决。再次指导患者及其家属如何使用镇痛泵,并告知镇痛泵使用的注意事项(镇痛泵在一定时间内只能使用一次,镇痛泵使用时间为 48~50h),对镇痛泵进行检查,发现静脉针脱出等异常情况应及时处理或通知麻醉医师处理。关心患者,和患者进行耐心、细致的交谈,认真做好记录,对患者提出的问题(如"什么时候能好""可以吃东西吗""怎么还不排气")和亟待解决的问题(如术后疼痛)予以及时解决或给出建议。回访时尽可能减少对患者的不利因素,使患者对战胜疾病、恢复健康充满自信。

第 **8** 章　腔镜手术术中并发症与护理配合

腔镜手术因其创伤小、痛苦轻、对内脏干扰少、患者康复快、住院时间短等优点,被广大医师和患者所接受。但随着腔镜手术的广泛应用,其所产生的并发症也引起广大医务人员的注意。掌握腔镜手术的并发症及其发生的原因和导致的结果,有助于我们更好地预防和针对性的处理。腔镜手术的并发症有很多种,由于受专业知识、技术水平以及经验积累的限制,本章主要介绍腔镜手术共有的并发症,如血管损伤、内脏损伤、皮下气肿和气体栓塞并发症和护理配合。

第一节　血管损伤并发症与护理配合

血管损伤导致出血是各种腔镜手术中最为常见、最为危急的术中并发症之一。首先,腔镜手术需要建立微创通道(建立戳卡),在建立第一戳卡时因为是盲穿,故此血管损伤的发生率较高;同时腔镜手术没有常规手术的立体感,手术部位通过监视器来放大图像,易使色彩失真,给手术医师处理粘连组织、分离血管带来一定的困难;另外,手术医师因镜下使用器械失去手指的触感,操作需要更精准等,这些均是造成腔镜手术血管损伤的因素。因此,腔镜专科护士必须娴熟、耐心、细致地配合手术,与手术医师、麻醉医师共同保证手术顺利、安全和成功。

一、血管损伤分布

根据文献和现有的经验总结,血管损伤可分为 3 类(以腹部手术为例)。

1. 腹膜后血管损伤　主要是腹主动脉、下腔静脉、门静脉等腹膜后的大血管损伤。此类血管损伤的发生率虽较低,一旦发生,非常凶险,死亡率极高。腹膜后血管的损伤多发生在第一戳卡盲穿时用力较大所致或在分离组织时器械操作不当所引起。

2. 腹壁血管、肠系膜血管、网膜血管等小血管损伤　在腹腔镜手术过程中,在腔镜直视下由于局部解剖结构不明确等原因造成的手术人员的误判和误操作,如不正确的牵拉、电钩使用不当、血管夹夹闭不紧密或脱落等引起的血管损伤(图 8-1)。

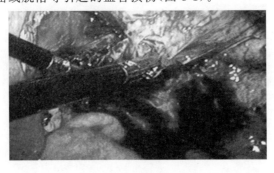

图 8-1　小血管损伤

3. 手术区域周围血管损伤　主要是指手术视野外的血管,一般发生于患者血管先天发育异常、血管解剖结构特殊、手术视野模糊和术者操作失误时。

二、血管损伤原因

1. 第一置管损伤　在第一置管时,如气腹针或是戳卡,用力过猛或是使用蛮力穿刺时,容易损伤大血管,此类损伤出血较为凶猛,如抢救不及时,患者会很快发生出血性休克,导致死亡。

2. 不正当操作　腔镜手术中不当的操作或技能掌握不熟练,可造成血管损伤。此类情况很大一部分是由于手术助手的不当操作和暴力操作所造成的,在夹闭和分离组织时,过度牵拉、撕扯和旋转等,造成局部组织的血管破裂。

3. 其他原因　腔镜手术的复杂性与患者的个体差异存在着必然的联系,由于患者自身的原因增加了腔镜手术操作的难度,特别是解剖位置发生改变和变异、组织粘连较重的患者更易发生血管损伤。

三、血管损伤后果

1. 大血管受到损伤,出血较为凶猛,如果不及时处理,严重危及患者生命。损伤网膜血管,出血也较快,如不及时处理,极易导致患者出现失血性休克。损伤到一些较小的血管时,出血会导致手术视野模糊,影响术者操作,易造成其他血管或组织的损伤,同时也会延长手术时间。

2. 血管损伤的部位比较明确时,如果在腔镜视野下出血不能得到及时有效地控制,中转开腹是唯一的方法,而中转开腹会增加患者的痛苦。

3. 血管损伤后,如果术中止血不彻底,会增加术后再次开腹的可能性。而大量出血会导致腹部感染的概率增加,延长患者住院时间和增加患者经济负担。

四、血管损伤预防

血管损伤是腔镜手术最严重的并发症之一,如果处理不当则会危及患者的生命,血管损伤也是中转开腹最主要的原因之一。预防腔镜手术血管损伤应遵循以下原则。

1. 严格遵循手术分级授权管理制度　手术分级授权管理制度是医院基本的管理制度,按照手术的技术难度、复杂程度和手术风险将手术分为 4 类。手术医师必须按照本人的手术权限级别承担相应风险的手术。手术室护士是一线管理者,对手术分级有监督责任和义务,在腔镜手术时,巡回护士必须对手术医师手术的分级权限进行监督,防止超越权限手术造成患者的损害。

2. 严格手术指征,规范操作流程　手术医师应严格掌握腔镜手术指征,选择正确的手术方式,熟悉解剖位置和解剖关系,规范手术操作流程,熟练掌握手术操作技能,术中采取合适的止血措施,手术中操作仔细、小心、精神集中。

3. 掌握腔镜专科知识和娴熟的操作技能　腔镜专科护士必须掌握腔镜专科知识和娴熟的操作技能,器械护士熟练掌握腔镜手术每一件器械的正确组装与拆卸、用途与功能,熟练掌握腔镜手术的每一步操作和配合,同时要熟悉术者操作时的解剖位置和解剖关系,密切配合手术。

4. 严密监督手术运行状况　腔镜专科护士要掌握腔镜设备的使用功能和故障排除方法，手术过程中严密监督腔镜设备的运行状况，确保各设备处于良好的工作状态。配合手术时监督、提醒手术医师正规操作和正确使用腔镜器械。

五、血管损伤应急处理

当手术中发生大血管损伤时，医护人员应沉着、冷静，立即处理。术者充分暴露出血区，仔细找到出血点并进行有效止血；巡回护士在第一时间启动应急预案；护士长或腔镜专科组长到场协助医师指挥抢救；巡回护士准备好抢救药品和抢救器材，以及中转开腹器械和各种用物，并与器械护士详细清点物品，撤收腔镜器械和腔镜仪器设备，并妥善安全放置，遵医嘱抢救患者，并记录药物名称、时间、剂量、浓度、给药途径和方法等，以及手术相关情况和抢救过程。

第二节　内脏损伤并发症与护理配合

内脏损伤也是腔镜手术较常见的并发症之一，如果处理不当也会对患者的生命安全构成威胁。有些内脏损伤在手术中不易被发现，往往在术后出现相应症状后才被发现，对患者再次实施探查手术，给患者的身心带来极大的伤害。

一、内脏损伤分布

内脏损伤可分为两类：一类是实质脏器损伤，如肝、肾、脾和膈肌等的损伤；另一类是空腔脏器损伤，如胃、肠道、膀胱和输尿管等的损伤。我国文献报道腹腔镜手术中损伤的内脏有胃、十二指肠、小肠、结肠、肝和膈肌等，并有因十二指肠和小肠瘘而死亡的报道。

二、内脏损伤原因

1. 第一置管损伤　和血管损伤的原因一样，在第一置管时，如气腹针或是戳卡时，用力过猛或是使用蛮力穿刺时极易穿刺到内脏的表面导致其损伤。此类内脏损伤也是最常见的，主要损伤的内脏是肠道。

2. 器械操作不当　在进行腔镜手术时，器械操作不当也是内脏损伤的另一个主要原因，在牵拉组织时使用暴力、蛮力导致内脏损伤，如肝的损伤、肠系膜的损伤等。

3. 电凝损伤　手术过程中使用单极电钩时，没有钩紧组织或组织发生反弹直接灼烧到其他内脏。手术中使用其他的能量设备时也会出现类似的问题。

三、内脏损伤后果

内脏损伤也是腔镜手术比较严重的并发症之一。应尽力避免发生，如果术中不幸发生内脏损伤，应及时发现并立即处理，如果术中未及时发现，术后的观察不仔细，常会造成严重后果。

1. 实质器官受到损伤，如果是小范围的损伤，经过术中及时处理损伤得到控制，同时加强术后的观察，一般患者恢复较为顺利，但此类小范围的损伤虽说可以得到控制，但是会延长手术时间。如果损伤范围较大，出血较快，患者易出现失血性休克，必须要进行剖腹止血。

2. 空腔脏器受到损伤，如果术中及时发现，可以在腔镜下进行肠管修补。如果损伤较大或腔镜技术不熟练,则要进行开腹修补。有时在术中空腔脏器的损伤难以发现,在术后则会出现腹膜炎、切口感染和发热等症状。

四、内脏损伤预防

1. 严格遵循手术分级管理制度　同"本章第一节"。

2. 术中录像,保留手术视频　手术医师回看自己的手术录像,是自我手术技巧提高的一种方式,手术录像的保存还可以作为法律依据和教学视频。如对疑似一些小的内脏损伤无法确定时,可以通过观看手术录像再次确认手术过程中的操作情况,从而提高手术技术。

3. 掌握腔镜专科知识和娴熟的操作技能　腔镜专科护士必须掌握腔镜专科知识和娴熟的操作技能,器械护士熟练掌握腔镜手术每一件器械的正确组装与拆卸、用途与功能,熟练掌握腔镜手术的每一步操作和配合,同时熟悉术者操作时的解剖位置和解剖关系,密切配合手术。

4. 严密监督手术运行状况　腔镜专科护士要掌握腔镜设备的使用功能和故障排除,手术过程中严密监督腔镜设备的运行状况,确保各设备处于良好的工作状态。配合手术时监督、提醒手术医师正规操作和正确使用腔镜器械。

五、内脏损伤应急处理

同"本章第一节"。

第三节　皮下气肿、气体栓塞并发症与护理配合

一、皮下气肿

皮下气肿是有气腹腔镜手术的常见并发症,皮下气肿多见于老年患者、手术时间较长患者等。

1. 皮下气肿原因

(1)置入戳卡时由于反复穿刺,造成腹膜多次穿刺,在建立气腹时由于压力过大,气体经过侧孔通向皮下。

(2)建立气腹时,气体注入腹膜外间隙。

2. 皮下气肿后果　小量、小范围的皮下气肿,对患者不会造成严重的影响,严重而广泛的皮下气肿,会对患者的心肺功能产生明显的影响。

二、气体栓塞

气体栓塞是腔镜手术中少见但严重的并发症,一旦发生,患者死亡率非常高。随着腔镜手术适用范围的扩大,手术时间的延长,导致气体栓塞的概率增加。

1. 气体栓塞原因

(1)气腹针或戳卡直接插入到血管内,注气时注入血管内,特别是腹腔内脏组织粘连严重的患者,在穿刺时容易将气腹针穿刺到粘连处的血管上。

(2)实质脏器的损伤,使气体直接通过创面血管进入。

（3）手术时操作不慎导致血管断裂。

2. 气体栓塞后果　发生气体栓塞时，患者的生命体征会发生明显的变化，如心率加快、心律失常、血压下降，口唇、颜面和指端末梢发绀等症状，如不及时处理，患者会有生命危险。

3. 气体栓塞预防和处理　气体栓塞是腔镜手术严重的并发症。在手术建立气腹时，一定要正确使用气腹针，在抽吸确认无回血的情况下，使用低流量注气。宫腔镜手术时注意阻断宫腔内空气的来源，降低血管与大气压的压力差，切断气体的入路。手术过程中严密监测患者的生命体征，尤其是心率、血压。

一旦发生气体栓塞，应立即停止手术操作，关闭气腹机，给予患者吸入纯氧，对可疑的栓塞气体由此进入循环的血管区域部位用生理盐水纱布覆盖或用生理盐水浸泡，迅速摆放患者为左侧头低足高卧位，并从中心静脉导管中抽吸气体。应用血管活性药物，若患者心搏停止，则立即行心肺复苏。

第 9 章 泌尿外科腔镜手术护理配合

泌尿外科腔镜最早叫追溯到 1806 年, Phillip Bozzini 使用烛光照明观察膀胱和尿道, 到 1876 年 Max Nitze 将铂丝装入膀胱镜前段使之将光源带入体腔内。1910 年经膀胱镜电流灼烧膀胱疣状物是最早的经尿道切除技术。在中国, 泌尿外科于 20 世纪 20 年代成立, 40 年代有学者开展经尿道前列腺切除工作, 1949 年仅有几个大城市能开展膀胱镜, 五六十年代购置、自制泌尿外科器械并开展经尿道膀胱肿瘤及前列腺疾病电灼、电切技术, 基本上与国际同步发展。20 世纪 70 年代, Cortesi 等开始应用腹腔镜诊断隐睾症。1984 年北京、广州等地开展输尿管镜活检取石、经尿道输尿管镜手术。20 世纪 90 年代初, Clayman 等完成腹腔镜肾切除和盆腔淋巴结清扫手术。之后, 泌尿腹腔镜技术成为泌尿外科中重要的新技术之一。国内那彦群等于 1992 年率先开始在泌尿外科应用腹腔镜技术并很快得到推广, 同年郭应禄院士主编《腔内泌尿外科学》。从 1993 年开始我国组织和举行了多次多届泌尿腔镜会议, 从 1997 年开始我国泌尿外科腔镜技术飞速发展。进入 21 世纪, 泌尿腔镜技术更是广泛应用于临床, 越来越多的开放手术被代替, 现在我国县级以上的医院都在常规开展泌尿外科微创技术。

第一节 解剖概要

泌尿系统由肾、输尿管、膀胱和尿道组成(图 9-1)。

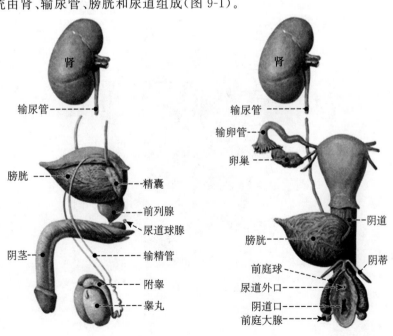

图 9-1 泌尿系统全貌

一、肾

左右各一，有上下端、前后面、内外缘；上宽下窄、前凸后平。主要结构有肾门、肾窦、肾蒂（图9-2）。

肾位于腹膜后方、脊柱两侧，是腹膜后器官；竖脊肌外侧缘与第12肋之间的夹角处称为肾区（图9-3）。

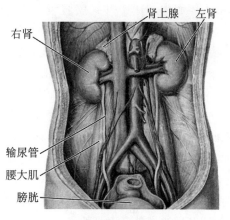

图9-2　肾的位置

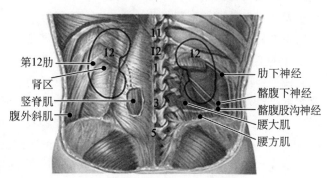

图9-3　肾的体表投影

肾结构为肾皮质和肾髓质（图9-4）。

肾有3层被膜，依次为纤维囊、脂肪囊和肾筋膜（图9-5，图9-6）。

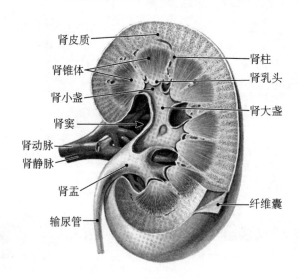

图9-4　肾的结构

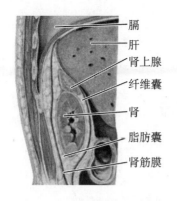

图 9-5　肾的被膜(矢状面)

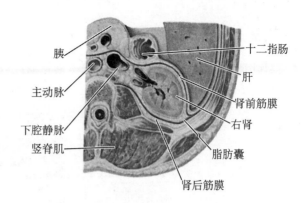

图 9-6　肾的被膜(水平面)

二、肾上腺

肾上腺为内分泌器官,紧贴肾上端,与肾一起包在肾筋膜内,左侧呈半月形,右侧呈三角形;毗邻胃、肝、脾、胰、膈等;肾上腺有 3 支动脉,分别是肾上腺上动脉、肾上腺中动脉和肾上腺下动脉(图 9-7)。

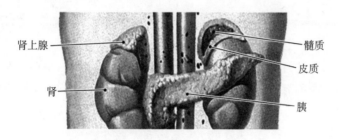

图 9-7　肾上腺

三、输尿管

输尿管起于肾盂,终于膀胱底;为腹膜外围器官,长 25~30cm,分为腹部、盆部和壁内部 3 部分;输尿管有 3 处狭窄,分别为肾盂与输尿管移行处、小骨盆入口处和穿膀胱壁处(图 9-8)。

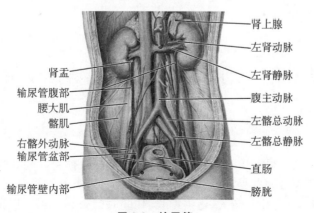

图 9-8　输尿管

四、膀胱

膀胱由尖、底、体、颈 4 部分组成,呈三棱锥形。膀胱内面结构主要由膀胱三角、输尿管间襞等组成(图 9-9)。

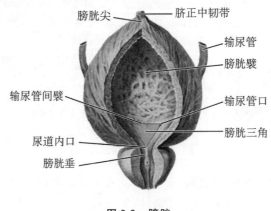

图 9-9　膀胱

五、前列腺

前列腺属于生殖系统,由腺组织和肌组织组成,位于骨盆腔内,呈前后稍扁的栗子形;上底下尖,分为前、中、后、两侧五叶;主要解剖结构为前列腺底、前列腺尖、前列腺体、前列腺沟(图9-10)。

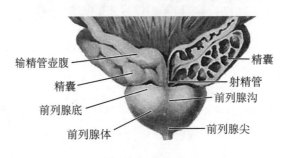

图 9-10　前列腺

第二节　后腹腔镜辅助下肾囊肿去顶术

一、概述

肾囊肿绝大多数是无症状的,不需要处理。如果囊肿直径>5cm 或伴着血尿、高血压、囊肿压迫肾盂肾盏或压迫肾动脉等并发症时就必须治疗。手术是治疗肾囊肿的主要手段,传统的手术通过腰部切开,具有伤口较大、疼痛期长、住院时间长等特点。后腹腔镜下肾囊肿去顶术是较早开展的腹腔镜手术,它避免了传统手术伤口大、疼痛期长等缺点。手术方法不经过腹腔,操作变得相对简单,并发症少,患者恢复也快。现在后腹腔镜下肾囊肿去顶术是治疗肾囊肿的最佳选择。本节以左侧为例说明。

二、适应证

1. 单独性肾囊肿直径＞4cm,对肾实质及集合系统造成压迫,影响肾功能者。

2. 肾囊肿合并高血压、血尿伴有发热、腰痛者。

3. 肾盂旁囊肿压迫肾盂、肾盏或向外突出引起肾盂输尿管梗阻者。

4. 肾显性囊肿直径＞3cm,伴有腰痛或腹痛者。

三、用物准备

1. **基础用物准备**　基础器械、敷料包、11#刀片、吸引器、导尿包、丝线(1#、4#、7#)、11×17"○"针、8×24"△"针、10×34"△"针、14#红色导尿管、8#手套、50ml 注射器、腹腔引流管(24#蘑菇头或乳胶管)、引流袋。

2. **腔镜仪器准备**　腹腔镜仪器 1 套(显示器、视频机、光源机、气腹机、分屏显示器、超声刀主机、高频电刀)。

3. **腔镜器械准备**　10mm 30°镜头 1 个、10mm Trocar 2 个、5mm Trocar 1 个、12mm Trocar 1 个、摄像头、光源线、气腹管、冲洗器头、分离钳(直分离钳、弯分离钳各 1 把)、腔镜剪刀(直剪刀、弯剪刀各 1 把)、直角分离钳 1 把、无损伤抓钳(大、小无损伤抓钳各 1 把)、针持 2 把(直针持、弯针持各 1 把)、双极钳、超声刀手柄。

4. **一次性耗材**　超声刀刀头、一次性标本袋(可以自制)。

四、麻醉方式与体位

1. **麻醉方式**　全身麻醉。

2. **体位**　患者取右侧健侧卧位(升高腰桥、健侧下肢屈曲、患侧上肢伸直)。

五、入路

1. 在左腋中线髂嵴上穿刺,置入 10mm Trocar。

2. 在左腋前线肋缘下穿刺,置入 5mm Trocar(左侧卧位时为 12mm Trocar,右侧卧位时为 5mm Trocar)。

3. 在左腋后线第 12 肋缘下穿刺,置入 12mm Trocar(左侧卧位时为 5mm Trocar,右侧卧位时为 12mm Trocar)。

六、手术配合

后腹腔镜辅助下肾囊肿去顶术手术配合见表 9-1。

表 9-1 后腹腔镜辅助下肾囊肿去顶术手术配合

手术流程	手术步骤	器械护士配合	巡回护士配合
1. 清点用物		清点器械、敷料、缝针和特殊用物等	与器械护士共同清点，并详细记录在《手术物品清点记录单》上
2. 消毒、铺无菌单	按常规进行消毒和铺无菌单	递消毒纱布、铺无菌单	协助消毒，监督医护人员铺无菌单
3. 固定连接	固定视频线、光源线、气腹管、摄像线、超声刀线、双极线，连接吸引器	递各种连线、纱布(备碘伏纱布或温盐水，擦拭镜头)	连接各种导线，遵医嘱将各仪器调至备用状态
4. 定位切口	在腋后线第 12 肋缘下 2cm 处切开皮肤、皮下组织	递巾钳 2 把、11# 刀片、血管钳	打开无影灯
5. 建立腹膜后间隙	钝性分开肌肉及腰背筋膜，用示指扩张通道后置入自制气囊，充气 500ml 以扩张腹膜后操作空间，维持 3～5min 后拔除	递血管钳 2 把、气囊和 50ml 注射器	
6. 建立辅助操作孔	在示指的引导下于左腋中线髂嵴上穿刺，放置 10mm Trocar	递手术刀、10mm Trocar	
	在左腋前线肋缘下穿刺，放置 5mm Trocar	递手术刀、5mm Trocar	
	在左腋后线第 12 肋缘下穿刺，放置 12mm Trocar，用 7# 丝线缝合固定	递手术刀、12mm Trocar 和持 10×34 "△" 针，穿 7# 丝线	
7. 确认穿刺	置入镜头观察	递腔镜镜头、备碘伏纱布或温盐水	关闭无影灯，打开光源机，打开摄像主机
8. 建立气腹	连接气腹管	递气腹管	打开气腹机
9. 观察间隙	用腹腔镜观察腹膜后腔		根据术者要求调节光源亮度
10. 显露肾	用超声刀纵行切开肾周筋膜(图 9-11)和脂肪囊(图 9-12)至肾表面	递超声刀、弯分离钳	
11. 显露肾囊肿	沿肾表面分离(图 9-13)至肾囊肿处(图 9-14)	递超声刀、分离钳	
12. 去除囊肿	剪开囊壁(图 9-15)，用吸引器吸出囊液	递剪刀、吸引器	
13. 囊肿去顶	用超声刀环形切除囊壁(距肾实质边界 0.5cm 处)(图 9-16，图 9-17)	递超声刀或剪刀、分离钳	
14. 止血探查	用超声刀或双极电刀在切缘周围止血(图 9-18)	递超声刀或双极电刀	
15. 取出标本	将标本放在标本袋中	递标本袋、弯分离钳	
16. 腹腔冲洗	用生理盐水冲洗，冲洗后，再次检查有无出血	递冲洗管	提起准备好的 2～3 瓶 0.9% 生理盐水，放置在冲洗机上

（续　表）

手术流程	手术步骤	器械护士配合	巡回护士配合
17. 放置引流管	在肾上腺窝处留置引流管	递血管钳、乳胶引流管，持 10×34 "△"针、穿 $4^{\#}$ 丝线缝合固定	
18. 放尽余气	挤压或负压吸引		关闭各种仪器
19. 清点用物		清点器械、敷料、缝针和特殊用物	与器械护士共同清点，并详细记录在《手术物品清点记录单》上
20. 缝合伤口	缝合伤口，贴好敷贴	递 75% 乙醇纱布、持 11×17 "○"针、穿 $4^{\#}$ 线缝合肌肉和皮下组织，递 8×24 "△"针、穿 $1^{\#}$ 丝线缝合皮肤。贴好敷料	开始撤收各仪器
21. 器械处理	擦去器械表面血迹	器械交由供应室统一回收清洗、消毒、灭菌	按规定撤收仪器设备，放置在仪器间内

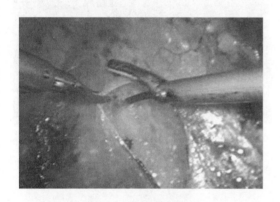

图 9-11　切开肾筋膜

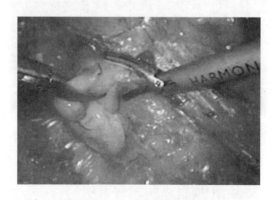

图 9-12　切开肾脂肪囊

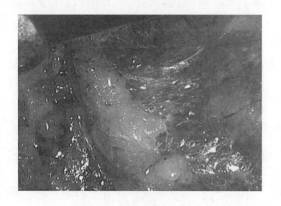

图 9-13　显露肾与囊肿

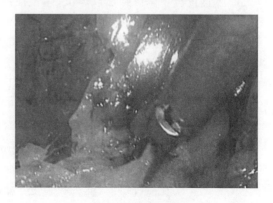

图 9-14　显露肾囊肿

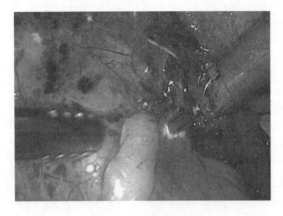

图 9-15 打开肾囊肿

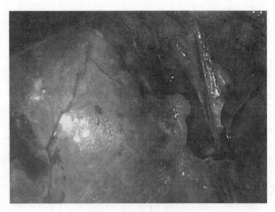

图 9-16 切除囊肿壁

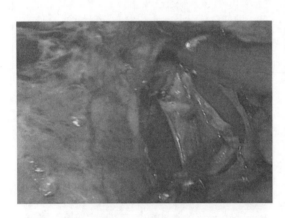

图 9-17 切除囊壁

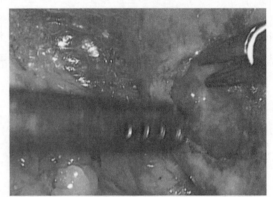

图 9-18 探查止血

七、护理要点和注意事项

1. 术前配合手术医师摆放体位,体位摆放后经手术医师确认。摆放体位时,腋下垫与腋窝距离约一拳(10~15cm),防止压伤神经和血管。

2. 自制手套气囊,先要进行试充气,在使用后取出时要保证部件齐全,防止遗漏(置入体内注气时,在扩充间隙时压力较大,容易造成气囊破裂,在用注射器充气时要提醒手术医师注气量。如果气囊破裂,嘱手术医师取出破裂的手套,然后器械护士、巡回护士和第一助手一起检查)。

3. 遵医嘱保留囊壁和囊液,囊壁用盐水湿纱布包裹,囊液用注射器保留。

4. 初次应低流量给气,流量为 1~2L/min,如患者无不良反应,再给予中流量或高流量,压力设置为 14mmHg。

5. 巡回护士在撤收线缆、镜头和腔镜器械时,一定要将其放置在宽敞的治疗车上,镜头要安全放置,防止腔镜滑落,光纤线不可折叠,应无角度盘旋。

第三节　后腹腔镜辅助下肾上腺切除术

一、概述

肾上腺是腹膜后器官,解剖位置较深,传统手术要切开数层组织才能到达肾上腺,并且切开达十余厘米才能达到完全显露。患者术后伤口疼痛和并发症也较多。与之相比,腹腔镜技术则更有优势,具有创伤小、疼痛小,恢复快、住院时间短、并发症少等显著的优势。后腹腔镜下肾上腺切除是肾上腺手术的金标准,此手术方式受到患者和医师的青睐。本节以左侧为例阐述。

二、适应证

1. 肾上腺皮质增生性疾病。
2. 肾上腺皮质肿瘤。
3. 肾上腺髓质增生。
4. 肾上腺嗜铬细胞瘤。
5. 无功能偶发瘤(肾上腺囊肿、脂肪瘤、神经节细胞瘤)等大多数肾上腺良性肿瘤。
6. 局限性肾上腺恶性肿瘤和单一的肾上腺转移性肿瘤。

三、用物准备

1. **基础用物准备**　基础器械、敷料包、11$^\#$刀片、吸引器、导尿包、丝线(1$^\#$、4$^\#$、7$^\#$)、11×17"○"针、8×24"△"针、10×34"△"针、14$^\#$红色导尿管、8$^\#$手套、7$^\#$丝线、50ml注射器、腹腔引流管(24$^\#$蘑菇头或乳胶管)、引流袋。

2. **腔镜仪器准备**　腹腔镜仪器1套(显示器、视频机、光源机、气腹机、分屏显示器、超声刀主机、高频电刀)。

3. **腔镜器械准备**　10mm 30°镜头1个、10mm Trocar 2个、5mm Trocar 1个、12mm Trocar 1个、摄像头、光源线、气腹管、冲洗器头、双极线、双极钳、分离钳(直分离钳、弯分离钳各1把)、腔镜剪刀(直腔镜剪刀、弯腔镜剪刀各1把)、直角分离钳(大、小直角分离钳各1把)、无损伤抓钳1把、Hem-o-lock夹(大、中、小Hem-o-lock夹各1把)、针持(直针持、弯针持各1把)、超声刀手柄。

4. **一次性耗材**　可吸收夹、超声刀刀头、Hem-o-lock夹、一次性标本袋。

四、麻醉方式与体位

1. **麻醉方式**　全身麻醉。
2. **体位**　患者取右侧健侧卧位(升高腰桥、健侧下肢屈曲、患侧上肢伸直)。

五、入路

1. 在左腋中线髂嵴上穿刺,置入10mm Trocar。
2. 在左腋前线肋缘下穿刺,置入5mm Trocar(左侧卧位时为12mm Trocar,右侧卧位时为 5mm Trocar)。

3. 在左腋后线第 12 肋缘下穿刺,置入 12mm Trocar(左侧卧位时为 5mm Trocar,右侧卧位时为 12mm Trocar)。

六、手术配合

后腹腔镜辅助下肾上腺切除术手术配合见表 9-2。

表 9-2　后腹腔镜辅助下肾上腺切除术手术配合

手术流程	手术步骤	器械护士配合	巡回护士配合
1. 清点用物		清点器械、敷料、缝针和特殊用物等	与器械护士共同清点,并详细记录在《手术物品清点记录单》上
2. 消毒、铺无菌单	按常规进行消毒和铺无菌单	递消毒纱布、铺无菌单	协助消毒,监督医护人员铺无菌单
3. 固定连接	固定视频线、光源线、气腹管、摄像线、超声刀线、电刀,连接吸引器	递各种连线、纱布(备碘伏纱布或温盐水,擦拭镜头)	连接各种导线,遵医嘱将各仪器调至备用状态
4. 定位切口	在腋后线第 12 肋缘下 2cm 处切开皮肤、皮下组织	递巾钳 2 把、11# 刀片、血管钳	打开无影灯
5. 建立腹膜后间隙	钝性分开肌肉及腰背筋膜,用示指扩张通道后置入自制气囊,充气 500ml 以扩张腹膜后操作空间,维持 3～5min 后拔除	递血管钳 2 把、气囊和 50ml 注射器	
6. 建立辅助操作孔	在示指的引导下于左腋中线髂嵴上穿刺,放置 10mm Trocar	递 11# 刀片、10mm Trocar	
	在左腋前线肋缘下穿刺,放置 5mm Trocar	递 11# 刀片、5mm Trocar	
	在左腋后线第 12 肋缘下穿刺,放置 12mm Trocar,用 7# 丝线缝合固定	递 11# 刀片、12mm Trocar 和持 10×34"△"针,穿 7# 丝线	
7. 确认穿刺	置入镜头观察	递腔镜头,备碘伏纱布或温盐水	关闭无影灯,打开光源机,打开摄像主机
8. 建立气腹	连接气腹管	递气腹管	打开气腹机
9. 观察间隙	用腹腔镜观察腹膜后腔		根据术者要求调节光源亮度
10. 清理腹膜后脂肪	用超声刀分离腹膜外脂肪组织,下翻至髂窝	递超声刀、弯分离钳	

（续　表）

手术流程	手术步骤	器械护士配合	巡回护士配合
11. 打开肾周筋膜	用超声刀纵向切开肾筋膜囊（图 9-19）	递超声刀、弯分离钳	
12. 探及肾上腺	用超声刀在肾内上方的肾周脂肪囊分离至肾上腺（图 9-20）	递超声刀、无损伤抓钳	
13. 分离肾上腺外侧	用超声刀在肾内上方的肾周脂肪囊和前层筋膜囊之间分离至肾上腺（图 9-21）	递超声刀、无损伤抓钳	
14. 游离肾上极	用超声刀游离肾上极脂肪囊、肾上腺底部脂肪囊	递超声刀、无损伤抓钳	
15. 分离肾上腺	探查肾上腺边缘后，分离肾上腺周围脂肪，游离肾上腺动、静脉（图 9-22，图 9-23）	递超声刀、直角分离钳、无损伤抓钳、Hem-o-lock 施夹钳	
16. 切除肿瘤	用超声刀游离肾上腺周围组织（图 9-24），用 Hem-o-lock 夹闭动、静脉（图 9-25，图 9-26）	递超声刀、电钩、分离钳、Hem-o-lock 施夹钳	
17. 止血探查	用超声刀或双极在周围止血	递超声刀或双极	
18. 取出标本	将标本放在标本袋中	递标本袋、抓钳	
19. 腹腔冲洗	用生理盐水冲洗，然后再次检查有无出血	递冲洗管	提起准备好的 2～3 瓶 0.9% 生理盐水，放置在冲洗机上
20. 放置引流管	在肾上腺窝处留置引流管	递血管钳、乳胶引流管、持 10×34"△"针、穿 4# 丝线缝合固定	
21. 放尽余气	挤压或负压吸引		关闭各种仪器
22. 清点用物		清点器械、敷料、缝针和特殊用物	与器械护士共同清点，并详细记录在《手术物品清点记录单》上
23. 缝合伤口	缝合伤口，贴好敷贴	递 75% 乙醇纱布、持 11×17 "〇"针、穿 4# 线缝合肌肉和皮下组织，递 8×24 "△"针、穿 1# 丝线缝合皮肤。贴好敷料	开始撤收各种仪器
24. 器械处理	擦去器械表面血迹	器械交由供应室统一回收清洗、消毒、灭菌	按规定撤收设备，放置在仪器间内

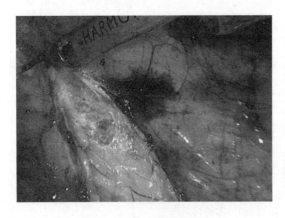

图 9-19　切开肾周筋膜

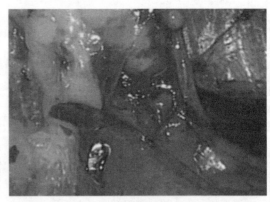

图 9-20　切开肾周脂肪

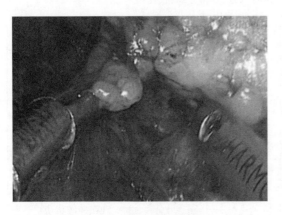

图 9-21　分离肾上腺脂肪

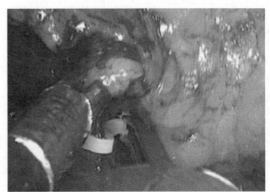

图 9-22　夹闭肾上腺血管

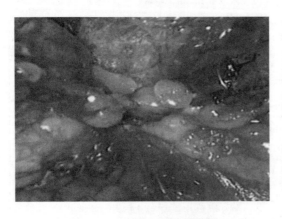

图 9-23　分离肾上腺周围脂肪

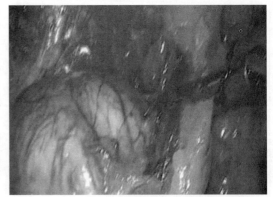

图 9-24　显露肾上腺

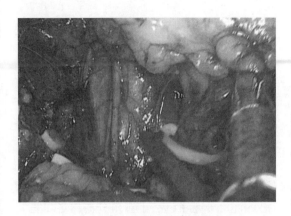

图 9-25　夹闭肾上腺动脉

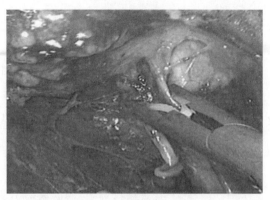

图 9-26　夹闭肾上腺静脉

七、护理要点和注意事项

1. 巡回护士要关注患者的尿量和生命体征,必要时分时间段记尿量;嗜铬细胞瘤切除手术会引起血压剧烈波动,要提前备好抢救药物,配合处理突发情况。

2. 在游离右侧肾上腺静脉时,由于右肾上腺静脉较短,应递无损伤钳分离,且尽量贴着右侧肾上腺,在结扎肾上腺静脉时,要保护好下腔静脉。

3. 随时与麻醉医师密切配合。

4. 若肿块组织较小,可以通过标本袋从 Trocar 内取出,较大的肿块则放入标本袋内,并适当扩大切口后取出。

5. 术中出血时,若出血来自肾上腺动脉等,可用超声刀、双极进行止血或直接用 Hem-o-lock 夹闭处理。在处理肾上腺中静脉时,若累及下腔静脉或左肾静脉出血时,要及时处理。

6. 在分离肾上腺时,尽量用无损伤抓钳。

第四节　后腹腔镜辅助下肾部分切除术

一、概述

后腹腔镜下肾部分切除术是保留肾单位肾部分切除,在后腹腔建立气腹,临时阻断肾的动脉血管,切除肾的肿瘤或病变组织,最大限度地保留肾的有效单位和功能组织,最后用可吸收线缝合伤口。术中肾动脉只是暂时阻断,最后还要恢复血供,阻断的时间要准确记录。本节以左侧为例说明。

二、适应证

1. 早期肾细胞癌,局限在肾上极或肾下极的多发性结石等良性病变。

2. 肾血管平滑肌脂肪瘤。

3. 对侧肾完全正常的肾肿瘤患者。

三、用物准备

1. **基础用物准备** 基础器械、敷料包、11#刀片、吸引器、导尿包、丝线（1#、4#、7#）、11×17"○"针、8×24"△"针、10×34"△"针、14#红色导尿管、8#手套、7#丝线、50ml 注射器、腹腔引流管（24#蘑菇头或乳胶管）、引流袋。

2. **腔镜仪器准备** 腹腔镜仪器 1 套（显示器、视频机、光源机、气腹机、分屏显示器、超声刀主机、高频电刀）。

3. **腔镜器械准备** 10mm 30°镜头 1 个、10mm Trocar 1 个、5mm Trocar 2 个、12mm Trocar 1 个、摄像头、光源线、气腹管、双极钳、双极线、冲洗器头、分离钳（直分离钳、弯分离钳各 1 把）、腔镜剪刀（直腔镜剪刀、弯腔镜剪刀各 1 把）、直角分离钳（大、小直角分离钳各 1 把）、无损伤抓钳 1 把、Hem-o-lock 施夹钳（大、中、小 Hem-o-lock 施夹钳各 1 把）、针持（直针持、弯针持各 1 把）、腔镜血管阻断夹（Bulldog）、超声刀手柄和刀头。

4. **一次性耗材** 可吸收夹、Hem-o-lock 夹、可吸收线（倒刺线）、止血纱布、一次性标本袋。

四、麻醉方式与体位

1. **麻醉方式** 全身麻醉。
2. **体位** 患者取右健侧卧位（升高腰桥、健侧下肢屈曲、患侧上肢伸直）。

五、入路

1. 在左腋中线髂峰上穿刺，置入 10mm Trocar。
2. 在左腋前线肋缘下穿刺，置入 5mm Trocar（左侧卧位时为 12mm Trocar，右侧卧位时为 5mm Trocar）。
3. 在左腋后线第 12 肋缘下穿刺，置入 12mm Trocar（左侧卧位时为 5mm Trocar，右侧卧位时为 12mm Trocar）。

六、手术配合

后腹腔镜辅助下肾部分切除术手术配合见表 9-3。

表 9-3　后腹腔镜辅助下肾部分切除术手术配合

手术流程	手术步骤	器械护士配合	巡回护士配合
1. 清点用物		清点器械、敷料、缝针和特殊用物等	与器械护士共同清点，并详细记录在《手术物品清点记录单》上
2. 消毒、铺无菌单	按常规进行消毒和铺无菌单	递消毒纱布、铺无菌单	协助消毒，监督医护人员铺无菌单
3. 固定连接	固定视频线、光源线、气腹管、摄像线、超声刀线、双极线，连接吸引器	递各种连线、纱布（备碘伏纱布或温盐水，擦拭镜头）	连接各种导线，遵医嘱将各仪器调至备用状态

（续　表）

手术流程	手术步骤	器械护士配合	巡回护士配合
4. 定位切口	在腋后线第 12 肋缘下 2cm 处切开皮肤、皮下组织	递巾钳 2 把、11# 刀片、血管钳	打开无影灯
5. 建立腹膜后间隙	钝性分开肌肉及腰背筋膜，用示指扩张通道后置入自制气囊，充气 500ml 以扩张腹膜后操作空间，维持 3～5min 后拔除	递血管钳 2 把、气囊和 50ml 注射器	
6. 建立辅助操作孔	在示指引导下于左腋中线髂嵴上穿刺，放置 10mm Trocar	递 11# 刀片、10mm Trocar	
	在左腋前线肋缘下穿刺，放置 5mm Trocar	递 11# 刀片、5mm Trocar	
	在左腋后线第 12 肋缘下穿刺，放置 12mm Trocar，用 7# 丝线缝合固定	递 11# 刀片、12mm Trocar 和持 10×34"△"针，穿 7# 丝线	
7. 确认穿刺	置入镜头观察	递腔镜头、碘伏纱布	关闭无影灯，打开光源机，打开摄像主机
8. 建立气腹	连接气腹管	递气腹管	打开气腹机
9. 观察间隙	用腹腔镜观察腹膜后腔		根据术者要求调节光源亮度
10. 清理腹膜后脂肪	用超声刀清除腹膜外脂肪组织	递超声刀、分离钳	
11. 打开肾周筋膜	用超声刀纵向切开肾筋膜囊（图 9-27）	递超声刀、无创分离钳	
12. 探及肾	游离肾周组织，暴露肾实质和肾肿瘤（图 9-28，图 9-29）	递超声刀、分离钳	
13. 游离肾动脉	用超声刀在腰大肌和肾背侧，分离肾门脂肪组织，用直角分离钳分离肾动脉（图 9-30）	递超声刀、分离钳、直角分离钳	
14. 临时阻断肾动脉	用血管阻断夹临时阻断肾动脉（图 9-31）	递直角分离钩、血管阻断夹	阻断时计时
15. 切除肿瘤	用组织剪沿肿瘤周围 0.5cm 分离肿瘤（图 9-32）	递剪刀、分离钳	
16. 修复创面	用倒刺线（可吸收线）分层牢固缝合，用 Hem-o-lock 夹夹闭（图 9-33，图 9-34）	递针持、倒刺线、Hem-o-lock 施夹钳	

（续　表）

手术流程	手术步骤	器械护士配合	巡回护士配合
17. 恢复血供	临时松开阻断夹，检查出血情况（图9-35，图9-36）	递阻断钳	
18. 止血探查	检查肾周和创面是否出血（图9-37，图9-38）	递超声刀，无损伤钳	
19. 取出标本	放入标本袋后，从腋后线取出（如标本较大则可适当延长切口）	递标本袋	
20. 腹腔冲洗	用0.9％生理盐水（灭菌注射用水）冲洗，然后再次检查有无出血	递冲洗管	提起准备好的2～3瓶0.9％生理盐水（灭菌注射用水），放置在冲洗机上
21. 放置引流管	放置引流管	递血管钳、乳胶引流管、持10×34"△"针、穿4#丝线缝合固定	
22. 放尽余气	挤压或负压吸引		关闭使用各种仪器
23. 清点用物		清点器械、敷料、缝针和特殊用物	与器械护士共同清点，并详细记录在《手术物品清点记录单》上
24. 缝合伤口	缝合伤口，贴好敷贴	递75％乙醇纱布、持11×17"○"针、穿4#线缝合肌肉和皮下组织，递8×24"△"针、穿1#丝线缝合皮肤。贴好敷料	开始撤收各仪器
25. 器械处理	擦去器械表面血迹	器械交由供应室统一回收清洗、消毒、灭菌	按规定撤收设备并放置在仪器间内

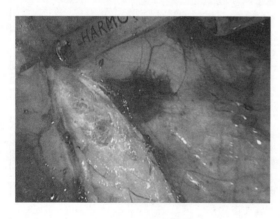

图9-27　切开肾筋膜

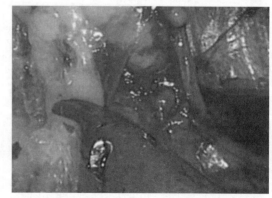

图9-28　切开肾周脂肪

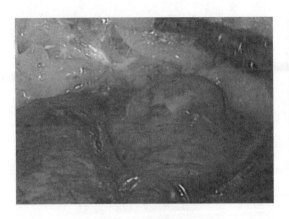

图 9-29　显露肾肿瘤

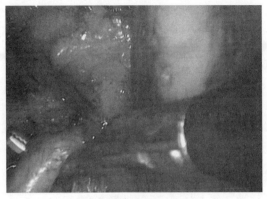

图 9-30　显露肾动脉

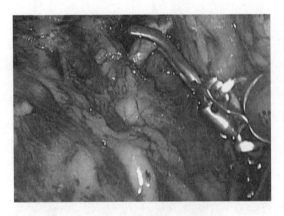

图 9-31　临时夹闭肾动脉

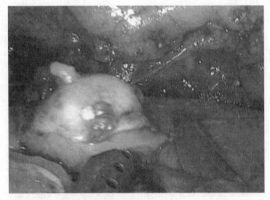

图 9-32　切除肾部分肿瘤

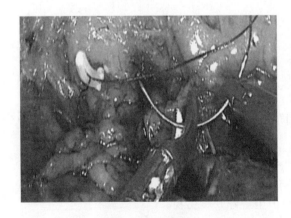

图 9-33　缝合肾

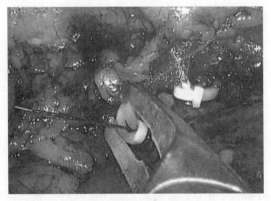

图 9-34　尾端夹闭缝合线

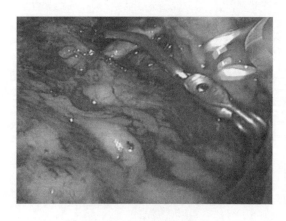

图 9-35 临时松开阻断夹

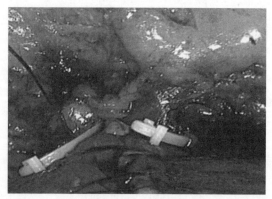

图 9-36 检查缝合

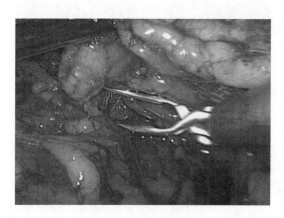

图 9-37 取出阻断夹

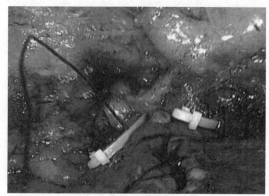

图 9-38 检查缝合效果

七、护理要点和注意事项

1. 提醒和监督手术医生无菌操作。

2. 在临时阻断肾动脉时,巡回护士计时,同时提醒麻醉医师计时,并记录在麻醉记录单上。肾阻断时间为 30min。

3. 在阻断肾动脉时,由巡回护士每 10 分钟,报时 1 次,肾阻断不要超过 30min。

4. 在阻断肾动脉时,如阻断的不是其主干,在切除肾肿瘤时易造成术中出血,如果出血较多,在腔镜下无法完成止血时要及时开腹。巡回护士备好开腹用物。

5. 为缩短阻断时间,巡回护士和器械护士应提前备好缝线和其他器械。不要因为器械护士手术步骤不清楚而导致阻断时间延长。

第五节　后腹腔镜辅助下单纯肾切除术

一、概述

1990 年 Clayman 成功实施第一例腹腔镜肾切除术,1992 年 Caur 使用自制气囊扩张腹膜后腔,成功开展后腹腔镜肾切除。该手术是经过腹膜后潜在间隙,采用气囊扩充空间来完成一系列操作。欧美等国多采用经腹腔途径手术,我国多采用经腹膜后途径。不管采用何种途径,手术仍有难度和挑战。本节以左侧为例说明。

二、适应证

1. 必须保证对侧肾功能正常。
2. 慢性肾盂肾炎。
3. 无功能肾结核。
4. 黄色肉芽肿性肾盂肾炎。
5. 慢性梗阻性肾病。
6. 肾血管性高血压致无功能肾。
7. 多囊肾(有症状的先天性或获得性肾囊肿)。
8. 巨大肾结石致无功能肾。

三、用物准备

1. **基础用物准备**　基础器械、敷料包、11#刀片、吸引器、导尿包、丝线(1#、4#、7#)、11×17"○"针、8×24"△"针、10×34"△"针、14#红色导尿管、8#手套、7#丝线、50ml 注射器、腹腔引流管(24#蘑菇头或乳胶管)、引流袋。

2. **腔镜仪器准备**　腹腔镜仪器 1 套(显示器、视频机、光源机、气腹机、分屏显示器、超声刀主机、高频电刀)。

3. **腔镜器械准备**　10mm 30°镜头 1 个、10mm Trocar 1 个、5mm Trocar 2 个、12mm Trocar 1 个、摄像头、光源线、气腹管、冲洗器头、双极线、双极钳、分离钳(直分离钳、弯分离钳各 1 把)、腔镜剪刀(直腔镜剪刀、弯腔镜剪刀各 1 把)、直角分离钳 1 把、无损伤抓钳 1 把、Hem-o-lock 施夹钳(大、中、小各 1 把)、针持(直针持、弯针持各 1 把)、超声刀手柄。

4. **一次性耗材**　超声刀刀头、Hem-o-lock 夹。

四、麻醉方式与体位

1. **麻醉方式**　全身麻醉。
2. **体位**　患者取右侧健侧卧位(升高腰桥、健侧下肢屈曲、患侧上肢伸直)。

五、入路

1. 在左腋中线髂嵴上穿刺,置入 10mm Trocar。
2. 在左腋前线肋缘下穿刺,置入 5mm Trocar(左侧卧位时为 12mm Trocar,右侧卧位时为 5mm Trocar)。

3. 在左腋后线第 12 肋缘下穿刺,置入 12mm Trocar(左侧卧位时为 5mm Trocar,右侧卧位时为 12mm Trocar)。

六、手术配合

后腹腔镜辅助下单纯肾切除术手术配合见表 9-4。

表 9-4　后腹腔镜辅助下单纯肾切除术手术配合

手术流程	手术步骤	器械护士配合	巡回护士配合
1. 清点用物		清点器械、敷料、缝针和特殊用物等	与器械护士共同清点,并详细记录在《手术物品清点记录单》上
2. 消毒、铺无菌单	按常规进行消毒和铺无菌单	递消毒纱布、铺无菌单	协助消毒,监督医护人员铺无菌单
3. 固定连接	固定视频线、光源线、气腹管、摄像线、超声刀线、电刀线,连接吸引器	递各种连线、纱布(备碘伏纱布或温盐水,擦拭镜头)	连接各种导线,遵医嘱将各仪器调至备用状态
4. 定位切口	在腋后线第 12 肋缘下 2cm 处切开皮肤、皮下组织	递巾钳 2 把、11# 刀片、血管钳	打开无影灯
5. 建立腹膜后间隙	钝性分开肌肉及腰背筋膜,用示指扩张通道后置入自制气囊,充气 500ml 以扩张腹膜后操作空间,维持 3~5min 后拔除	递血管钳 2 把、气囊和 50ml 注射器	
6. 建立辅助操作孔	在示指引导下于左腋中线髂嵴上穿刺,放置 10mm Trocar	递 11# 刀片、10mm Trocar	
	在左腋前线肋缘下穿刺,放置 5mm Trocar	递 11# 刀片、5mm Trocar	
	在左腋后线第 12 肋缘下穿刺,放置 12mm Trocar,用 7# 丝线缝合固定	递 11# 刀片、12mm Trocar 和持 10 × 34 "△"针,穿 7# 丝线	
7. 确认穿刺	置入镜头观察	递腔镜头、碘伏纱布	关闭无影灯,打开光源机,打开摄像主机
8. 建立气腹	连接气腹管	递气腹管	打开气腹机
9. 观察间隙	用腹腔镜观察腹膜后腔		根据术者要求调节光源亮度
10. 清理腹膜后脂肪	用超声刀清除腹膜外脂肪组织	递超声刀、分离钳	
11. 探及腹膜反折并分离	用超声刀在腹膜反折背侧纵向切开筋膜囊和脂肪囊	递超声刀、抓钳	

（续　表）

手术流程	手术步骤	器械护士配合	巡回护士配合
12. 游离肾	沿腹侧、肾上极、肾下极和背侧游离肾	递超声刀、无损伤钳、分离钳	
13. 探及肾门	探及肾门处，游离肾门脂肪，暴露肾蒂处	递超声刀、直角分离钳	
14. 处理肾蒂	沿腰大肌肾门处显露肾动脉，用超声刀游离肾动脉、肾静脉及其他血管	递超声刀、直角分离钳、剪刀	
15. 离断肾血管	用 Hem-o-lock 施夹钳在肾动脉远端夹闭 2 枚 Hem-o-lock 夹，在近侧夹闭 1 枚，从中间用剪刀剪断，同法处理肾静脉	递 Hem-o-lock 施夹钳、直角分离钳、剪刀	
16. 游离输尿管	沿腰大肌表面游离、显露输尿管。沿肾盂处往远端、近髂嵴处分别夹闭 2 枚 Hem-o-lock 夹，用剪刀在 2 枚 Hem-o-lock 夹中间剪断	递超声刀、分离钳、Hem-o-lock 施夹钳、剪刀	
17. 止血	降低气腹至 3～5mmHg，探查残面有无渗血	递超声刀、抓钳	调节气腹压力
18. 扩大切开，取出标本		递手术刀、电刀，纱垫	打开无影灯
19. 腹腔冲洗	用生理盐水冲洗腹腔后，再次检查有无出血	递冲洗管	提起准备好的 2～3 瓶 0.9% 生理盐水，放置在冲洗机上
20. 放置引流管	放置引流管	递血管钳、乳胶引流管、持 10×34"△"针、穿 4# 丝线缝合固定	
21. 放尽余气	挤压或负压吸引		关闭使用的各种仪器
22. 清点用物		清点器械、敷料、缝针和特殊用物	与器械护士共同清点，并详细记录在《手术物品清点记录单》上
23. 缝合伤口	缝合伤口，贴好敷贴	递 75% 乙醇纱布，持 11×17 "○"针、穿 4# 线缝合肌肉和皮下组织，递 8×24 "△"针、穿 1# 丝线缝合皮肤。贴好敷料	开始撤收各种仪器
24. 器械处理	擦去器械表面血迹	器械交由供应室统一回收清洗、消毒、灭菌	按规定撤收设备，并放置在仪器间内

七、护理要点和注意事项

1. 在处理肾静脉时,递给手术医师无创分离钳,先试阻断肾静脉,如果肾静脉充盈,则提示肾动脉未完全扎闭或存在侧支循环。

2. 止血时一定要降低气腹压力,一般调至 3～5mmHg。

3. 如分离肾血管损伤下腔静脉时要开腹止血,巡回护士应及时备好开腹用物。

第六节　后腹腔镜辅助下活体供肾摘取术

一、概述

1995 年 Ratner 等开展首例腹腔镜下活体供肾切取术,与开放手术相比,其减少术中创伤、止血彻底、缩短供肾者恢复时间,减少术后并发症。与国外不同,国内多采用腹膜后路行后腹腔镜下活体供肾摘取术,腹膜后路对腹腔内的脏器干扰轻微。右肾静脉较短,后腹腔镜下活体供肾摘取术多采用左肾,本节以左侧后腹腔镜下活体供肾摘取术为例阐述。

二、适应证

拟提供活体肾源的健康志愿者。

三、用物准备

1. **基础用物准备**　基础器械、敷料包、11# 刀片、吸引器、导尿包、丝线(1#、4#、7#)、11×17"○"针、8×24"△"针、10×34"△"针、14# 红色导尿管、8# 手套、7# 丝线、50ml 注射器、腹腔引流管(24# 蘑菇头或乳胶管)、引流袋、修肾器械、冰(500ml 0.9% 生理盐水)、冰桶、灌注液。

2. **腔镜仪器准备**　腹腔镜仪器 1 套(显示器、视频机、光源机、气腹机、分屏显示器、超声刀主机、高频电刀)。

3. **腔镜器械准备**　10mm 30°镜头 1 个、10mm Trocar 2 个、5mm Trocar 2 个、12mm Trocar 1 个、摄像头、光源线、气腹管、冲洗器头、双极钳、双极线、分离钳(直分离钳、弯分离钳各 1 把)、腔镜剪刀(直腔镜剪刀、弯腔镜剪刀各 1 把)、直角分离钳 1 把、无损伤抓钳 1 把、Hem-o-lock 施夹钳(大、中、小各 1 把)、针持(直针持、弯针持各 1 把)、超声刀手柄。

4. **一次性耗材**　超声刀刀头、Hem-o-lock 夹。

四、麻醉方式与体位

1. **麻醉方式**　全身麻醉。

2. **体位**　患者取右侧健侧卧位(升高腰桥、健侧下肢屈曲、患侧上肢伸直)。

五、入路

1. 在左腋中线髂嵴上穿刺,置入 10mm Trocar。

2. 在左腋前线肋缘下穿刺,置入 5mm Trocar(左侧卧位时为 12mm Trocar,右侧卧位时为 5mm Trocar)。

3. 在左腋后线第 12 肋缘下穿刺,置入 12mm Trocar(左侧卧位时为 5mm Trocar,右侧卧位时为 12mm Trocar)。

六、手术配合

后腹腔镜辅助下活体供肾摘取术手术配合见表 9-5。

表 9-5 后腹腔镜辅助下活体供肾摘取术手术配合

手术流程	手术步骤	器械护士配合	巡回护士配合
1. 清点用物		清点器械、敷料、缝针和特殊用物等	与器械护士共同清点,并详细记录在《手术物品清点记录单》上
2. 消毒、铺无菌单	按常规进行消毒和铺无菌单	递消毒纱布、铺无菌单	协助消毒,监督医护人员铺无菌单
3. 固定连接	固定视频线、光源线、气腹管、摄像线、超声刀线、电刀线,连接吸引器	递各种连线、纱布(备碘伏纱布或温盐水,擦拭镜头)	连接各种导线,遵医嘱将各仪器调至备用状态
4. 定位切口	在腋后线第 12 肋缘下 2cm 处切开皮肤、皮下组织	递巾钳 2 把、11# 刀片、血管钳	打开无影灯
5. 建立腹膜后间隙	钝性分开肌肉及腰背筋膜,用示指扩张通道后置入自制气囊,充气 500ml 以扩张腹膜后操作空间,维持 3~5min 后拔除	递血管钳 2 把、气囊和 50ml 注射器	
6. 建立辅助操作孔	在示指引导下于左腋中线髂嵴上穿刺,放置 10mm Trocar	递 11# 刀片、10mm Trocar	
	在左腋前线肋缘下穿刺,放置 5mm Trocar	递 11# 刀片、5mm Trocar	
	在左腋后线第 12 肋缘下穿刺,放置 12mm Trocar,用 7# 丝线缝合固定	递 11# 刀片、12mm Trocar 和持 10×34"△"针,穿 7# 丝线	
7. 确认穿刺	置入镜头观察	递腔镜头、碘伏纱布	关闭无影灯,打开光源机,打开摄像主机
8. 建立气腹	连接气腹管	递气腹管	打开气腹机
9. 观察间隙	用腹腔镜观察腹膜后腔		根据术者要求调节光源亮度
10. 清理腹膜后脂肪	用超声刀清除腹膜外脂肪组织	递超声刀、弯分离钳	
11. 显露肾	用超声刀纵向完全切开筋膜囊和脂肪囊,显露肾(图 9-39、图 9-40)	递超声刀、弯分离钳	

（续　表）

手术流程	手术步骤	器械护士配合	巡回护士配合
12. 游离肾	游离肾的腹侧,依次游离背侧、下极和上极(图9-41至图9-45)	递超声刀、弯分离钳	
13. 游离输尿管	游离输尿管至髂窝水平(图9-46)	递超声刀、分离钳	
14. 处理肾蒂	清晰显露肾蒂区域的血管结构,游离肾动脉、肾静脉,离断肾静脉分支	递超声刀、直角分离钳、Hem-o-lock 夹、剪刀	
15. 扩大切口	从腋前线 Trocar 向左下腹做长约 6cm 的切口,术者左手进入术野,把持肾	递手术刀、血管钳	准备灌注液
16. 离断输尿管	在输尿管远端用 Hem-o-lock 夹于近端剪断(图9-47,图9-48)	递 Hem-o-lock 夹、组织剪刀	
17. 离断肾动、静脉	用 Hem-o-lock 夹钳在肾静脉远端夹闭 2 枚 Hem-o-lock 夹,在近侧夹闭 1 枚,肾静脉用剪刀剪断肾静脉。同法快速处理肾动脉(图9-49)	递 Hem-o-lock 夹钳、剪刀	同时计时,记录热缺血时间
18. 取出肾	在切口处快速取出肾并快速灌注(图9-50,图9-51)	递灌注管,冰桶	打开灌注液,停止计时
19. 修肾	手术医师开始修肾		提前备好修肾器械和用物
20. 保存肾	将修好的肾放置于冰桶内		将冰桶放置于 4℃ 冰箱内保存并标识
21. 探查止血	用超声刀或双极在周围止血	递超声刀或双极	
22. 放置引流管	放置引流管	递血管钳、乳胶引流管、持 10×34"△"针、穿 4# 丝线缝合固定	
23. 清点用物		清点器械、敷料、缝针和特殊用物	与器械护士共同清点,并详细记录在《手术物品清点记录单》上
24. 缝合伤口	缝合伤口,贴好敷贴(图9-52)	递 75% 乙醇纱布、持 11×17"○"针、穿 4# 线缝合肌肉和皮下组织,递 10×34"△"针、穿 1# 丝线缝合皮肤。贴好敷料	开始撤收各仪器
25. 器械处理	擦去器械表面血迹	器械交由供应室统一回收清洗、消毒、灭菌	按规定撤收设备,并放置在仪器间内

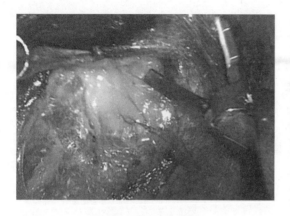

图 9-39　切开肾筋膜

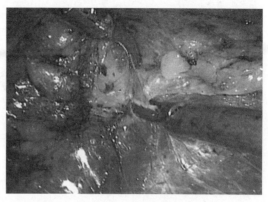

图 9-40　游离肾周脂肪

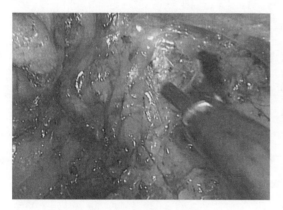

图 9-41　显露肾动脉鞘

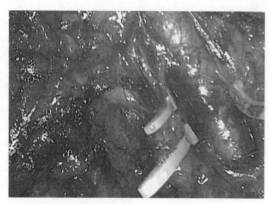

图 9-42　显露肾动脉

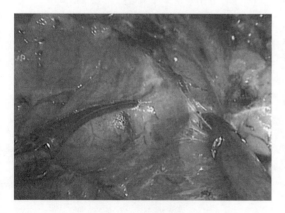

图 9-43　分离肾周脂肪

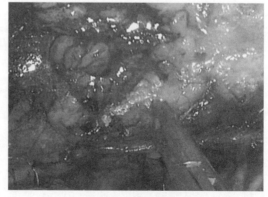

图 9-44　夹闭肾静脉分支

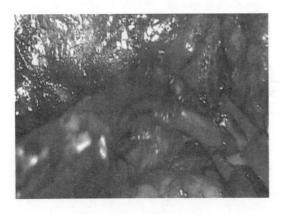

图 9-45　夹闭肾静脉分支

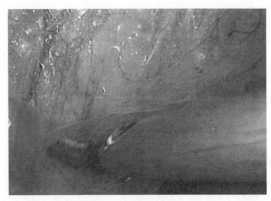

图 9-46　游离输尿管

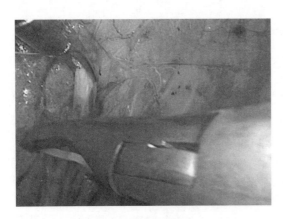

图 9-47　夹闭输尿管

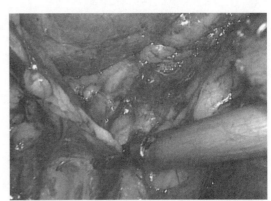

图 9-48　分离输尿管

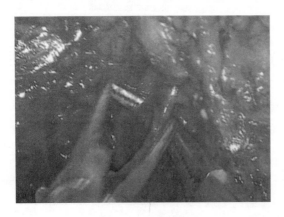

图 9-49　分离肾动脉

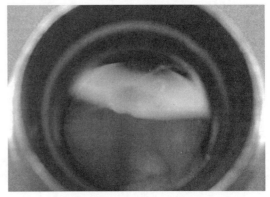

图 9-50　准备修肾器械

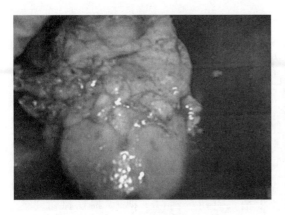

图 9-51　取出肾

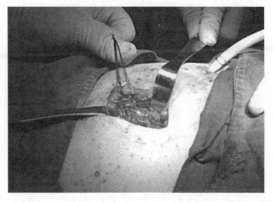

图 9-52　缝合伤口

七、护理要点和注意事项

1. 巡回护士在手术前核对手术同意书等亲属肾移植的相关证明和各项签字。

2. 巡回护士提前准备好冰桶和修肾器械,提前备好所用无菌冰块。

3. 巡回护士提前将肾灌注液备好,一般情况下肾灌注液冰冻保存,巡回护士要将肾灌注液提前融化好(根据手术医师使用习惯,要求在融化时袋内留有部分冰块),放置在冰箱 4℃ 保存。于待使用时备好。

4. 巡回护士要和手术医师紧密沟通,通知准备受体进行肾移植手术。

5. 巡回护士在准备修肾器械时,一定要清点器械和用物。

6. 将修好的肾放置在冰桶内,一定要小心保存并进行标示。

7. 器械护士要熟悉各手术步骤和用物准备,以免因护士原因延长肾的热缺血时间。巡回护士提前准备修肾用物,避免耽误手术进程。

8. 在修肾时会用到血管线,巡回护士要及时清点。

9. 缝合时要放低腰桥。

第七节　后腹腔镜辅助下根治性肾切除术

一、概述

1990 年 Clayman 成功实施第 1 例腹腔镜肾切除术,很快该术式应用于肾恶性肿瘤的治疗。在国内外已经将腹腔镜治疗肾癌手术作为标准术式。本节以左侧后腹腔镜下根治性肾切除术为例阐述。

二、适应证

该术式适用于局限于肾包膜内、无淋巴结转移、无肾静脉瘤栓的肾癌患者。

三、用物准备

1. **基础用物准备** 基础器械、敷料包、11#刀片、吸引器、导尿包、丝线(1#、4#、7#)、11×17"○"针、8×24"△"针、10×34"△"针、14#红色导尿管、8#手套、7#丝线、50ml注射器、腹腔引流管(24#蘑菇头或乳胶管)、引流袋。

2. **腔镜仪器准备** 腹腔镜仪器1套(显示器、视频机、光源机、气腹机、分屏显示器、超声刀主机、高频电刀)。

3. **腔镜器械准备** 10mm 30°镜头1个、10mm Trocar 1个、5mm Trocar 2个、12mm Trocar 2个、摄像头、光源线、气腹管、冲洗器头、双极钳、双极线、分离钳(直分离钳、弯分离钳各1把)、腔镜剪刀(直腔镜剪刀、弯腔镜剪刀各1把)、直角分离钳1把、无损伤抓钳1把、Hem-o-lock施夹钳(大、中、小各1把)、针持(直针持、弯针持各1把)、超声刀手柄。

4. **一次性耗材** 超声刀刀头、Hem-o-lock夹、可吸收夹、一次性标本袋。

四、麻醉方式与体位

1. **麻醉方式** 全身麻醉。

2. **体位** 患者取右侧健侧卧位(升高腰桥、健侧下肢屈曲、患侧上肢伸直)。

五、入路

1. 在左腋中线髂嵴上穿刺,置入10mm Trocar。

2. 在左腋前线肋缘下穿刺,置入5mm Trocar(左侧卧位时为12mm Trocar,右侧卧位时为5mm Trocar)。

3. 在左腋后线第12肋缘下穿刺,置入12mm Trocar(左侧卧位时为5mm Trocar,右侧卧位时为12mm Trocar)。

六、手术配合

后腹腔镜辅助下根治性肾切除术手术配合见表9-6。

表9-6 后腹腔镜辅助下根治性肾切除术手术配合

手术流程	手术步骤	器械护士配合	巡回护士配合
1. 清点用物		清点器械、敷料、缝针和特殊用物等	与器械护士共同清点,并详细记录在《手术物品清点记录单》上
2. 消毒、铺无菌单	按常规进行消毒和铺无菌单	递消毒纱布、铺无菌单	协助消毒,监督医护人员铺无菌单
3. 固定连接	固定视频线、光源线、双极线、气腹管、摄像线、超声刀线、电刀线,连接吸引器	递各种连线、纱布(备碘伏纱布或温盐水,擦拭镜头)	连接各种导线和负极板,遵医嘱将各仪器调至备用状态

（续　表）

手术流程	手术步骤	器械护士配合	巡回护士配合
4. 定位切口	在腋后线第 12 肋缘下 2cm 处切开皮肤、皮下组织	递巾钳 2 把、11# 刀片、血管钳	打开无影灯
5. 建立腹膜后间隙	钝性分开肌肉及腰背筋膜，用示指扩张通道后置入自制气囊，充气 500ml 以扩张腹膜后操作空间，维持 3～5min 后拔除	递血管钳 2 把、气囊和 50ml 注射器	
6. 建立辅助操作孔	在示指引导下于左腋中线髂峰上穿刺，放置 10mm Trocar	递 11# 刀片、10mm Trocar	
	在左腋前线肋缘下穿刺，放置 5mm Trocar	递 11# 刀片、5mm Trocar	
	在左腋后线第 12 肋缘下穿刺，放置 12mm Trocar，用 7# 丝线缝合固定	递 11# 刀片、12mm Trocar 和持 10×34"△"针，穿 7# 丝线	
7. 确认穿刺	置入镜头观察	递腔镜头、碘伏纱布	关闭无影灯，打开光源机，打开摄像主机
8. 建立气腹	连接气腹管	递气腹管	打开气腹机
9. 观察间隙	用腹腔镜观察腹膜后腔		根据术者要求调节光源亮度
10. 清除肾旁脂肪	用超声刀清理肾旁脂肪，显露侧锥筋膜（图 9-53）	递超声刀、抓钳	
11. 游离肾	用超声刀在腹膜反折背侧纵向切开锥筋膜。在肾后筋膜和腰肌筋膜之间分离（图 9-54）	递超声刀、抓钳	
12. 探及肾门	探及肾门处，暴露肾蒂处	递超声刀、无损伤抓钳	
13. 处理肾蒂	游离肾动脉、肾静脉、其他血管（图 9-55）	递超声刀、分离钩、剪刀	
14. 离断肾血管	用 Hem-o-lock 施夹钳在肾动脉远端夹闭 2 个 Hem-o-lock 夹，在近侧夹闭 1 个，从中间用剪刀剪断。同法处理肾静脉（图 9-56）	递 Hem-o-lock 施夹钳、分离钳、剪刀	
15. 游离肾上、下极	用超声刀游离肾上、下极	递超声刀、分离钳	
16. 游离肾上腺	游离肾上极组织，使肾上腺与肾分离（视病情而定是否切除肾上腺）（图 9-57）	递超声刀、无创分离钳	

（续　表）

手术流程	手术步骤	器械护士配合	巡回护士配合
17. 游离输尿管	沿肾盂处往远端、近髂嵴处分别夹闭 2 个 Hem-o-lock 夹，从 2 个 Hem-o-lock 夹中间剪断（图 9-58）	递超声刀、分离钳、剪刀、Hem-o-lock 施夹钳	
18. 扩大切口，取出标本	将切除标本放置于标本袋内，从腋前线 Trocar 向左下腹做长约 6cm 的切口。术者左手进入术野	递标本袋、抓钳、手术刀、电刀、血管钳、纱垫	打开无影灯
19. 探查止血	探查残面有无渗血	递电刀	
20. 腹腔冲洗	用灭菌注射用水冲洗腹腔后再次检查有无出血	递冲洗管	提起准备好的 2～3 瓶灭菌注射用水，放置在冲洗机上
21. 放置引流管	放置引流管	递血管钳、乳胶引流管、持 9×24"△"针、穿 4# 丝线缝合固定	
22. 清点用物		清点器械、敷料、缝针和特殊用物	与器械护士共同清点，并详细记录在《手术物品清点记录单》上
23. 缝合伤口	缝合伤口，贴好敷贴	递 75% 乙醇纱布、持 11×17"○"针、穿 4# 线缝合肌肉和皮下组织，递 8×24"△"针、穿 1# 丝线缝合皮肤，贴好敷料	开始撤收各种仪器
24. 器械处理	擦去器械表面血迹	器械交由供应室统一回收清洗、消毒、灭菌	按规定撤收设备，并放置在仪器间内

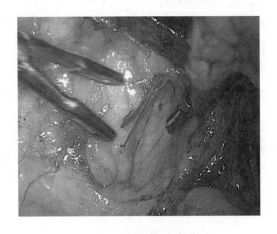

图 9-53　清除肾旁脂肪

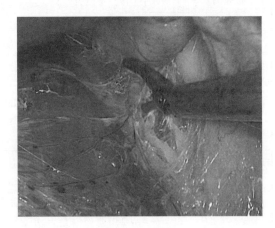

图 9-54　游离肾

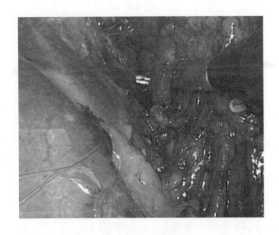

图 9-55　处理肾蒂

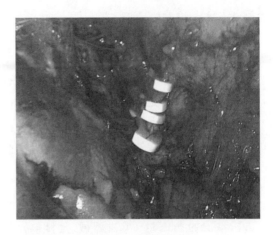

图 9-56　离断肾血管

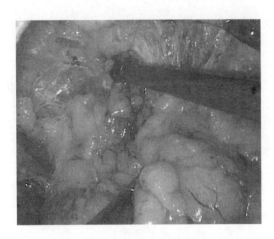

图 9-57　游离肾上腺

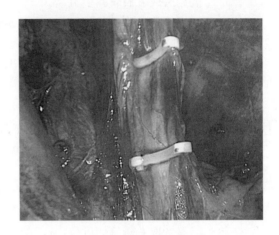

图 9-58　游离输尿管

七、护理要点和注意事项

1. 提醒手术医师取标本时切勿牵拉、撕扯标本袋，防止标本袋破裂，导致肿瘤细胞种植。
2. 取出标本后提醒手术医师更换手套。
3. 用灭菌注射用水冲洗腹腔。

第八节　后腹腔镜辅助下离断肾盂成形术

一、概述

1993 年美国 Schuessler 首次报道 5 例腹腔镜下离断肾盂成形手术。经过十几年的发展，腹腔镜下治疗肾盂输尿管连接部梗阻（ureteropelvic junction obstruction，UPJO）的各种术式已逐步成形，已成为临床一线治疗技术。国内还是以腹膜后入路，该途径可以减少漏尿对肠道的刺激。本节以左侧为例。

二、适应证

1. 原发性肾盂输尿管连接部梗阻合并积水、肾功能损害和（或）继发结石、感染。

2. 异位血管压迫输尿管连接部造成梗阻。

3. 输尿管高位开口。

4. 输尿管腔内扩张或内切开失败的 UPJO。

5. 马蹄肾或盆腔异位肾合并 UPJO。

三、用物准备

1. **基础用物准备** 基础器械、敷料包、11#刀片、吸引器、导尿包、丝线（1#、4#、7#）、11×17"○"针、8×24"△"针、10×34"△"针、14#红色导尿管、8#手套、7#丝线、50ml 注射器、腹腔引流管（24#蘑菇头或乳胶管）、引流袋。

2. **腔镜仪器准备** 腹腔镜仪器 1 套（显示器、视频机、光源机、气腹机、分屏显示器、超声刀主机、高频电刀）。

3. **腔镜器械准备** 10mm 30°镜头 1 个、10mm Trocar 1 个、5mm Trocar 2 个、12mm Trocar 1 个、摄像头、光源线、气腹管、冲洗器头、双极线、双极钳、分离钳（直分离钳、弯分离钳各 1 把）、腔镜剪刀（直腔镜剪刀、弯腔镜剪刀各 1 把）、直角分离钳 1 把、无损伤抓钳 1 把、Hem-o-lock 施夹钳（大、中、小各 1 把）、针持（直针持、弯针持各 1 把）、超声刀手柄。

4. **一次性耗材** Hem-o-lock 夹、双"J"管（成人 7F，小儿 5F）、超滑导丝、4-0 可吸收线。

四、麻醉方式与体位

1. **麻醉方式** 全身麻醉。

2. **体位** 患者取右侧健侧卧位（升高腰桥、健侧下肢屈曲、患侧上肢伸直）。

五、入路

1. 在左腋中线髂嵴上穿刺，置入 10mm Trocar。

2. 在左腋前线肋缘下穿刺，置入 5mm Trocar（左侧卧位时为 12mm Trocar，右侧卧位时为 5mm Trocar）。

3. 在左腋后线第 12 肋缘下穿刺，置入 12mm Trocar（左侧卧位时为 5mm Trocar，右侧卧位时为 12mm Trocar）。

六、手术配合

后腹腔镜辅助下离断肾盂成形术手术配合见表 9-7。

表 9-7　后腹腔镜辅助下离断肾盂成形术手术配合

手术流程	手术步骤	器械护士配合	巡回护士配合
1. 清点用物		清点器械、敷料、缝针和特殊用物等	与器械护士共同清点，并详细记录在《手术物品清点记录单》上
2. 消毒、铺无菌单	按常规进行消毒和铺无菌单	递消毒纱布、铺无菌单	协助消毒，监督医护人员铺无菌单
3. 固定连接	固定视频线、光源线、气腹管、摄像线、超声刀线、电刀线，连接吸引器	递各种连线、纱布（备碘伏纱布或温盐水，擦拭镜头）	连接各种导线，遵医嘱将各仪器调至备用状态
4. 定位切口	在腋后线第 12 肋缘下 2cm 处切开皮肤、皮下组织	递巾钳 2 把、11# 刀片、血管钳	打开无影灯
5. 建立腹膜后间隙	钝性分开肌肉及腰背筋膜，用示指扩张通道后置入自制气囊，充气 500ml 以扩张腹膜后操作空间，维持 3～5min 后拔除	递血管钳 2 把、气囊和 50ml 注射器	
6. 建立辅助操作孔	在示指引导下于左腋中线髂嵴上穿刺，放置 10mm Trocar	递手术刀、10mm Trocar	
	在左腋前线肋缘下穿刺，放置 5mm Trocar	递手术刀、5mm Trocar	
	在左腋后线第 12 肋缘下穿刺，放置 12mm Trocar，用 7# 丝线缝合固定	递手术刀、12mm Trocar，持 10×34"△"针，穿 7# 丝线	
7. 确认穿刺	置入镜头观察	递腔镜头、碘伏纱布	关闭无影灯，打开光源机，打开摄像主机
8. 建立气腹	连接气腹管	递气腹管	打开气腹机
9. 观察间隙	用腹腔镜观察腹膜后腔		根据术者要求调节光源亮度
10. 清理腹膜后脂肪	用超声刀清除腹膜外脂肪组织	递超声刀、弯分离钳	
11. 显露肾盂	用超声刀纵向切开筋膜囊和脂肪囊，游离肾背侧中、下极，充分显露肾盂和输尿管（图 9-59，图 9-60）	递超声刀、弯分离钳	
12. 分离肾盂和输尿管	分离肾盂和输尿管，显露输尿管狭窄位置（图 9-61，图 9-62）	递超声刀、无损伤抓钳	
13. 不完全离断肾盂	用剪刀弧形不完全剪开肾盂（图 9-63），纵行剪开输尿管（超出狭窄处 2cm）	递弯分离钳、弯剪刀	

（续　表）

手术流程	手术步骤	器械护士配合	巡回护士配合
14. 吻合肾盂、输尿管	用 5-0 可吸收线将肾盂下角和输尿管最低处缝合（图 9-64，图 9-65）	递 5-0 可吸收线、无损伤抓钳	
15. 离断输尿管	在输尿管狭窄远端剪断输尿管	递剪刀、无损伤抓钳	
16. 修剪肾盂	用剪刀修剪肾盂	递剪刀、无损伤抓钳	
17. 缝合吻合口	连续缝合吻合口和肾盂	递抓钳、针持	
18. 置入双"J"管	通过 Trocar 置入双"J"管（图 9-66）	递双"J"管	
19. 缝合吻合口前壁	间断缝合吻合口前壁（图 9-67）	递针持、无损伤抓钳	
20. 放置引流管	放置引流管	递血管钳、乳胶引流管、持 10×34"△"针、穿 4[#] 丝线缝合固定	
21. 放尽余气	挤压或负压吸引		关闭使用的各种仪器
22. 清点用物		清点器械、敷料、缝针和特殊用物	与器械护士共同清点，并详细记录在《手术物品清点记录单》上
23. 缝合伤口	缝合伤口，贴好敷贴	递 75％乙醇纱布、持 11×17"○"针、穿 4[#] 丝线缝合肌肉和皮下组织，递 8×24"△"针、穿 1[#] 丝线缝合皮肤。贴好敷料	开始撤收各种仪器
24. 器械处理	擦去器械表面血迹	器械交由供应室统一回收清洗、消毒、灭菌	按规定撤收设备，放置在仪器间内

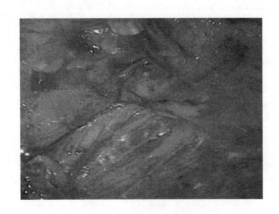

图 9-59　显露输尿管

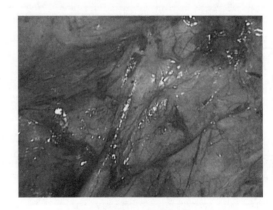

图 9-60　显露肾盂

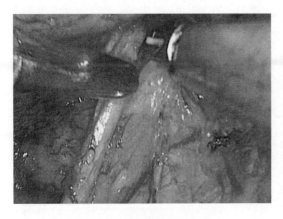

图 9-61　游离输尿管、肾盂

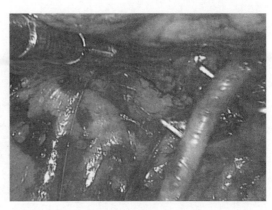

图 9-62　显露肾盂

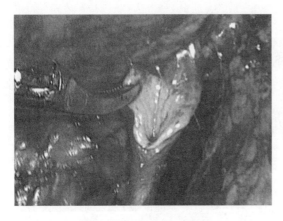

图 9-63　不完全剪开肾盂

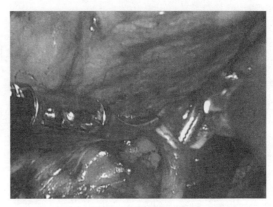

图 9-64　扩张肾盂

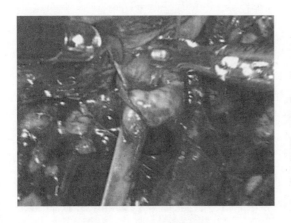

图 9-65　置入亲水导丝

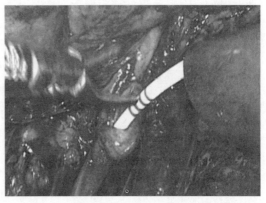

图 9-66　置入双"J"管

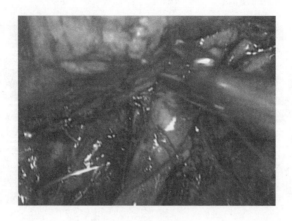

图 9-67　缝合肾盂

七、护理要点和注意事项

1. 双"J"管的型号在使用前一定要由手术医师亲自确认。

2. 一定要准备好液状石蜡以作润滑使用。

第九节　后腹腔镜辅助下输尿管切开取石术

一、概述

自从腔镜泌尿外科技术应用以来,输尿管结石的治疗有了突破性的发展,特别是经皮技术的发展,输尿管取石的开放手术基本上已被取代,现阶段,大多数的输尿管结石可通过体外冲击碎石、输尿管镜和经皮肾镜碎石及后腹腔镜下输尿管切开取石术来治疗。本节以左侧输尿管切开取石为例,主要介绍后腹腔镜下输尿管切开取石术。

二、适应证

1. 较大的、嵌顿在输尿管上段过硬的结石。

2. 其他手段不能击碎的结石(如超声气压弹道等)或碎石失败。

3. 输尿管结石引起孤独肾发生完全梗阻或尿闭的患者。

三、用物准备

1. 基础用物准备　基础器械、敷料包、11#刀片、吸引器、导尿包、丝线(1#、4#、7#)、11×17"○"针、8×24"△"针、10×34"△"针、14#红色导尿管、8#手套、7#丝线、50ml注射器、腹腔引流管(24#蘑菇头或乳胶管)、引流袋。

2. 腔镜器械准备　10mm 30°镜头 1 个、10mm Trocar 1 个、5mm Trocar 2 个、12mm Trocar 1 个、摄像头、光源线、气腹管、双极线、双极钳、冲洗器头、分离钳(直分离钳、弯分离钳各 1 把)、腔镜剪刀(直腔镜剪刀、弯腔镜剪刀各 1 把)、直角分离钳 1 把、无损伤抓钳 1 把、取石钳 1 把、Hem-o-lock 施夹钳(大、中、小各 1 把)、针持(直针持、弯针持各 1 把)、超声刀手柄。

3. 一次性耗材 Hem-o-lock 夹、双"J"管(成人 7F,小儿 5F)、超滑导丝、4-0 可吸收线。

四、麻醉方式与体位

1. 麻醉方式 全身麻醉。

2. 体位 患者取右侧健侧卧位(升高腰桥、健侧下肢屈曲、患侧上肢伸直)。

五、入路

1. 在左腋中线髂嵴上穿刺,置入 10mm Trocar。

2. 在左腋前线肋缘下穿刺,置入 5mm Trocar(左侧卧位时为 12mm Trocar,右侧卧位时为 5mm Trocar)。

3. 在左腋后线第 12 肋缘下穿刺,置入 12mm Trocar(左侧卧位时为 5mm Trocar,右侧卧位时为 12mm Trocar)。

六、手术配合

后腹腔镜辅助下输尿管切开取石术手术配合见表 9-8。

表 9-8 后腹腔镜辅助下输尿管切开取石术手术配合

手术流程	手术步骤	器械护士配合	巡回护士配合
1. 清点用物		清点器械、敷料、缝针和特殊用物等	与器械护士共同清点,并详细记录在《手术物品清点记录单》上
2. 消毒、铺无菌单	按常规进行消毒和铺无菌单	递消毒纱布、铺无菌单	协助消毒,监督医护人员铺无菌单
3. 固定连接	固定视频线、光源线、气腹管、摄像线、超声刀线、电刀线,连接吸引器	递各种连线、纱布(备碘伏纱布或温盐水,擦拭镜头)	连接各种导线和负极板,遵医嘱将各仪器调至备用状态
4. 定位切口	在腋后线第 12 肋缘下 2cm 处切开皮肤、皮下组织	递巾钳 2 把、递 11# 刀片、血管钳	打开无影灯
5. 建立腹膜后间隙	钝性分开肌肉及腰背筋膜,用示指扩张通道后置入自制气囊,充气 500ml 以扩张腹膜后操作空间,维持 3～5min 后拔除	递血管钳 2 把、气囊和 50ml 注射器	
6. 建立辅助操作孔	在示指引导下于左腋中线髂嵴上穿刺,放置 10mm Trocar	递 11# 刀片、10mm Trocar	
	在左腋前线肋缘下穿刺,放置 5mm Trocar	递 11# 刀片、5mm Trocar	
	在左腋后线第 12 肋缘下穿刺,放置 12mm Trocar,用 7# 丝线缝合固定	递 11# 刀片、12mm Trocar 和持 10×34"△"针,穿 7# 丝线	

（续　表）

手术流程	手术步骤	器械护士配合	巡回护士配合
7. 确认穿刺	置入镜头观察	递腔镜头、碘伏纱布	关闭无影灯,打开光源机。打开摄像主机
8. 建立气腹	连接气腹管	递气腹管	打开气腹机
9. 观察间隙	用腹腔镜观察腹膜后腔		根据术者要求调节光源亮度
10. 清理腹膜后脂肪	用超声刀清理腹膜外脂肪组织	递超声刀、弯分离钳	
11. 显露输尿管	用超声刀沿背侧切开筋膜,在肾背侧沿腰大肌游离,显露输尿管(图 9-68)	递超声刀、弯分离钳	
12. 显露结石部位	在输尿管上段找到结石处	递超声刀、分离钳	
13. 切开输尿管	用无损伤钳夹住输尿管结石处上端,用剪刀纵行切开输尿管(图 9-69)	递无损伤钳和剪刀	
14. 取出结石	用取石钳取出结石(图 9-70,图 9-71)	递取石钳和弯分离钳	
15. 置入双"J"管	将双"J"管从输尿管切口置入(图 9-72)	递抓钳和双"J"管	
16. 缝合输尿管	用 5-0 可吸收线间断缝合输尿管	递持针器和 5-0 可吸收线	
17. 放置引流管	放置引流管	递血管钳,乳胶引流管、持 10×34 "△"针、穿 $4^\#$ 丝线缝合固定	
18. 放尽余气	挤压或负压吸引		关闭使用的各种仪器
19. 清点用物		清点器械、敷料、缝针和特殊用物	与器械护士共同清点,并详细记录在《手术物品清点记录单》上
20. 缝合伤口	缝合伤口,贴好敷贴	递 75% 乙醇纱布,持 11×17 "○"针、穿 $4^\#$ 丝线缝合肌肉和皮下组织,递 8×24 "△"针、穿 $1^\#$ 丝线缝合皮肤,贴好敷料	开始撤收各种仪器
21. 器械处理	擦去器械表面血迹	器械交由供应室统一回收清洗、消毒、灭菌	按规定撤收设备,并放置在仪器间内

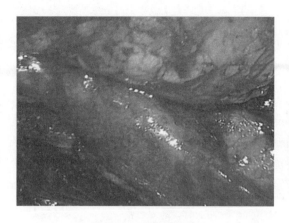

图 9-68 显露输尿管

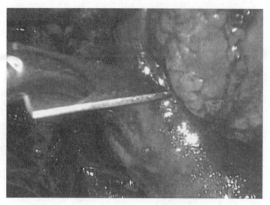

图 9-69 切开输尿管

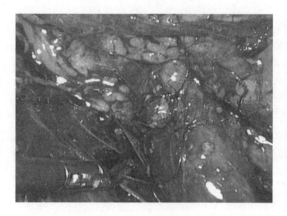

图 9-70 扩张切口

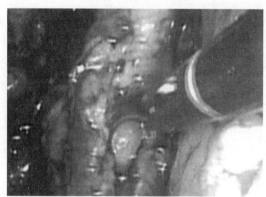

图 9-71 取出结石

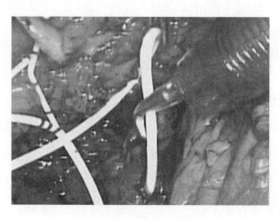

图 9-72 置入双"J"管

第十节 腹腔镜辅助下前列腺癌根治术

一、概述

腹腔镜辅助下根治性前列腺癌切除术于 1991 年完成,当时开展此类手术时间长,许多技术难题无法控制,与开腹手术相比没有优势可言;随着这项技术的日臻成熟和不断改进,1997年报道第 1 例经腹膜外途径的腹腔镜下根治性前列腺癌切除术;随着 30 余年的手术技术发展和完善,该手术已经成为微创优势明显、效果满意的临床技术。目前国内大多使用腹膜外途径开展该手术,国外普遍采用腹腔途径开展手术。

二、适应证

1. 局限性前列腺癌患者。
2. 身体情况良好且无严重的心肺疾病患者。

三、用物准备

1. **基础用物准备** 基础器械、敷料包、11#刀片、吸引器、导尿包、丝线(1#、4#、7#)、11×17"○"针、8×24"△"针、10×34"△"针、14#红色导尿管、8#手套、7#丝线、50ml 注射器、腹腔引流管(24#蘑菇头或乳胶管)、引流袋。

2. **腔镜仪器准备** 腹腔镜仪器 1 套(显示器、视频机、光源机、气腹机、分屏显示器、超声刀主机、高频电刀)。

3. **腔镜器械准备** 10mm 30°镜头 1 个、气腹针、10mm Trocar 1 个、5mm Trocar 3 个、12mm Trocar 2 个、摄像头、光源线、双极线、双极钳、气腹管、冲洗器头、分离钳(直分离钳、弯分离钳各 1 把)、腔镜剪刀(直腔镜剪刀、弯腔镜剪刀各 1 把)、直角分离钳 1 把、无损伤抓钳 1把、Hem-o-lock 施夹钳 3 把(大、中、小各 1 把)、针持(直针持、弯针持各 1 把)、超声刀手柄、可吸收施夹钳、有槽探针。

4. **一次性耗材** 超声刀刀头、Hem-o-lock 夹、可吸收夹、直线切割器、吻合器、一次性标本袋(可用手套自制)。

四、麻醉方式与体位

1. **麻醉方式** 全身麻醉。
2. **体位** 患者取仰卧位(头低足高 15°)。

五、入路

1. 在脐下缘穿刺,置入 10mm Trocar。
2. 在左侧经腹直肌旁脐下 3~4cm 处穿刺,置入 12mm Trocar。
3. 在右侧经腹直肌旁脐下 3~4cm 处穿刺,置入 5mm Trocar。
4. 在左髂前上棘内侧 3~4cm 处穿刺,置入 5mm Trocar。
5. 在右髂前上棘内侧 3~4cm 处穿刺,置入 5mm Trocar。

六、手术配合

腹腔镜辅助下前列腺癌根治术手术配合见表 9-9。

表 9-9　腹腔镜辅助下前列腺癌根治术手术配合

手术流程	手术步骤	器械护士配合	巡回护士配合
1. 清点用物		清点器械、敷料、缝针和特殊用物等	与器械护士共同清点，并详细记录在《手术物品清点记录单》上
2. 消毒、铺无菌单	按常规进行消毒和铺无菌单	递消毒纱布、铺无菌单	协助消毒，监督医护人员铺无菌单
3. 固定连接	固定视频线、光源线、气腹管、摄像线、超声刀线、电刀线，连接吸引器	递各种连线、纱布（备碘伏纱布或温盐水，擦拭镜头）	连接各种导线和负极板，遵医嘱将各仪器调至备用状态
4. 建立气腹	用刀切开长 2cm 的皮肤切口，用止血钳扩开肌层，再用示指钝性进入下腹部腹膜外间隙，用手套气囊进入腹膜外间隙，向内注气 500ml，以扩张腹膜外间隙，置入 10mm Trocar	递 11# 刀片、血管钳、50ml 注射器、自制气囊、10mm Trocar、气腹管	打开气腹机
5. 探查盆腔	置入腔镜头并探查盆腔后，在腹腔镜监视下建立通道	递腔镜头，碘伏纱布备用	打开摄像机、光源机，关闭无影灯
6. 建立操作通道	在左侧经腹直肌旁脐下 3～4cm 处穿刺，置入 12mm Trocar	递 11# 刀片、12mm Trocar	
	在右侧经腹直肌旁脐下 3～4cm 处穿刺，置入 5mm Trocar	递 11# 刀片、5mm Trocar	
	在左髂前上棘内侧 3～4cm 处穿刺，置入 5mm Trocar	递 11# 刀片、5mm Trocar	
	在右髂前上棘内侧 3～4cm 处穿刺，置入 5mm Trocar	递 11# 刀片、5mm Trocar	
7. 清扫淋巴结	游离血管和输尿管，清扫双侧盆腔淋巴结	递分离钩、超声刀、无损伤钳	提前打开并测试超声刀
8. 切开盆内筋膜	用超声刀切开盆内筋膜（图 9-73）	递超声刀	
9. 离断耻骨前列腺韧带	用超声刀离断耻骨前列腺韧带（图 9-74）	递超声刀、分离钳	
10. 缝合阴茎背深静脉丛	持 2-0 可吸收线 8 字缝合阴茎背深静脉丛（图 9-75）	递超声刀、针持、2-0 可吸收线（根据需要和医师习惯持针）	

手术流程	手术步骤	器械护士配合	巡回护士配合
11. 离断膀胱颈	辨认膀胱颈与前列腺分界线，锐性分离并离断	递超声刀、分离钳	
12. 离断输精管	在前列腺后方进行分离（图 9-76）	递超声刀、分离钳	
13. 离断精囊动脉		递血管夹、超声刀	
14. 切开筋膜	寻找直肠前脂肪，在前列腺后正中水平切开筋膜	递无损伤钳、超声刀	
15. 处理前列腺血管蒂	牵拉精囊，显露血管蒂，紧贴前列腺包膜至前列腺尖部	递超声刀、血管钳和血管夹	
16. 离断前列腺尖部及其尿道	钳夹、牵拉前列腺尖部，显露尿道直肠肌，侧面剪断（图 9-77）	递无损伤钳、超声刀	
17. 拔出导尿管，插入有槽探针		递有槽探针	
18. 缝合膀胱、尿道	缝合膀胱颈部和尿道（图 9-78）	递 2-0 可吸收线、针持	
19. 检查是否漏液并进行压迫止血	置入气囊导尿管，并将气囊导尿管缝在尿道外口包皮上	递 2-0 可吸收线、针持、气囊导尿管、注射器和引流袋	
20. 取出标本	将标本放在标本袋中	递标本袋、抓钳	
21. 腹腔冲洗	用生理盐水冲洗腹腔后，再次检查有无出血	递冲洗管	提起准备好的 2～3 瓶 0.9％生理盐水，放置在冲洗机上
22. 放置引流管	留置引流管	递血管钳、乳胶引流管，持 10×34"△"针、穿 4# 丝线缝合固定	
23. 放尽余气	挤压或负压吸引		关闭使用的各种仪器
24. 清点用物		清点器械、敷料、缝针和特殊用物	与器械护士共同清点，并详细记录在《手术物品清点记录单》上
25. 缝合伤口	缝合伤口，贴好敷料	递 75％乙醇纱布，持 11×17 "○"针、穿 4# 丝线缝合肌肉和皮下组织，递 8×24 "△"针、穿 1# 丝线缝合皮肤，贴好敷料	开始撤收各种仪器
26. 器械处理	擦去器械表面血迹	器械交由供应室统一回收清洗、消毒、灭菌	按规定撤收设备，并放置在仪器间内

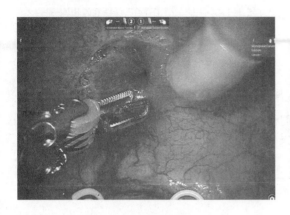

图 9-73　切开黏膜

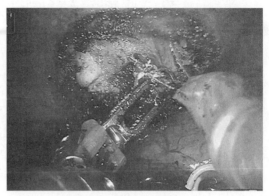

图 9-74　游离耻骨前列腺韧带

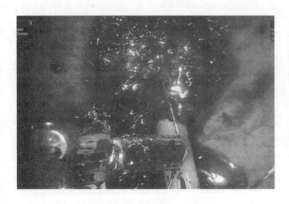

图 9-75　缝合背侧复合体

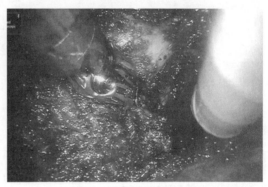

图 9-76　游离前列腺、精囊

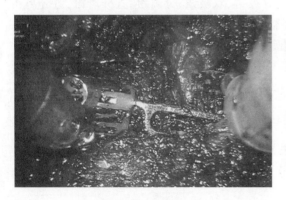

图 9-77　切断尿道

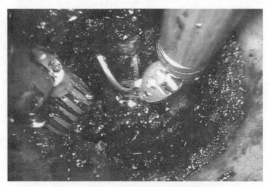

图 9-78　缝合膀胱颈部和尿道

第十一节　腹腔镜辅助下膀胱癌根治术＋回肠代膀胱术

一、概述

腹腔镜技术很早就用于膀胱疾病的临床诊疗,但肿瘤始终是一个难题,经过不断的反复实践和比较,证明该手术的术后恢复时间和手术创伤都比开放手术具有明显的优势,该手术就是切除膀胱、前列腺、精囊腺(女性包括子宫和双附件)及其盆腔淋巴结清扫,用回肠进行代替,已被广大的临床医师和患者所接受。直肠代膀胱手术配合基本与该手术相同,离断肠管后乙状结肠近端做皮肤造口,缝合直肠残端,形成直肠尿囊,输尿管与直肠吻合,置入双"J"管。

二、适应证

1. 肌层浸润的局限性膀胱移行细胞癌、复发性膀胱移行细胞癌、原位癌及膀胱非移行细胞癌等。

2. 正位膀胱适应证:尿道残端 2cm 内无肿瘤侵犯;无前尿道狭窄,尿道括约肌及盆底肌功能正常;无肠道切除史;术中快速切片证明尿道残端无肿瘤。

三、用物准备

1. **基础用物准备**　基础器械、敷料包、10$^\#$刀片、11$^\#$刀片、吸引器、导尿包、丝线(1$^\#$、4$^\#$、7$^\#$)、11×17"○"针、8×24"△"针、10×34"△"针、14$^\#$红色导尿管、8$^\#$手套、7$^\#$丝线、50ml 注射器、腹腔引流管(24$^\#$蘑菇头或乳胶管)、引流袋。

2. **腔镜仪器准备**　腹腔镜仪器 1 套(显示器、视频机、光源机、气腹机、分屏显示器、超声刀主机、高频电刀)。

3. **腔镜器械准备**　10mm 30°镜头 1 个、10mm Trocar 1 个、5mm Trocar 3 个、12mm Trocar 2 个、摄像头、光源线、气腹管、冲洗器头、双极钳、双极线、分离钳(直分离钳、弯分离钳各 1 把)、腔镜剪刀(直腔镜剪刀、弯腔镜剪刀各 1 把)、直角分离钳 1 把、无损伤抓钳 1 把、Hem-o-lock 施夹钳(大、中、小各 1 把)、针持(直针持、弯针持各 1 把)、超声刀手柄。

4. **一次性耗材**　超声刀刀头、Hem-o-lock 夹、可吸收夹、直线切割器、吻合器、一次性标本袋。

四、麻醉方式与体位

1. **麻醉方式**　全身麻醉。

2. **体位**　患者取平卧位(双下肢外展、膝关节微屈)。

五、入路

1. 在脐下缘穿刺,放置 10mm Trocar。

2. 在左侧经腹直肌旁脐下两指穿刺,放置 5mm Trocar。

3. 在右侧经腹直肌旁脐下两指穿刺,放置 12mm Trocar。

4. 在左髂前上棘内侧穿刺,放置 5mm Trocar。

5. 在右髂前上棘内侧穿刺,放置 5mm Trocar。

六、手术配合

腹腔镜辅助下膀胱癌根治术＋回肠代膀胱术手术配合见表 9-10。

表 9-10　腹腔镜辅助下膀胱癌根治术＋回肠代膀胱术手术配合

手术流程	手术步骤	器械护士配合	巡回护士配合
1. 清点用物		清点器械、敷料、缝针和特殊用物等	与器械护士共同清点，并详细记录在《手术物品清点记录单》上
2. 消毒、铺无菌单	按常规进行消毒和铺无菌单	递消毒纱布、铺无菌单	协助消毒，监督医护人员铺无菌单
3. 固定连接	固定视频线、光源线、气腹管、摄像线、超声刀线、电刀线，连接吸引器	递各种连线、纱布（备碘伏纱布或温盐水，擦拭镜头）	连接各种导线，遵医嘱将各仪器调至备用状态
4. 建立气腹	在脐下 1cm 处做一长约 3cm 的切口，上提腹壁后切开各层入腹腔，将 10mm Trocar 套管置入腹腔，缝合以缩小切口并确保不漏气	递纱布、巾钳、11# 刀片、止血钳、10mm Trocar、持 10×34"△"针、穿 7# 丝线	根据手术需要调节进气流速，关闭无影灯
5. 探查盆腔	置入腔镜头探查盆腔后，在腹腔镜监视下建立通道	递腔镜头	打开摄像机、光源机
6. 建立通路	在左侧经腹直肌旁脐下两指穿刺，放置 5mm Trocar	递 11# 刀片、纱布、5mm Trocar	
	在右侧经腹直肌旁脐下两指穿刺，放置 12mm Trocar	递 1# 刀片、12mm Trocar	
	在左髂前上棘内侧穿刺，放置 5mm Trocar	递 11# 刀片、5mm Trocar	
	在右髂前上棘内侧穿刺，放置 5mm Trocar	递 11# 刀片、5mm Trocar	
7. 清扫淋巴结	游离血管和输尿管，清扫双侧盆腔淋巴结（图 9-79）	递分离钩、超声刀、无损伤钳	提前打开并测试超声刀、电刀
8. 游离双侧输尿管	在左、右髂总动脉分叉处用超声刀游离双侧输尿管	递超声刀	
9. 游离输精管、精囊、前列腺后壁	用超声刀依次游离输精管、精囊、前列腺后壁	递超声刀、分离钳、2-0 可吸收线、针持	
10. 处理韧带和动、静脉	用超声刀离断韧带，用 Hem-o-lock 夹钳夹闭动、静脉	递超声刀、钳夹、剪刀	

（续　表）

手术流程	手术步骤	器械护士配合	巡回护士配合
11. 游离膀胱前壁，显露耻骨后间隙	显露膀胱前壁	递 50ml 注射器	
	离断前列腺韧带和阴茎背深静脉浅支	递超声刀、血管夹	
	显露肛提肌、前列腺尖部	递分离钳	
12. 缝合背深静脉复合体	用 2-0 可吸收线缝合背深静脉复合体	递针持持 2-0 可吸收线	
13. 离断尿道		递超声刀、分离钳和钳夹	
14. 游离血管蒂		递分离钳、血管夹或超声刀、LigSure 或直线切割器	
15. 切除输尿管、膀胱	用超声刀切断输尿管和膀胱（图 9-80）	递超声刀、钳夹	
16. 停气、撤器械、扩大切口		接器械，递电刀、纱布垫、刀片、血管钳	打开无影灯
17. 取出标本		递标本袋	
18. 切取肠管	游离肠系膜	递蚊式钳、肠钳、1# 丝线	
	切取肠管（图 9-81）	递肠钳、有齿直钳、10# 刀片	
	清洗肠管（图 9-84）	递聚维酮碘（稀释 20 倍）	配清洗液
	吻合回肠（图 9-82）	递线形切割吻合器（2 个）	
19. 缝制新膀胱	（图 9-85）	递 3-0 可吸收线	
20. 输尿管再植	左右两侧放置双"J"管，吻合输尿管回肠（图 9-86）	递液状石蜡、双"J"管、5-0 可吸收	
21. 回肠新膀胱与尿道口吻合	将新膀胱放入腹腔，关腹，再次充气	递针线、充气管	
	置入尿管，缝合尿道和新膀胱颈（图 9-83）	递 2-0 可吸收线	
22. 留置尿管	留置三腔导尿管	递尿管	
23. 冲洗	用生理盐水冲洗腹腔后，再次检查有无出血	递冲洗管	
24. 放置引流管	留置引流管	递血管钳、乳胶引流管、持 10×34"△"针、穿 4# 丝线缝合固定	
25. 清点用物		清点器械、敷料、缝针和特殊用物	与器械护士共同清点，并详细记录在《手术物品清点记录单》上

（续　表）

手术流程	手术步骤	器械护士配合	巡回护士配合
26. 缝合伤口	缝合伤口，包扎	递 75％乙醇纱布、持 11×17 "○"针、穿 4#丝线缝合肌肉和皮下组织，递 8×24 "△"针、穿 1#丝线缝合皮肤。贴好敷料	开始撤收各种仪器
27. 器械处理	擦去器械表面血迹	器械交由供应室统一回收清洗、消毒、灭菌	按规定撤收设备，并放置在仪器间内

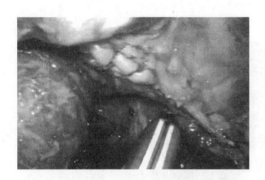

图 9-79　扩大盆腔淋巴结清扫

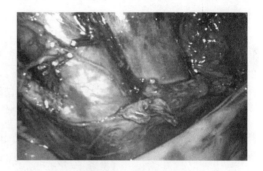

图 9-80　全膀胱切除

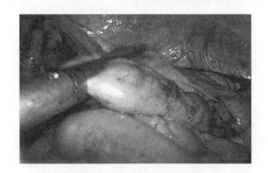

图 9-81　切取约 50cm 末端回肠

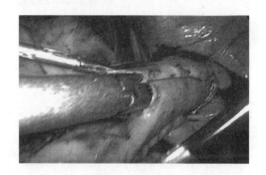

图 9-82　肠吻合

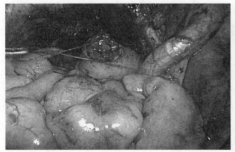

图 9-83　新膀胱尿道吻合

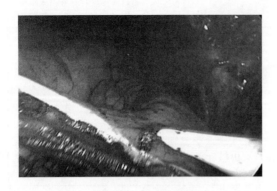

图 9-84　切开肠管

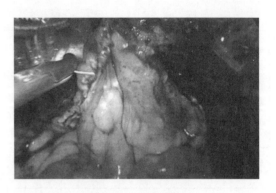

图 9-85　缝合新膀胱

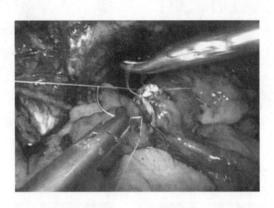

图 9-86　输尿管再植

七、护理要点和注意事项

1. 建立静脉时与手术医师沟通,防止阻碍手术医师操作。
2. 注意无菌和无瘤技术。
3. 造口用的消毒棉球一定要大小合适,根据手术医师习惯做成长条或圆形,但不宜过大。

第十二节　腹腔镜辅助下精索静脉高位结扎术

一、概述

1991 年美国 Aaderg 首先报道腹腔镜精索静脉高位结扎术的经验,此后该技术被逐渐应用于临床。腹腔镜下精索静脉高位结扎可以行双侧手术。

二、适应证

1. 男性不育患者,一般方法不能改善生育状况。
2. 青少年精索静脉曲张预防性治疗。

3. Ⅱ～Ⅲ度精索静脉曲张、精索静脉曲张伴不育或精液成分异常或睾丸萎缩、质地软化者。

4. 开放手术或精索内静脉栓塞术后复发者。

三、用物准备

1. 基础用物准备　基础器械、敷料包、11#刀片、吸引器、导尿包、丝线（1#、4#、7#）、腹腔引流管。

2. 腔镜仪器准备　腹腔镜仪器 1 套（显示器、视频机、光源机、气腹机、分屏显示器、超声刀主机、高频电刀）。

3. 腔镜器械准备　10mm 30°镜头 1 个、10mm Trocar 2 个、5mm Trocar 2 个（备 12mm Trocar 1 个）、摄像头、光源线、气腹管、冲洗器头、分离钳（直分离钳、弯分离钳各 1 把）、腔镜直剪 1 把、直角分离钳 1 把、无损伤抓钳 1 把、超声刀手柄。

四、麻醉方式与体位

1. 麻醉方式　全身麻醉。

2. 体位　患者取仰卧位，头低足高（肩部上肩托）。

五、入路

1. 在脐缘下方穿刺，置入 10mm Trocar。

2. 在左侧麦氏点穿刺，置入 5mm Trocar。

3. 在右侧麦氏点穿刺，置入 5mm Trocar。

六、手术配合

腹腔镜辅助下精索静脉高位结扎术手术配合见表 9-11。

表 9-11　腹腔镜辅助下精索静脉高位结扎术手术配合

手术流程	手术步骤	器械护士配合	巡回护士配合
1. 清点用物		清点器械、敷料、缝针和特殊用物	与巡回护士共同清点，并记录在《手术物品清点记录单》上
2. 消毒、铺无菌单	按照常规消毒铺无菌单	递消毒纱布、铺无菌单	协助消毒，监督医务人员铺无菌单
3. 固定连接	固定视频线、光源线、气腹管、摄像线、超声刀线、电刀线，连接吸引器	递各种连线、纱布（备碘伏纱布或温盐水，擦拭镜头）	连接各种导线，遵医嘱将各仪器调至备用状态
4. 建立气腹	在脐旁 0.5cm 处做长约 1cm 切口，切开皮下组织，置入气腹针，用"滴水试验"确认进入腹腔，连接气腹管，再置入 10mm Trocar	递 11#刀片、血管钳、10mm Trocar、气腹管	打开气腹机

（续 表）

手术流程	手术步骤	器械护士配合	巡回护士配合
5. 探查盆腔	置入腔镜头探查盆腔	递腔镜头	打开摄像机、光源机
6. 建立操作通道	在左侧麦氏点穿刺，置入 5mm Trocar	递纱布、11# 刀片、弯钳、5mm Trocar	
	在右侧麦氏点穿刺，置入 5mm Trocar（或 10mm Trocar）	递 11# 刀片、5mm Trocar（或 10mm Trocar）	
7. 寻找内环	探查盆腔后寻找内环（图 9-87）	递弯分离钳	调节头低足高位
8. 分离静脉	在内环近侧 2cm 处，剪开精索筋膜（图 9-88 至图 9-90）	递分离钳、剪刀	
9. 结扎血管	用 4# 丝线结扎或用 Hem-o-lock 夹钳夹闭，剪断（图 9-91）	递打结器、4# 丝线剪刀或 Hem-o-lock 夹钳	
10. 放尽余气	挤压或负压吸引		关闭使用的各种仪器
11. 清点用物		清点器械、敷料、缝针和特殊用物	与器械护士共同清点，并详细记录在《手术物品清点记录单》上
12. 缝合伤口	缝合伤口，贴好敷贴	递 75% 乙醇纱布、持 11×17 "○"针、穿 4# 丝线缝合肌肉和皮下组织，递 8×24 "△"针、穿 1# 丝线缝合皮肤，贴好敷料	开始撤收各种仪器
13. 器械处理	擦去器械表面血迹	器械交由供应室统一回收清洗、消毒、灭菌	按规定撤收设备，并放置在仪器间内

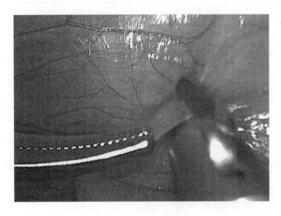

图 9-87 切开内环

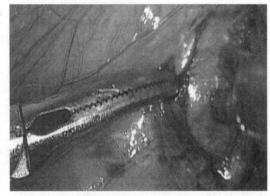

图 9-88 显露精索静脉

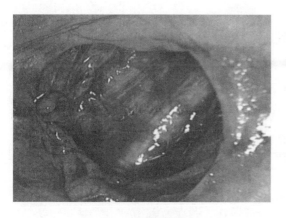

图 9-89　显露精索静脉

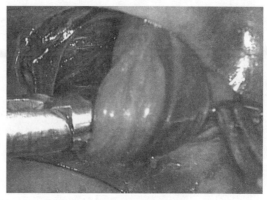

图 9-90　分离精索静脉

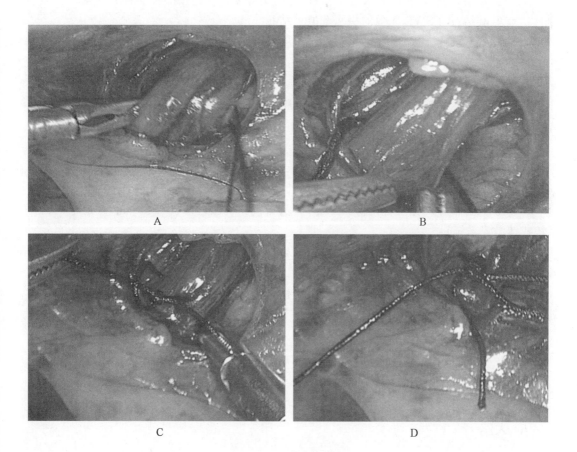

图 9-91　结扎精索静脉

第十三节　经皮肾镜技术

一、概述

经皮肾镜技术是通过经皮肾盂通道对肾盂、肾盏和输尿管上段的疾病进行诊断和治疗的技术,是腔内泌尿外科的重要组成部分。特点是创伤小、定位准、操作简单、术中出血少、患者恢复快,易于推广。

二、适应证

1. ＞2.5cm 的肾结石,尤其是铸型结石。

2. 复杂肾结石、有症状的肾盏憩室结石、肾内型肾盂合并连接部狭窄的结石等。

3. 胱氨酸结石、ESWL 无效的一水草酸钙结石。

4. 输尿管上段或连接部狭窄。

5. 取肾盂、输尿管上段异物。

6. 各种梗阻性或不明原因的肾积水。

7. 手术后上尿路梗阻、狭窄、闭锁、感染或脓肾。

三、用物准备

1. 基础用物准备　基础器械、敷料包、11$^\#$ 尖刀片、吸引器、导尿包、腔镜套、4$^\#$ 丝线、8×24"△"针、引流袋、恒温 0.9％生理盐水 3000ml 若干袋、贴膜。

2. 腔镜仪器准备　经皮肾镜仪器 1 套(显示器、视频机、光源机、EMS 超声气压弹道碎石系统或钬激光系统)。

3. 腔镜器械准备　经皮肾镜镜头、输尿管镜、经皮肾镜套管、镜下套筒、导针、闭孔器、取石钳,超声碎石针、超声碎石手柄。

4. 一次性耗材　一次性肾造口套件、金属扩张套管、5F 输尿管导管、亲水导丝、20F 造口管、双"J"管。

四、麻醉方式与体位

1. 麻醉方式　全身麻醉。

2. 体位　患者先取截石位,再俯卧位。

五、入路

1. 在患侧输尿管内逆行插入输尿管导管。

2. 患侧腋后线到肩胛线之间肋缘下或第 11 肋间隙为穿刺点。

六、手术配合

经皮肾镜技术手术配合见表 9-12。

表 9-12　经皮肾镜技术手术配合

手术流程	手术步骤	器械护士配合	巡回护士配合
1. 消毒、铺无菌单	按照常规消毒、铺无菌单	递消毒纱布、铺无菌单	协助消毒，监督医护人员铺无菌单
2. 固定连接	固定各种连线，连接吸引器	递各种连线	连接各种导线，将各仪器调至备用状态
3. 置入镜头，探查尿道、膀胱、输尿管等	冲洗镜头，确保冲洗液管路通畅	递液状石蜡棉球	连接好冲洗液管路
4. 置入输尿管导管或双"J"管	经膀胱镜或输尿管镜下置入输尿管导管	递膀胱异物钳和输尿管异物钳、8# 红色导尿管	
5. 置入导尿管		递导尿管、注射器、尿袋	
6. 固定输尿管导管		递胶布	供应胶布或输液贴
7. 患者取俯卧位或侧卧位	消毒、铺无菌单	递消毒纱布、无菌敷料等	协助摆放体位
8. 固定连接手术用线	用布巾钳固定视频线、光源线、一次性吸引器管	递布巾钳、连接线、镜头、腔镜套	连接各种导线和腔镜头
9. 选定穿刺点	腋后线到肩胛线之间肋缘下或第 11 肋间隙为穿刺点	递 11# 刀片	
10. B 超定位		将超声探头置于腔镜套内，放入少许盐水	
11. 穿刺	进入肾盏	递肾盂穿刺针	
12. 通过穿刺引鞘放入导丝	将导丝插入输尿管腔内，再插入肾盂或肾盏内 5~10cm	递穿刺鞘管、导丝	
13. 扩张操作鞘		递扩张器	
14. 放入肾镜	探查		
15. 置入超声探针或气压弹道探针	碎石（图 9-92 至图 9-98）	递超声探针或气压弹道探针、异物钳（或钬激光）	
16. 置入肾造口管		递肾造口管	
17. 退出导丝		接物品	
18. 固定缝合伤口	固定引流管，缝合伤口、包扎	递针线缝合切口，用纱布包扎	协助包扎、关闭无影灯
19. 器械处理	擦去器械表面血迹	器械交由供应室统一回收清洗、消毒、灭菌	按规定撤收设备，并放置在仪器间内

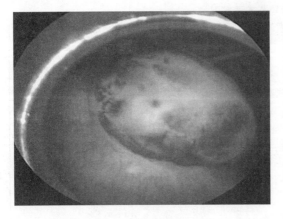

图 9-92 显露结石

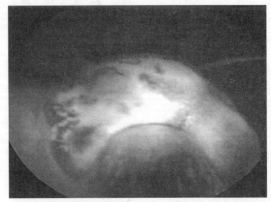

图 9-93 气压弹道碎石

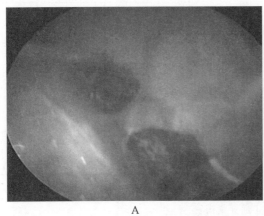

A

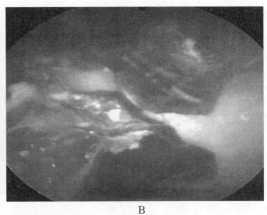

B

图 9-94 粉碎后的结石

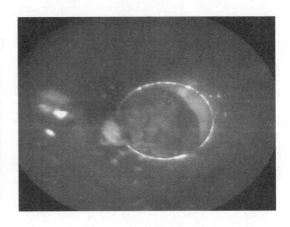

图 9-95 取出粉碎后的结石

图 9-96 负压吸出结石（一）

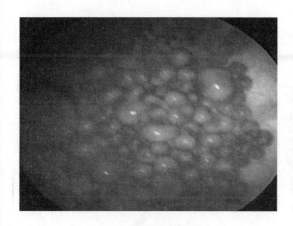

图 9-97　再次探查结石

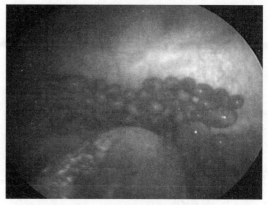

图 9-98　负压吸出结石(二)

七、护理要点和注意事项

1. 仪器摆放及使用配合:仪器摆放合理,监视系统和 B 超机放于手术医师对侧,EMS 碎石机、负压吸引器和灌注泵放于手术医师身后,灌洗液放于手术医师左侧。准确连接各种管道、线路,注意防止冷光源线、手柄、冲洗管道打折。

2. 患者体位配合:患者先取截石位,注意保护腘窝血管和神经,分腿时注意角度大小,防止造成髋关节损伤,固定好两小腿以防滑脱。患者由截石位更换成俯卧位时,协助手术医师及麻醉师为患者翻身,注意输尿管导管和尿管的固定及保护,避免拉拖。患者变换为俯卧位后,其面部置于硅胶枕头上,避免压迫眼睛,腹部垫一大枕,充分显露手术视野,胸部垫一小枕,防止悬空,膝关节和双侧足踝处各放一软垫,防止压疮。

3. 术中使用灌注泵,根据需要调节流量大小,应注意灌注泵管道中勿产生气泡,以免影响操作。大量的灌注液会使患者体温降低,巡回护士应术前 30min 将手术间温度调至 24～26℃。随时保持持续性灌洗,以防止超声碎石过程中因缺少灌洗液,负压吸引时损伤肾;另一方面,还会影响手术进程,灌洗液应加温至人体正常体温,能有效防止机体体温下降。

4. 手术医师找到结石后,采用气压弹道联合超声碎石系统或钬激光碎石系统进行碎石,使用能量根据手术需要进行调节。术中应减少冷光源、气压弹道碎石机、超声碎石机等所有仪器无效工作时间,开机时能量均遵循从小到大的原则,碎石结束时将能量调至最小后再关电源。遵医嘱调节吸引器负压,并及时更换已满的吸瓶。

5. 术中注意镜面的保护,防止锐器碰伤镜面。由于肾镜器械比较长,在手术过程中,手术护士应随时提醒术者。

6. 患者输尿管逆行插管成功后,留置导尿管,提醒手术医师将输尿管导管和导尿管妥善固定,防止输尿管导管滑脱。将输尿管导管尾部消毒好后,用手套包扎起来,以防污染。擦净各种仪器并逐一检查性能,切断电源后归位。术后妥善管理造口管,护送患者回病房,并与病房护士认真交接,做好术后的病情观察、心理疏导,了解术后造口管、导尿管、引流液的量和颜色,并指导患者及其家属注意患者卧床休息和近期饮食,避免过早下床活动致出血等并发症。

第十四节　经尿道膀胱肿瘤电切术

一、概述

经尿道膀胱肿瘤切除技术1931年就有描述,1992年报道用其治愈了一小部分肌层浸润性膀胱癌患者,辅助化疗技术或术后放化疗技术结合在局部进展性膀胱肿瘤的治疗中效果满意;膀胱等离子电切技术是膀胱电切技术发展的新技术,得到医师和患者接受和支持,是治疗浅表性膀胱肿瘤的"金标准"。

二、适应证

适用于以浅表性膀胱肿瘤为主的患者。

三、用物准备

1. **基础用物准备**　基础器械、敷料包、吸引器、液状石蜡棉球、导尿包、腔镜套、引流袋、恒温3000ml甘露醇若干袋。

2. **腔镜仪器准备**　电切腔镜仪器1套(显示器、视频机、光源机、等离子主机高频电刀)。

3. **腔镜器械准备**　电切镜镜头、镜鞘、冲水管、艾利克、电切环。

四、麻醉方式与体位

1. **麻醉方式**　全身麻醉或脊椎麻醉(蛛网膜下腔麻醉)。

2. **体位**　患者取改良截石位。

五、手术配合

经尿道膀胱肿瘤电切术手术配合见表9-13。

表9-13　经尿道膀胱肿瘤电切术手术配合

手术流程	手术步骤	器械护士配合	巡回护士配合
1. 消毒、铺无菌单	按照常规消毒、铺无菌单	递消毒纱布、铺无菌单	协助消毒,监督医护人员铺无菌单
2. 固定连接	用布巾钳固定各种连线,连接吸引器	递布巾钳、各种连线	连接各种导线,遵医嘱将各仪器调至备用状态
3. 冲洗管路和镜头			连接冲水管
4. 置入电切镜头		递液状石蜡棉球、镜头	
5. 探查膀胱和后尿道	经尿道置入膀胱镜(图9-99)		
6. 置入电切环		递电切环	

（续　表）

手术流程	手术步骤	器械护士配合	巡回护士配合
7. 调节功率,切除膀胱肿瘤	（图 9-100 至图 9-102）		
8. 连接 ELLIK	吸满水后加压反复冲洗	保留标本	
9. 放置导尿管		递导尿包	
10. 撤收器械		接器械	
11. 器械处理	擦去器械表面血迹	器械交由供应室统一回收清洗、消毒、灭菌	按规定撤收设备,并放置在仪器间内

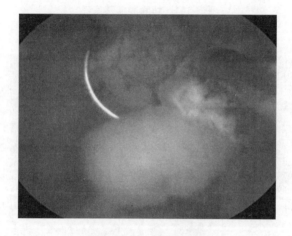

图 9-99　探查膀胱肿瘤

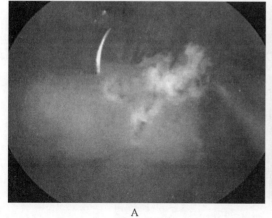

A

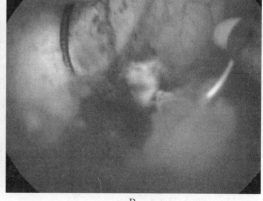

B

图 9-100　切除肿瘤

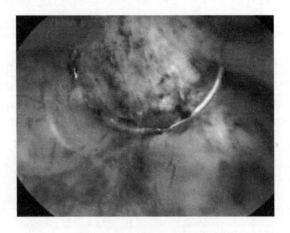

图 9-101　切除肿瘤基底部

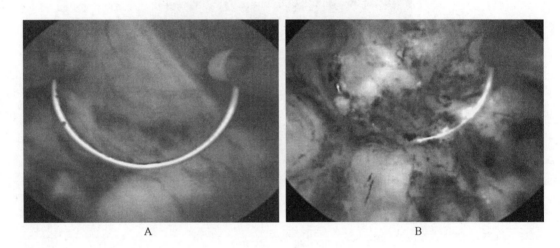

A　　　　　　　　　　　　　　　　　B

图 9-102　止血

六、护理要点和注意事项

1. 正确连接摄像光源,避免打折、扭曲,亮度不宜过大。
2. 巡回护士应密切观察患者生命体征、受压部位皮肤,发现问题应及时处理。
3. 遵医嘱正确使用各种冲洗液。

第十五节　经尿道前列腺(等离子体)电切术

一、概述

经尿道前列腺电切术是治疗前列腺增生新的金标准;经尿道前列腺等离子电切术(PKRP)是一种安全性高、并发症少、疗效确切的手术方法。

二、适应证

适用于良性前列腺增生患者。

三、用物准备

1. 基础用物准备　基础器械、敷料包、吸引器、液状石蜡棉球、三腔气囊导尿管、腔镜套、脑外贴膜、引流袋、0.9%生理盐水3000ml若干袋。

2. 腔镜仪器准备　电切腔镜仪器1套(显示器、视频机、光源机、等离子主机或高频电刀)。

3. 腔镜器械准备　等离子电切镜头、电镜鞘、镜芯套件、冲水管(温)、ELLIK(艾利克)、电切环、电凝球。

四、麻醉方式与体位

1. 麻醉方式　全身麻醉或脊椎麻醉。
2. 体位　患者取改良截石位。

五、手术配合

经尿道前列腺(等离子体)电切术手术配合见表9-14。

表9-14　经尿道前列腺(等离子体)电切术手术配合

手术流程	手术步骤	器械护士配合	巡回护士配合
1. 消毒、铺无菌单	按照常规消毒、铺无菌单	递消毒纱布、铺无菌单	协助消毒,监督医护人员铺无菌单
2. 固定连接	固定各种连线,连接吸引器	递布巾钳、各种连线	连接各种导线和负极板,遵医嘱将各仪器调至备用状态
3. 冲洗管路和镜头			连接冲水管
4. 置入电切镜头		递液状石蜡棉球、镜头	
5. 探查膀胱和后尿道			
6. 置入电切环			
7. 调节功率,切除前列腺	深度达前列腺包膜层,然后切除前列腺中部及两侧叶	(图9-103至图9-105)	
8. 连接ELLIK	吸满水后加压反复冲洗	保留标本	
9. 放置导尿管(冲洗)		递导尿包	
10. 撤收器械		撤收器械	
11. 器械处理	擦去器械表面血迹	器械交由供应室统一回收清洗、消毒、灭菌	按规定撤收设备,并放置在仪器间内

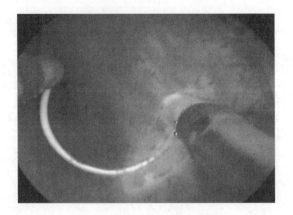

图 9-103　标记

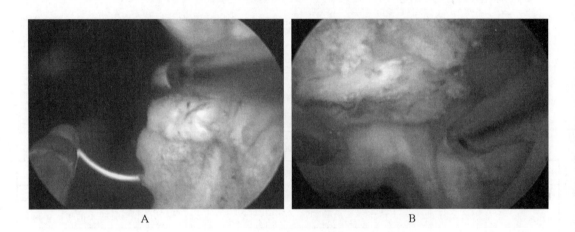

图 9-104　切除

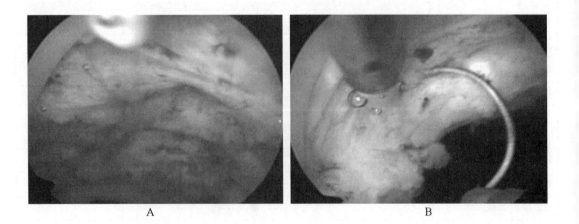

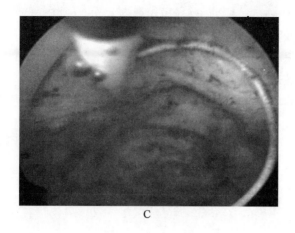

C

图 9-105　检查并止血

六、护理要点和注意事项

1. 正确连接摄像光源,避免打折、扭曲,亮度不宜太大。

2. 巡回护士应密切观察患者生命体征。敷料潮湿应即刻更换,患者肢体不要与金属物件接触,以防灼伤。

3. 术中摆放体位动作轻柔,将患者肢体固定好并同时观察血压的变化。手术结束,先放平一侧肢体,待血压平稳后再放平另一侧肢体。

4. 巡回护士于手术开始前将机器和脚踏开关置于合适位置,并接好电源、检查各个开关。如果是新设备或拼凑的机器和器械,一定要提前试验、操作。

5. 手术结束后按规程关闭仪器,专用设备清洗器械。

6. 遵医嘱正确使用冲洗液。

第十六节　输尿管镜手术

输尿管镜是一种由导光纤维、工作腔道和各种不同用途的工作配件构成的器械,其直径小,长 35～45cm。输尿管镜手术是通过一细长的窥镜,经尿道、膀胱、输尿管口进入直径 0.2～0.5cm 的输尿管,借助电视监视系统,可以很清晰地观察到输尿管内的病变,如结石、肿瘤等,对输尿管疾病进行诊断与治疗。

输尿管镜是用于泌尿科治疗的医学设备,利用输尿管镜开展输尿管疾病的诊断、治疗,大大提高了输尿管疾病的诊断、治疗水平,缩短患者住院时间,减少治疗费用,临床可取得满意效果。

本节主要介绍输尿管镜检查术、输尿管镜下碎石术和输尿管镜下双"J"管置入(拔除)术。

一、输尿管镜检查术

(一)适应证

1. 诊断上尿路造影检查时的充盈缺损或梗阻。

2. 经各种影像学检查无法明确诊断的输尿管病变。

3. 上尿路移行细胞癌腔内治疗后随访上尿路结石（尤其是输尿管中、下段结石）的治疗。

4. 输尿管插管（逆行造影或引流梗阻、上尿路尿漏等）。

5. 上尿路异物取出。

6. 上尿路肿瘤行腔内治疗。

7. 上尿路狭窄扩张或内切开。

（二）用物准备

1. **基础用物准备**　基础器械、敷料包、导尿包、8F 红色导尿管、腔镜套、液状石蜡棉球、引流袋、恒温 0.9％生理盐水 3000ml 若干袋。

2. **腔镜仪器准备**　输尿管镜仪器 1 套（显示器、视频机、光源机）。

3. **腔镜器械准备**　输尿管镜、光源线、冲水管。

（三）麻醉方式与体位

1. **麻醉方式**　硬膜外麻醉。

2. **体位**　患者取膀胱截石位（臀部垫软垫）。

（四）手术配合

输尿管镜检查术手术配合见表 9-15。

表 9-15　输尿管镜检查术手术配合

手术流程	手术步骤	器械护士配合	巡回护士配合
1. 消毒、铺无菌单	按照常规消毒、铺无菌单	递消毒纱布、铺无菌单	协助消毒，监督医护人员铺无菌单
2. 固定连接	固定各种连线，连接吸引器	递布巾钳、各种连线	连接各种导线，遵医嘱将各仪器调至备用状态
3. 置入输尿管镜	沿尿道置入输尿管镜		
4. 观察镜下组织			
5. 撤收器械		接器械	
6. 器械处理	擦去器械表面血迹	器械交由供应室统一回收清洗、消毒、灭菌	按规定撤收设备，并放置在仪器间内

（五）护理要点和注意事项

1. 在患者右上肢建立静脉通路，注意上肢外展不宜＞90°，以免引起臂丛神经损伤。协助麻醉师进行硬膜外穿刺，麻醉成功后患者可取膀胱截石位，臀部略超过手术台边缘，将患者双腿搁于支腿架上，防止血液回流受阻和腓总神经受压，双腿支起高度为 10～15cm，以双腿不妨碍输尿管镜的操作为宜，要利于术者术中输尿管镜的灵活操作。灌水袋于患者右侧近腿旁悬挂，调节好灌水袋的悬挂高度距患者膀胱平面 1m 左右。

2. 摄像系统、冷光源放置于患侧，面对术者，弹道碎石机置于术者右侧，脚踏开关置于术者右脚位置。合理的用物摆放利于术者更好地操作及观察图像，也便于护士观察病情及麻醉师用药。连接好各种线路，开启摄像系统，摄像导线用无菌保护套隔离，在术者调节内镜的亮度及清晰度前开启冷光源，注意光源连续使用时，不必每次关闭电源，以免缩短灯泡寿命。巡回护士于手术开始前将机器和脚踏开关置于合适位置,并接好电源,检查各开关。

3. 术中应注意为患者保暖,密切观察患者病情,注意呼吸、血压、血氧饱和度的变化,准确记录输液量及冲洗液量,注意观察灌水袋中应有足够的冲洗液,防止空气进入影响视野。

4. 预防稀释性低钠血症(一般不会出现),当患者出现血压增高和心率缓慢,继而血压降低、呼吸困难、发绀、恶心、呕吐、焦虑不安、昏睡等,应考虑稀释性低钠血症,一旦发生应及时处理。预防稀释性低钠血症的发生,可应用等渗冲洗液及采用低压冲洗(小于 $30\sim40\mathrm{cmH_2O}$),还应警惕尿源性败血症等。

5. 如采用高压冲洗,手术时间不宜超过 90min,可留置 8F 红色输尿管,保持出水通畅,防止膀胱常处于过度充盈状态。

6. 手术结束后按规程关闭仪器,用专用设备清洗器械以免损坏。

二、输尿管镜下碎石术

(一)概述

输尿管镜碎石术是超声碎石、气压弹道碎石和负压吸引三位一体的碎石技术,既可以碎石也可以吸引,可以两者兼用也可以单独使用,肾结石需要经皮肾镜技术和超声技术的支持。输尿管中、下段结石可以直接通过输尿管镜进行碎石、取石。

(二)适应证

适用于输尿管中、下段结石或部分上段结石患者。

(三)用物准备

1. 基础用物准备　同本节"输尿管镜检查"。

2. 腔镜仪器准备　输尿管镜仪器 1 套(显示器、视频机、光源机、气压弹道碎石机或钬激光系统)。

3. 腔镜器械准备　输尿管镜、光源线、冲水管、取石钳、碎石针、输尿管异物钳、气压弹道碎石手柄。

4. 一次性耗材　亲水导丝、6F 或 7F 双"J"管。

(四)麻醉方式与体位

1. 麻醉方式　脊椎麻醉或硬膜外麻醉。

2. 体位　患者取改良截石位。

(五)手术配合

输尿管镜下碎石术手术配合见表 9-16。

表 9-16　输尿管镜下碎石术手术配合

手术流程	手术步骤	器械护士配合	巡回护士配合
1. 消毒、铺无菌单		递碘伏、消毒纱布、截石位铺无菌单	辅助和监督医护人员无菌操作
2. 置入镜头探查尿道、膀胱、输尿管等	冲洗镜头,确保冲洗液通畅,边冲水边置入输尿管镜,检查膀胱和输尿管口	递液状石蜡棉球	连接好冲洗液管路

手术流程	手术步骤	器械护士配合	巡回护士配合
3. 进入输尿管	找到输尿管口，利用水流的力量扩张输尿管，置入导丝，进入输尿管	递导丝	
4. 置入设备	气压弹道碎石针或钬激光光纤	递气压弹道碎石针、钬激光光纤	打开设备
5. 击碎和负压引出结石	结石较小者可用输尿管镜异物钳取出	递异物钳，辅助观察吸引器；接标本	
6. 观察和检查输尿管碎石情况		准备双"J"管	
7. 置入双"J"管		递双"J"管、液状石蜡棉球	
8. 退出导丝		接导丝	
9. 检查膀胱			
10. 退镜		接镜头、准备超滑导尿管和引流袋	
11. 留置导尿管	观察流出液体的颜色	递已经润滑的导尿管、引流袋和10ml注射器	
12. 器械处理	擦去器械表面血迹	器械交由供应室统一回收清洗、消毒、灭菌	按规定撤收设备，并放置在仪器间内

（六）护理要点和注意事项

1. 使用大量冲洗液一定要相应地提高室内温度。

2. 护士在准备超滑导尿管时，一定要与手术医师沟通导尿管的型号，术中需要调整时应及时调整。

3. 该手术使用的导丝和镜头比较长，一定要注意无菌操作。

第十七节　膀胱镜检查术

一、概述

膀胱镜是由外鞘、内鞘、镜体、闭孔器构成的一套内镜，并附有电灼器和活组织检查钳等。

二、适应证

1. 诊断　用通过检查内镜可以观察到膀胱内情况，通过输尿管插管内镜，可向输尿管插入细长的输尿管导管至肾盂，分别收集尿液，进行常规检查和培养；经导管向肾盂或输尿管注入12.5%碘化钠造影剂，施行逆行肾盂造影术，可以了解肾、肾盂和输尿管的情况。

2. 治疗　如膀胱内有出血点或乳头状瘤，可通过膀胱镜用电灼器治疗；膀胱内结石可用碎石器碎后冲洗;膀胱内小异物和病变组织可用异物钳或活组织钳取出。

三、用物准备

1. 基础用物准备　基础器械、敷料包、无菌手术衣、导尿包、纱布、腔镜套、引流袋、液状石蜡棉球、双"J"管、恒温 0.9% 生理盐水 3000ml 若干袋。

2. 腔镜仪器准备　膀胱镜仪器 1 套(显示器、视频机、光源机)。

3. 腔镜器械准备　膀胱镜镜头、镜鞘、闭孔器、光源线、冲水管。

四、麻醉方式与体位

1. 麻醉方式　脊椎麻醉。

2. 体位　患者取改良截石位。

五、手术配合

膀胱镜检查术手术配合见表 9-17。

表 9-17　膀胱镜检查术手术配合

手术流程	手术步骤	器械护士配合	巡回护士配合
1. 消毒、铺无菌单	按照常规消毒、铺无菌单	递消毒纱布、铺无菌单	协助消毒,监督医护人员铺无菌单
2. 固定连接	固定各种连线,连接吸引器	递布巾钳、各种连线	连接各种导线,遵医嘱将各仪器调至备用状态
3. 冲洗管路和镜头			连接冲水管灌流液 3000ml 温盐水
4. 置入膀胱镜头探查		递液状石蜡棉球、镜头	
5. 扩张输尿管(也可不用)		递金属橄榄头扩张器或气囊导管	
6. 置入输尿管镜			
7. 置入超滑导丝进入输尿管		递超滑导丝	打开超滑导丝包装
8. 探查输尿管			
9. 置入双"J"管和超滑导尿管		递超滑导尿包、引流袋	
10. 撤收器械		撤收器械	
11. 器械处理	擦去器械表面血迹	器械交出供应室统一回收清洗、消毒、灭菌	按规定撤收设备,并放置在仪器间内

六、护理要点和注意事项

1. 巡回护士应密切观察患者生命体征、受压部位皮肤,发现问题应立即处理。

2. 术中摆放体位轻柔,将患者肢体固定并同时观察血压变化,手术结束先放平一侧肢体,待血压循环平稳后再放平另一侧肢体。

3. 巡回护士于手术开始前将机器和脚踏开关置于合适位置,接好电源,并检查各个开关。

4. 如果是新进入的机器和器械,一定要提前试验、操作。

5. 手术结束后按规程关闭仪器,专用设备清洗器械,以免损坏。

第**10**章　肝胆外科腔镜手术护理配合

　　1965 年纤维胆道镜应用于临床,1985 年首次在犬身上施行腹腔镜胆囊切除术,1987 年法国外科医师成功开展世界上首例腹腔镜胆囊切除术,随后该手术在全世界迅速开展起来,1990年香港中文大学外科系开展腹腔镜胆囊切除术,1991 年云南曲靖,北京 309 医院等地先后开展,随即蔓延至全国。腹腔镜先天性肝囊肿切开引流即可达到彻底引流的目的,又能避免剖腹手术反复穿刺带来的并发症。腹腔镜肝切除术是腹腔镜手术中最难也是风险最大的手术之一,1993 年报道了一例第Ⅵ段肝切除,同年我国第二军医大学肝胆外科研究所实施了一例肝右叶下段切除,1995 年第一军医大学南方医院肝胆外科行腹腔镜肝肿瘤切除 4 例,肿瘤直径最大为 10cm。目前肝胆外科开展腔镜手术的种类也在不断增多,越来越多的新观念正被人们所了解和接受。

第一节　解剖概要

一、肝

　　肝是人体最大的消化腺,上下两面、前后两缘,表面分为三沟四叶,主要解剖结构为 H 沟(图 10-1)。

二、胆囊

　　肝外胆道指肝门以外的输胆管道,主要包括左右肝管、肝总管、胆囊、胆囊管、胆总管;胆囊主要由底、体、颈、管 4 部分组成;主要结构为壶腹和壶腹括约肌(图 10-2)。

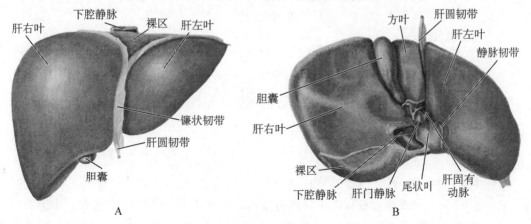

图 10-1　肝
A. 正面;B. 脏面。

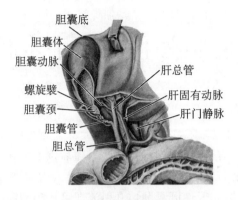

图 10-2　胆囊、输胆管及其动、静脉

三、脾

脾属淋巴系统,分膈脏两面、上下两缘、前后两端;主要结构为脾门和副脾,主要标志为脾切迹;有 4 条韧带,即胃脾韧带、脾肾韧带、膈脾韧带和脾结肠韧带;血管有脾动脉和脾静脉(图 10-3)。

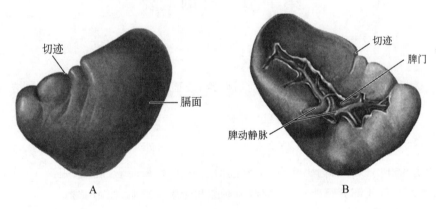

图 10-3　脾
A. 膈面;B. 脏面。

第二节　腹腔镜辅助下胆囊切除术

一、概述

腹腔镜下胆囊切除术是 1987 年法国外科医师 Philipi Mouret 成功实施的世界首例腹腔镜手术。不久,腹腔镜胆囊切除术在全世界范围内以前所未有的速度发展起来。作为有症状但无严重并发症的胆石症手术选择方法,腹腔镜胆囊切除术是胆囊疾病首选治疗,其因切口小、疼痛轻、恢复快、住院时间短等优点,很快被患者接受并得到极大的发展和传播。

二、适应证

1. 各种不同类型的有明显临床症状的胆石症、慢性胆囊炎或慢性胆囊炎急性发作。
2. 胆囊良性隆起样病变。
3. ＞1cm 的单发胆囊息肉或短期内进行性增大或有临床症状。
4. 无症状胆囊结石呈"瓷胆囊"。
5. 巨大结石(＞2cm)、多发性结石、胆囊癌高发区患者等。
6. 接受免疫抑制治疗、直径＞3cm 的胆囊结石患者。
7. 无症状胆囊结石患者。
8. 胆石性胰腺炎患者。
9. Mirizzi 综合征。

三、用物准备

1. 基础用物准备　腔镜器械、敷料包、11$^\#$刀片、吸引器、腔镜套、丝线(1$^\#$、4$^\#$、7$^\#$)、11×17"○"针、9×24"△"针、10×34"△"针、腹腔引流管(24$^\#$蘑菇头或乳胶管)、引流袋。

2. 腔镜仪器准备　腹腔镜仪器 1 套(显示器、视频机、光源机、气腹机、分屏显示器、高频电刀)。

3. 腔镜器械准备　10mm 30°镜头 1 个、气腹针、10mm Trocar 2 个、5mm Trocar 2 个、摄像头、光源线、气腹管、冲洗器头、分离钳(直分离钳、弯分离钳各 1 把)、胆囊抓齿钳 2 把、腔镜剪刀 1 把、直角分离钳 1 把、无创抓钳 2 把、直型针持 1 把、超声刀、可吸收夹钳。

4. 一次性耗材　可吸收夹、一次性电钩、Hem-o-lock 夹、一次性标本袋。

四、麻醉方式与体位

1. 麻醉方式　全身麻醉。

2. 体位　患者取仰卧位,待手术开始建立气腹后调整为头高足低位(20°)并向左倾斜15°。

五、入路

1. 在脐旁(脐下缘)穿刺,置入 10mm Trocar。
2. 在剑突下 2cm 处穿刺,置入 10mm Trocar。
3. 在右锁骨中线肋缘下穿刺,置入 5mm Trocar。
4. 在右腋前线肋缘下穿刺,置入 5mm Trocar。

六、手术配合

腹腔镜辅助下胆囊切除术手术配合见表 10 1。

表 10-1 腹腔镜辅助下胆囊切除术手术配合

手术流程	手术步骤	器械护士配合	巡回护士配合
1. 清点用物		清点器械、敷料、缝针和特殊用物等	与器械护士共同清点,并详细记录在《手术物品清点记录单》上
2. 消毒、铺无菌单	按常规消毒、铺无菌单	递消毒纱布、铺无菌单	倒碘酊、75%乙醇
3. 固定连接线	固定视频线、光源线、气腹管、摄像线、电刀线,连接吸引器	递各种连线、纱布(倒少许碘伏备用,擦拭镜头或备温盐水)	连接各种导线,遵医嘱将各仪器调至备用状态
4. 建立气腹	在脐旁 0.5cm 处做长约 1cm 切口,切开皮下组织,置入气腹针,用"滴水抽吸试验"确认进入腹腔,连接气腹管,再置入 10mm Trocar	递 11# 刀、巾钳、血管钳、5ml 注射器、10mm Trocar、气腹管	打开无影灯、气腹机
5. 探查腹腔	置入腔镜头、探查腹腔	递腔镜头	打开摄像机、光源机、关闭无影灯
6. 建立通路	在剑突下 2cm 处穿刺,置入 10mm Trocar	递 11# 刀、纱布、10mm Trocar	
	在右锁骨中线肋缘下穿刺,置入 5mm Trocar	递 11# 刀、5mm Trocar	
	在右腋前线肋缘下穿刺,置入 5mmTrocar	递 11# 刀、5mm Trocar	
7. 游离、剥离胆囊	显露胆囊三角,游离胆囊管并阻断(图 10-4,图 10-5)	递可吸收夹 2 个、剪刀	
	分离胆囊动脉并阻断(图 10-6,图 10-7)	可吸收夹 1 个、电钩	
	剥离胆囊(图 10-8,图 10-9)	随时注意手术医师的操作,备可吸收夹止血	
8. 取胆囊	将一次性标本袋从 10mm 戳孔导入腹腔	递一次性标本袋	
	夹住胆囊颈部或胆囊管并放入标本袋中,连同鞘管拔出腹壁(图 10-10,图 10-11)	递胆囊抓齿钳	
9. 腹腔冲洗	用生理盐水冲洗腹腔后,再次检查有无出血	递冲洗管	提起准备好的 2～3 瓶 0.9%生理盐水,放置在冲洗机上
10. 放尽余气	挤压或负压吸引		关闭使用的各种仪器

（续　表）

手术流程	手术步骤	器械护士配合	巡回护士配合
11. 清点用物		清点器械、敷料、缝针和特殊用物	与器械护士共同清点，并详细记录在《手术物品清点记录单》上
12. 缝合伤口	缝合伤口，包扎	递 75% 乙醇纱布、持 11×17"○"针穿 4# 丝线缝合肌肉和皮下组织，递 9×24"△"针穿 1# 丝线缝合皮肤。贴好敷料	开始撤收仪器
13. 器械处理	擦去器械表面血迹	器械交由供应室统一回收清洗、消毒、灭菌	按规定撤收设备，并放置在仪器间内

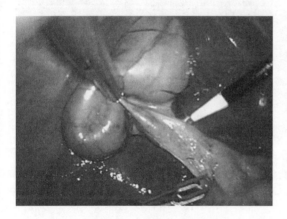

图 10-4　显露胆囊管

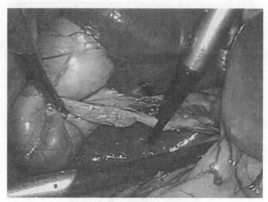

图 10-5　夹闭胆囊管

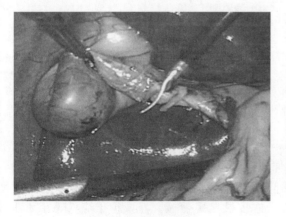

图 10-6　剪开胆囊管

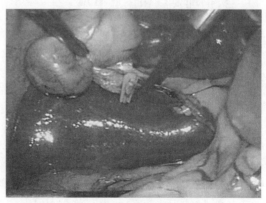

图 10-7　夹闭血管

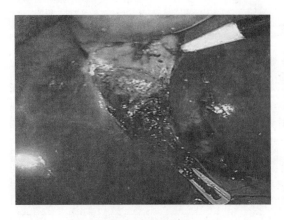

图 10-8　游离胆囊

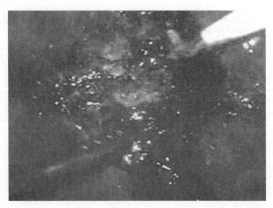

图 10-9　止血

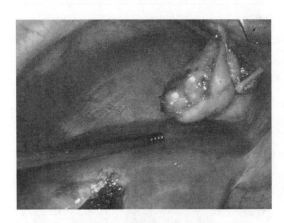

图 10-10　放置胆囊于肝面

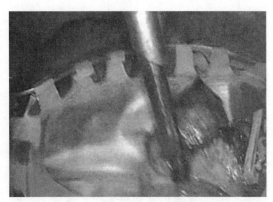

图 10-11　取出胆囊

七、护理要点和注意事项

(一)中转开腹指征

1. 解剖关系不明确。

2. 出血无法控制。

3. 操作者技术问题。

4. 手术无进展或时间过长等。

(二)护理配合注意事项

1. 术前妥善固定患者,防止在调节体位时使患者坠床。腹腔镜胆囊切除术通常采用仰卧位,同时取头高足低约 20°;右侧垫一薄枕,左侧倾斜角度一般在 15°～30°。

2. 器械护士应提前 30min 将器械上台,按要求安装腔镜器械。器械护士应熟悉手术步骤,充分了解各器械的用途及使用方法,迅速、准确传递术中所需一切器械。在手术配合过程中,各器械要轻拿轻放,避免碰撞。根据手术医师习惯用手套或腔镜套自制标本袋。

3. 巡回护士于手术开始前将机器和脚踏开关置于合适位置,并接好电源,检查开关。电刀负极板贴于患者肌肉丰富处。

4. 接好各种管道和导线,器械护士与巡回护士密切配合,摄像头和光源线避免打折和扭曲,保持图像清晰,输出良好,管道通畅。

5. 术中要求调整患者体位时,巡回护士应密切观察患者,保护和固定好患者肢体。在手术的不同阶段电刀使用模式不同,巡回护士应根据医嘱调整。术中,手术医师会切纱布条止血,巡回护士应严格清点并记录。器械护士应检查腔镜器械的完整性,防止器械的皮套灼损或掉入腹腔。器械护士应根据颜色严格区分各种钳夹。

6. 手术过程中保持显像清晰,将镜头放入腹腔前应调整好焦距和白平衡,镜头前端沾染体液或起雾时,用碘伏纱布擦拭干净。

7. 手术结束后,按照操作规程关闭机器。应将气腹机管道内余气放尽,然后再关闭电源。

第三节　腹腔镜辅助下胆总管切开取石术

一、概述

腹腔镜下胆总管切开取石术是治疗胆管结石病的重要手术方式之一。

二、适应证

1. 慢性或急性胆囊结石继发胆总管结石者。

2. 慢性或急性结石性胆囊炎者。

3. 继发胆总管结石者。

4. 胆总管结石伴梗阻性黄疸或急性化脓性胆管炎者。

5. 原发胆总管或肝总管结石以及伴左、右肝内胆管结石者。

6. 无胆管狭窄者。

7. 胆道镜能取出结石者。

8. 胆囊结石 Mirizzi 综合征伴重症胆管炎患者。

三、用物准备

1. **基础用物准备**　基础器械、敷料包、11#刀片、吸引器、腔镜套、丝线(1#、4#、7#)、11×17"○"针、9×24"△"针、10×34"△"针、T 管、无菌液状石蜡、腹腔引流管(24#蘑菇头)、引流袋。

2. **腔镜仪器准备**　腹腔镜仪器 1 套(显示器、视频机、光源机、气腹机、分屏显示器、高频电刀)、胆道镜系统。

3. **腔镜器械准备**　10mm 30°镜头 1 个、气腹针、摄像头、光源线、10mm Trocar 2 个、5mm Trocar 2 个、冲洗器头、胆道镜、分离钳(直分离钳、弯分离钳各 1 把)、胆囊抓钳 2 把、腔镜剪刀(直腔镜剪刀、弯腔镜剪刀各 1 把)、直角分离钳 1 把、无创抓钳 2 把、Hem-o-lock 施夹钳(大、中、小各 1 把)、可吸收施夹钳、针持(直针持、弯针持各 1 把)。

4. **一次性耗材**　4-0 可吸收线、一次性电钩、可吸收夹、Hem-o-lock 夹、一次性标本袋。

四、麻醉方式与体位

1. 麻醉方式　全身麻醉。
2. 体位　患者取平卧位。

五、入路

1. 在脐旁（脐下缘）穿刺，置入 10mm Trocar。
2. 在剑突下 2cm 处穿刺点，置入 10mm Trocar。
3. 在右锁骨中线肋缘下穿刺，置入 5mm Trocar。

六、手术配合

腹腔镜辅助下胆总管切开取石术手术配合见表 10-2。

表 10-2　腹腔镜辅助下胆总管切开取石术手术配合

手术流程	手术步骤	器械护士配合	巡回护士配合
1. 清点用物		清点器械、敷料、缝针和特殊用物等	与器械护士共同清点，并详细记录在《手术物品清点记录单》上
2. 消毒、铺无菌单	按常规消毒、铺无菌单	递消毒纱布、铺无菌单	倒碘酊、75％乙醇
3. 固定连接线	固定视频线、光源线、气腹管、摄像线、电刀线，连接吸引器	递各种连线、纱布（备碘伏纱布或温盐水，擦拭镜头）	连接各种导线，遵医嘱将各仪器调至备用状态
4. 建立气腹	在脐旁 0.5cm 处做长约 1cm 切口，切开皮下组织，置入气腹针，用"滴水抽吸试验"确认进入腹腔，连接气腹管，再置入 10mm Trocar	递 11# 刀、巾钳 2 把、血管钳 2 把、5ml 注射器、10mm Trocar、气腹管	打开无影灯、气腹机
5. 探查腹腔	置入腔镜头，探查腹腔	递腔镜头	打开摄像机、光源机、关闭无影灯
6. 建立通路	在剑突下 2cm 处穿刺，置入 10mm Trocar	递 11# 刀、纱布、10mm Trocar	
	在右锁骨中线肋缘下穿刺，置入 5mm Trocar	递 11# 刀、5mm Trocar	
7. 游离、剥离胆囊（图 10-12）	显露胆囊三角，游离胆囊管并阻断	递可吸收夹 2 个，用剪刀从中间剪断	
	分离胆囊动脉并阻断	递可吸收夹 1 个，用电钩断离	
	剥离胆囊	随时注意手术医师的操作，准备可吸收夹止血	

（续　表）

手术流程	手术步骤	器械护士配合	巡回护士配合
8. 显露胆总管	用电钩切开胆总管前的腹膜		
9. 探查胆总管	刺入胆总管，回抽胆汁	递注射器（带穿刺针）	
10. 切开胆总管	在前壁无血管区做 8～20mm 切口（图 10-13）	递电钩或 11# 刀	
11. 取出胆结石	取出胆结石（图 10-14）	递取石钳、标本袋	
12. 胆道镜探查	在剑突下戳孔，置入胆道镜探查	递胆道镜、输血器	准备胆道镜、冲洗液，打开 1 个输血器
13. 冲洗胆道	冲出结石（500ml 生理盐水）	递冲洗用输血器	
14. T 管引流	放入胆总管（图 10-15）	递 T 管、剪刀、弯钳	
15. 缝合胆总管		递针持、4-0 可吸收线	打 4-0 可吸收线并计数
16. 取胆囊	将一次性标本袋从 10mm 戳孔导入腹腔	递一次性标本袋	
	夹住胆囊颈部或胆囊管并放入标本袋中，连同鞘管拔出腹壁	递胆囊抓齿钳	
17. 止血		递电钩	
18. 腹腔冲洗	用生理盐水冲洗腹腔后，再次检查有无出血	递冲洗管	提起准备好的 2～3 瓶 0.9% 生理盐水，放置在冲洗机上
19. 放置引流管	留置引流管	递血管钳、乳胶引流管、持 9×24"△"针穿 4# 丝线缝合固定	
20. 放尽余气	挤压或负压吸引		关闭使用的各种仪器
21. 清点用物		清点器械、敷料、缝针和特殊用物	与器械护士共同清点，并详细记录在《手术物品清点记录单》上
22. 缝合伤口	缝合伤口，包扎	递 75% 乙醇纱布、持 11×17"○"针穿 4# 线缝合肌肉和皮下组织，递 9×24"△"针 1# 丝线缝合皮肤。贴好敷料	开始撤收各种仪器
23. 器械处理	擦去器械表面血迹	器械交由供应室统一回收清洗、消毒、灭菌	按规定撤收设备，并放置在仪器间内

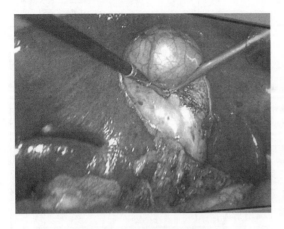

图 10-12　游离、剥离胆囊

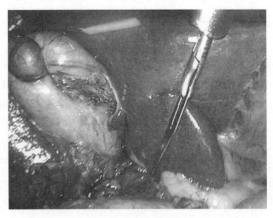

图 10-13　切开胆总管

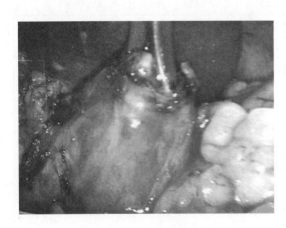

图 10-14　取石

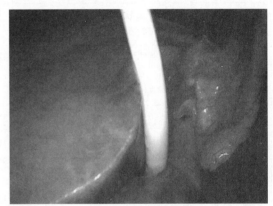

图 10-15　放置 T 管

七、护理要点和注意事项

1. 提前与手术医师确认是否使用胆道镜。
2. 使用胆道镜时用 0.9% 生理盐水 500ml 冲洗并及时更换，防止弄湿无菌台。
3. 胆道镜需要低温消毒的一定低温消毒。
4. 提前准备好开腹器械和胆道探子，必要时准备开腹。
5. 遵医嘱使用 T 管型号。
6. 胆道镜使用后，巡回护士一定要保护好腔镜或协助保护。

第四节　腹腔镜辅助下肝肿瘤切除术(右叶)

一、概述

随着钉合技术、微波固化技术、超声刀技术的进步，腹腔镜肝肿瘤切除术相继开展起来，肝切除是腹腔镜手术中最难、风险最大的手术。由于肝血供丰富,位置高、难显露,出血难控制,特别是肝癌手术时难以判断边界、血管内癌栓及肝门淋巴结是否有转移,原则上还是进行开腹手术,虽然目前由于术中超声的使用,上述问题在一定程度上得到解决,但现在的通用器械也限制此手术的开展,因此技术进步比较缓慢,没有确实把握不宜尝试。

二、适应证

1. 良性肿瘤如血管瘤。

2. 局灶性结节。

3. 较小的恶性肿瘤。

4. 肿瘤直径不超过 7～8cm。

5. 肝功能正常。

三、用物准备

1. **基础用物准备**　基础器械、敷料包、11$^\#$刀片、吸引器、腔镜套、丝线(1$^\#$、4$^\#$、7$^\#$)、11×17"○"针、8×24"△"针、10×34"△"针、腹腔引流管(24$^\#$蘑菇头)、引流袋。

2. **腔镜仪器准备**　腹腔镜仪器 1 套(显示器、视频机、光源机、气腹机、分屏显示器、超声刀主机、高频电刀)。

3. **腔镜器械准备**　10mm 30°镜头 1 个、气腹针、摄像头、光源线、10mm Trocar 2 个、5mm Trocar 2 个、12mm Trocar 1 个、分离钳(直分离钳、弯分离钳各 1 把)、腔镜剪刀(直腔镜剪刀、弯腔镜剪刀各 1 把)、直角分离钳 1 把、无创抓钳 2 把、针持(直针持、弯针持各 1 把)、可吸收施夹钳 1 把、Hem-o-lock 施夹钳(大、中、小各 1 把)、超声刀手柄、冲洗器头。

4. **一次性耗材**　可吸收夹、一次性电钩、Hem-o-lock 夹、一次性标本袋。

四、麻醉方式与体位

1. **麻醉方式**　全身麻醉。

2. **体位**　患者取头高足低仰卧位(向左或向右倾斜 30°)。

五、入路

1. 在脐上缘穿刺,置入 10mm Trocar。

2. 在左锁骨中线肋缘下穿刺,置入 12mm Trocar。

3. 在右锁骨中线肋缘下穿刺,置入 10mm Trocar。

4. 在剑突下 2cm 处穿刺,置入 5mm Trocar。

5. 在左腋前线肋缘下穿刺,置入 5mm Trocar。

六、手术配合

腹腔镜辅助下肝肿瘤切除术(右叶)手术配合见表 10-3。

表 10-3　腹腔镜辅助下肝肿瘤切除术(右叶)手术配合

手术流程	手术步骤	器械护士配合	巡回护士配合
1. 清点用物		清点器械、敷料、缝针和特殊用物等	与器械护士共同清点,并详细记录在《手术物品清点记录单》上
2. 消毒、铺无菌单	按常规消毒、铺无菌单	递消毒纱布、铺无菌单	倒碘酊、75％乙醇
3. 固定连接线	固定视频线、光源线、气腹管、摄像线、超声刀线、电刀线,连接吸引器	递各种连线、纱布(备碘伏纱布或温盐水,擦拭镜头)	连接各种导线,遵医嘱将各仪器调至备用状态
4. 建立气腹	在脐上缘 0.5cm 处做长约 1cm 切口,切开皮下组织,置入气腹针,用"滴水抽吸试验"确认进入腹腔,连接气腹管,再置入 10mm Trocar	递 11# 刀、巾钳 2 把、血管钳 2 把、5ml 注射器、10mm Trocar、气腹管	打开无影灯、气腹机
5. 探查腹腔	置入腔镜头,探查腹腔	递腔镜头	打开摄像机、光源机,关闭无影灯
6. 建立通路	在左锁骨中线肋缘下穿刺,置入 12mm Trocar	递 11# 刀、纱布、12mm Trocar	
	在右锁骨中线肋缘下穿刺,置入 10mm Trocar	递 11# 刀、10mm Trocar	
	在剑突下 2cm 处刺穿,置入 5mm Trocar	递 11# 刀、5mm Trocar	
	在左腋前线肋缘下穿刺,置入 5mm Trocar	递 11# 刀、5mm Trocar	
7. 肿瘤探查与显露	分离肝周韧带	递电钩、双极或超声刀、剪刀	
8. 肝切除	超声波切除法	递超声刀、吸引器、血管夹	
	Endo-Gia 切肝法:烧开薄膜,与肝线呈直线上吻合钉	递电钩、吻合器	
	微波切除法:微波针头沿肝线间隔 1cm 刺入固化,沿固化线分离切肝,夹闭血管	递电钩、血管夹	
9. 肝面处理		递电钩,必要时递可吸收夹或缝针	
10. 止血、探查	用超声刀或电钩在切缘周围止血	递超声刀或电钩	

（续　表）

手术流程	手术步骤	器械护士配合	巡回护士配合
11. 取出标本	将标本放在标本袋中	递标本袋、弯分离钳	
12. 腹腔冲洗	用生理盐水冲洗腹腔后，再次检查有无出血	递冲洗管	将提前准备好的 2～3 瓶 0.9％生理盐水，放置在冲洗机上
13. 放置引流管	留置引流管	递血管钳、引流管，持 8×24"△"针穿 4# 丝线缝合固定	
14. 放尽余气	挤压或负压吸引		关闭使用的各种仪器
15. 清点用物		清点器械、敷料、缝针和特殊用物	与器械护士共同清点，并详细记录在《手术物品清点记录单》上
16. 缝合伤口	缝合伤口，包扎	递 75％乙醇纱布、持 11×17"○"针穿 4# 线缝合肌肉和皮下组织，递 8×24"△"针穿 1# 丝线缝合皮肤。贴好敷料	开始撤收各种仪器
17. 器械处理	擦去器械表面血迹	器械交由供应室统一回收清洗、消毒、灭菌	按规定撤收设备，并放置在仪器间内

第五节　腹腔镜辅助下脾切除术

一、概述

自 1991 年 Delaitre 报道首例腹腔镜下脾切除术（laparoscopic splenectomy，LS）后，LS 手术在世界各国陆续开展。由于脾的特殊功能和解剖，腹腔镜下脾切除术也属于相对复杂的手术，随着腹腔镜技术的成熟和经验的积累，LS 技术日趋成熟，该项技术越来越多地应用于临床。该术式不仅具有创伤小、术后恢复快、住院时间短等微创特点，而且不增加术后并发症发生率。

二、适应证

需要行脾切除的血液病患者、脾良性病变患者、脾破裂患者、脾外伤患者、继发性脾功能亢进患者、脾肿瘤患者、脾囊肿患者。

三、用物准备

1. **基础用物准备**　肝胆腔镜基础器械、敷料包、11# 刀片、吸引器、腔镜套、丝线（1#、4#、

7[#]）、11×17"〇"针、9×24"△"针、10×34"△"针、腹腔引流管（24[#]蘑菇头）、引流袋。

2. 腔镜仪器准备　腹腔镜仪器1套（显示器、视频机、光源机、气腹机、分屏显示器、超声刀主机、能量平台、高频电刀）。

3. 腔镜器械准备　10mm 30°镜头1个、气腹针、摄像头、光源线、10mm Trocar 2个、5mm Trocar 2个、12mm Trocar 1个、分离钳（直分离钳、弯分离钳各1把）、腔镜剪刀（直腔镜剪刀、弯腔镜剪刀各1把）、直角分离钳1把、无创抓齿钳2把、扇叶钳1把、针持（直针持、弯针持各1把）、超声刀、可吸收施夹钳1把、Hem-o-lock施夹钳（大、中、小各1把）、冲洗器头。

4. 一次性耗材　可吸收夹、Ligsure钳、Hem-o-lock夹、一次性标本袋、腔内直线型切割缝合器（白色或蓝色钉仓）。

四、麻醉方式与体位

1. 麻醉方式　全身麻醉。

2. 体位　患者取头高足低、右倾30°仰卧位，左腰后垫枕。

五、入路

1. 在脐孔左下缘穿刺点，置入10mm Trocar。

2. 在剑突下左侧2cm处穿刺，置入5mm Trocar。

3. 在左锁骨中线平脐下缘穿刺，置入12mm Trocar。

4. 在左腋前线偏后穿刺，置入5 mm Trocar。

六、手术配合

腹腔镜辅助下脾切除手术配合见表10-4。

表10-4　腹腔镜辅助下脾切除术手术配合

手术流程	手术步骤	器械护士配合	巡回护士配合
1. 清点用物		清点器械、敷料、缝针和特殊用物等	与器械护士共同清点，并详细记录在《手术物品清点记录单》上
2. 消毒、铺无菌单	按常规消毒、铺无菌单	递消毒纱布、铺无菌单	倒碘酊、75%乙醇
3. 固定连接线	固定视频线、光源线、气腹管、摄像线、超声刀线、电刀线，连接吸引器	递各种连线、纱布（备碘伏纱布或温盐水，擦拭镜头）	连接各种导线，遵医嘱将各仪器调至备用状态
4. 建立气腹	在脐孔左下缘0.5cm处做长约1cm切口，切开皮下组织，置入气腹针，用"滴水抽吸试验"确认进入腹腔，连接气腹管，再置入10mm Trocar	递11[#]刀、巾钳2把、血管钳2把、5ml注射器、10mm Trocar、气腹管	打开无影灯、气腹机

（续　表）

手术流程	手术步骤	器械护士配合	巡回护士配合
5. 探查腹腔	置入腔镜头,探查腹腔	递腔镜头	打开摄像机、光源机,关闭无影灯
6. 建立通路	在剑突下左侧 2cm 处穿刺,置入 5mm Trocar	递 11# 刀、纱布、5mm Trocar	
	在左锁骨中线平脾下缘穿刺,置入 12mm Trocar	递 11# 刀、12mm Trocar	
	在左腋前线偏后穿刺,置入 5mm Trocar	递 11# 刀、5mm Trocar	
7. 游离脾下极	向下牵拉结肠脾区,遇到血管用 Hem-o-lock 夹夹闭,近、远端分别上 2 个和 1 个 Hem-o-lock 夹,然后离断(图 10-16)	递超声刀、无损伤抓钳、Hem-o-lock 夹钳	
8. 游离脾周韧带,游离脾蒂	处理脾肾韧带、脾膈韧带、脾胃韧带、脾胰韧带,遇到血管用 Hem-o-lock 夹夹闭,然后离断(图 10-17)	递超声刀、无损伤抓钳、Hem-o-lock 夹钳	
9. 处理脾周血管	显露脾蒂(图 10-18)	递超声刀、无损伤抓钳	
10. 切除脾	用直线切割缝合器夹闭脾蒂组织,离断脾蒂(图 10-19)	递直线切割缝合器、无损伤抓钳	
11. 止血探查	探查是否有出血,如有出血,可用超声刀止血或 Hem-o-lock 夹闭	递超声刀、Hem-o-lock 夹钳	
12. 取出脾脏	将脾放入标本袋内,自脐部扩大切口 2～4cm,将袋口拉出腹壁,用卵圆钳将脾夹碎后分块取出	递标本袋、弯分离钳、手术刀、卵圆钳	
13. 冲洗腹腔	用生理盐水冲洗腹腔后,再次检查有无出血	递冲洗管	将提前准备好的 2～3 瓶 0.9% 生理盐水,放置在冲洗机上
14. 放置引流管	在脾窝处留置引流管	递血管钳、24# 蘑菇头、乳胶引流管、持 9×24 "△"针穿 4# 丝线缝合固定	

（续　表）

手术流程	手术步骤	器械护士配合	巡回护士配合
15. 放尽余气	挤压或负压吸引		关闭使用的各种仪器
16. 清点用物		清点器械、敷料、缝针和特殊用物	与器械护士共同清点，并详细记录在《手术物品清点记录单》上
17. 缝合伤口	缝合伤口，包扎	递75％乙醇纱布、持11×17"○"针穿4#丝线缝合肌肉和皮下组织，递9×24"△"针穿1#丝线缝合皮肤。贴好敷料	开始撤收各种仪器
18. 器械处理	擦去器械表面血迹	器械交由供应室统一回收清洗、消毒、灭菌	按规定撤收设备，并放置在仪器间内

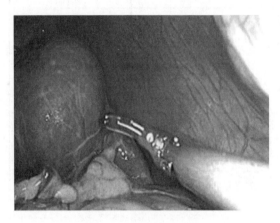

图 10-16　游离脾下极

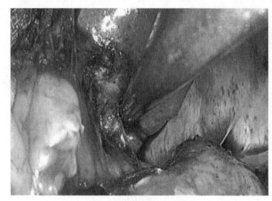

图 10-17　游离脾蒂

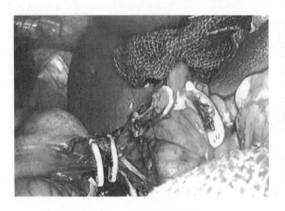

图 10-18　处理脾周血管

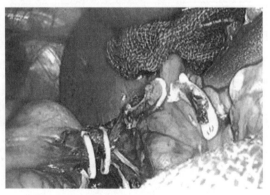

图 10-19　切除脾

七、护理要点和注意事项

1. 与手术医师确认缝合器和钉仓型号后再打开,器械护士不要过早去掉缝合器和钉仓保护套。

2. 提前准备好开腹器械。

3. 巡回护士术中应根据需要调节患者体位和床的角度,应注意保护患者以免坠床。

第六节　腹腔镜辅助下胃绑带术

一、概述

腹腔镜辅助下胃绑带术是一种通过限制摄入以达到减重目的的手术方式,是目前所有减重手术中创伤最小、最安全、最简单的减重术式,得到了很多患者的认可,越来越多的患者愿意接受该手术。

二、适应证

适用于肥胖、体重超重的患者。

三、用物准备

1. 基础用物准备　基础器械、敷料包、11#刀片、吸引器、腔镜套、丝线(1#、4#、7#)、11×17"○"针、8×24"△"针、10×34"△"针、20ml 注射器、50ml 注射器、腹腔引流管(24#蘑菇头)、引流袋。

2. 腔镜仪器准备　腹腔镜仪器一套(显示器、视频机、光源机、气腹机、分屏显示器、超声刀主机、高频电刀)。

3. 腔镜器械准备　10mm 30°镜头 1 个、气腹针、摄像头、光源线、加长 15mm Trocar 1 个、加长 10mm Trocar 2 个、加长 5mm Trocar 2 个、分离钳(直分离钳、弯分离钳各 1 把)、腔镜剪刀(直腔镜剪刀、弯腔镜剪刀各 1 把)、直角分离钳 1 把、无创抓钳 2 把、扇叶钳 1 把、"金手指"1 把、针持(直针持、弯针持各 1 把)、超声刀手柄、冲洗器头、可吸收施夹钳 1 把、Hem-o-lock 施夹钳(大、中、小各 1 把)。

4. 一次性耗材(图 10-20)　一次性电钩、普通电刀、Hem-o-lock 夹、可调节胃绑带。

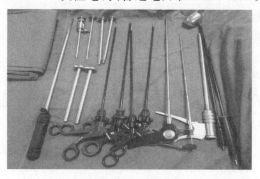

图 10-20　一次性耗材

5. 特殊用物　可移床、木板(图 10-21)。

图 10-21　可移床、木板

四、麻醉方式与体位

1. 麻醉方式　全身麻醉。
2. 体位　患者取截石位(头高足低)。

五、入路

1. 在脐上缘穿刺,置入 10mm Trocar。
2. 在左锁骨中线肋缘下 3cm 处穿刺,置入 15mm Trocar。
3. 在右锁骨中线肋缘下 2cm 处穿刺,置入 5mm Trocar。
4. 在剑突下 10cm 处穿刺,置入 10mm Trocar。

六、手术配合

腹腔镜辅助下胃绑带术手术配合见表 10-5。

表 10-5　腹腔镜辅助下胃绑带术手术配合

手术流程	手术步骤	器械护士配合	巡回护士配合
1. 清点用物		清点器械、敷料、缝针和特殊用物等	与器械护士共同清点,并详细记录在《手术物品清点记录单》上
2. 消毒、铺无菌单	按常规消毒、铺无菌单	递消毒纱布、铺无菌单	倒碘酊、75%乙醇
3. 固定连接线	固定视频线、光源线、气腹管、摄像线、超声刀线、电刀线,连接吸引器	递各种连线、纱布(备碘伏纱布或温盐水,擦拭镜头)	连接各种导线,遵医嘱将各仪器调至备用状态
4. 建立气腹	在脐旁 0.5cm 做长约 1cm 切口,切开皮下组织,置入气腹针,用"滴水抽吸试验"确认进入腹腔,连接气腹管,再置入 10mm Trocar	递 11# 刀、巾钳 2 把、血管钳 2 把、5ml 注射器、10mm Trocar、气腹管	打开无影灯、气腹机

（续　表）

手术流程	手术步骤	器械护士配合	巡回护士配合
5. 探查腹腔	置入腔镜头,探查腹腔	递腔镜头	打开摄像机、光源机,关闭无影灯
6. 建立通路	在左锁骨中线肋缘下 3cm 处穿刺,置入 15mm Trocar	递 11# 刀、15mm Trocar	
	在右锁骨中线肋缘下 2cm 处穿刺,置入 5mm Trocar	递 11# 刀、5mm Trocar	
	在剑突下 10cm 处穿刺,置入 10mm Trocar	递 11# 刀、10mm Trocar	
7. 游离胃和周围韧带	用电钩距贲门 4cm 处电离胃小弯及胃大弯侧的网膜(图 10-22)	递扇形拉钩、超声刀、无创抓钳	
8. 建立胃后隧道	用"金手指"由胃小弯侧胃后壁腹膜裂孔,向贲门、胃底推出	递"金手指"、无创抓钳	
9. 准备绑带		用 500ml 无菌生理盐水浸泡绑带,将泵沿用注射器注入生理盐水备用	打开绑带和缝合线(韧带线)并计数
10. 置入绑带	将绑带从胃大弯穿过胃小弯,环绕胃壁一周并扣紧	递绑带、无损伤抓钳	
11. 固定绑带	间断缝合 2～3 针,使绑带包埋固定于胃前	递缝针(2 根)、抓钳	打开缝合线(韧带线)、计数
12. 固定注水泵	在 15mm Trocar 扩大切口至 3～4cm,连接导管与注水泵,准备 11×17"○"针穿 4# 丝线固定注水泵于腹直肌前鞘	递血管钳、注水泵、持 11×17"○"针穿 4# 丝线	
13. 清点用物		清点器械、敷料、缝针和特殊用物	与器械护士共同清点,并详细记录在《手术物品清点记录单》上
14. 缝合伤口	缝合伤口,包扎	递 75% 乙醇纱布、持 11×17"○"针穿 4# 丝线缝合肌肉和皮下组织,递 8×24"△"针穿 1# 丝线缝合皮肤。贴好敷料	开始撤收各仪器
15. 器械处理	擦去器械表面血迹	器械交由供应室统一回收清洗、消毒、灭菌	按规定撤收设备,并放置在仪器间内

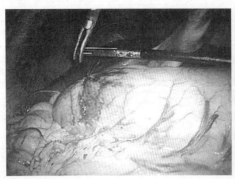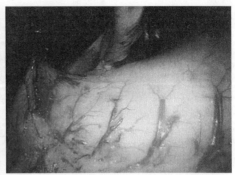

图 10-22　腹腔镜下分离胃

七、护理要点和注意事项

1. 一定要对患者的体重和手术床、平车的参数进行评估,防止摔伤患者或压坏手术床。

2. 给患者摆放体位时,承重板(臀部垫软垫)和各体位架的零件一定要多次检查并确认无误。

3. 当患者清醒时,巡回护士要求患者平卧后,其臀部恰好位于截石位板上方边缘,可避免麻醉完成后再调整手术体位。由于大多数肥胖患者在平卧位时耐受力差,可以使用一软垫,将患者的头部、肩颈和上胸部垫高,同时麻醉医师也可以得到理想的插管体位。麻醉完成后,将患者摆放成"大"字形体位,两腿外展 60°～70°。手术床设置成头高足低 20°～30°,并妥善固定。

4. 手术使用的可调节胃绑带为一次性置入物,置入前器械护士要保证无菌,并尽量缩短暴露时间;妥善放置胃绑带,防止被锐器(针头)刺伤,熟练完成验漏、排气、组合等一系列过程。

5. 为适合腹腔镜,术中的缝合针要掰到合适弧度。

6. 金手指和扇形(多页)钳是本手术特用、多用的器械。

7. 搬运患者使用可移床或其他辅助设备。平车一定要使用超重平车并具有上半身抬起功能,有利于患者术后复苏恢复。

第七节　腹腔镜辅助下肝囊肿开窗引流术

一、概述

肝囊肿是常见的肝良性肿瘤,腹腔镜下肝囊肿开窗引流术可以达到彻底引流的目的,其具有创伤小、恢复快、住院时间短等优点,现已成为治疗肝囊肿的主要方法之一,本手术以肝右叶腹腔镜下肝囊肿引流术为例。

二、适应证

1. 位于肝表面的单发性肝囊肿。

2. 肝囊肿合并较大肾囊肿时,可同时行开窗手术。

三、用物准备

1. **基础用物准备**　基础器械、敷料包、11#刀片、吸引器、导尿包、腔镜套、丝线(1#、4#、7#)、11×17"○"针、8×24"△"针、10×34"△"针、腹腔引流管(24#蘑菇头)、引流袋。

2. **腔镜仪器准备**　腹腔镜仪器 1 套(显示器、视频机、光源机、气腹机、分屏显示器、超声刀土机、高频电刀)。

3. **腔镜器械准备**　10mm 30°镜头 1 个、气腹针、摄像头、光源线、10mm Trocar 2 个、5mm Trocar 2 个、分离钳(直分离钳、弯分离钳各 1 把)、腔镜剪刀(直腔镜剪刀、弯腔镜剪刀各 1 把)、直角分离钳 1 把、无创抓钳 2 把、针持(直针持、弯针持各 1 把)、超声刀手柄、冲洗器头、可吸收施夹钳 1 把、Hem-o-lock 施夹钳(大、中、小各 1 把)。

4. **一次性耗材**　可吸收夹、Hem-o-lock 夹、一次性标本袋(可以自制)。

四、麻醉方式与体位

1. **麻醉方式**　全身麻醉。
2. **体位**　患者取头高足低仰卧位。

五、入路

1. 在脐孔下缘穿刺点,置入 10mm Trocar。
2. 在左锁骨中线平脐下缘穿刺,置入 10mm Trocar。
3. 在左锁骨中线平脐下缘穿刺,置入 5mm Trocar。

六、手术配合

腹腔镜辅助下肝囊肿开窗引流术见表 10-6。

表 10-6　腹腔镜辅助下肝囊肿开窗引流术

手术流程	手术步骤	器械护士配合	巡回护士配合
1. 清点用物		清点器械、敷料、缝针和特殊用物等	与器械护士共同清点,并详细记录在《手术物品清点记录单》上
2. 消毒、铺无菌单	按常规消毒、铺无菌单	递消毒纱布、铺无菌单	倒碘酊、75%乙醇
3. 固定连接线	固定视频线、光源线、气腹管、摄像线、超声刀线、电刀线,连接吸引器	递递各种连线、纱布(备碘伏纱布或温盐水,擦拭镜头)	连接各种导线,遵医嘱将各仪器调至备用状态
4. 建立气腹	在脐孔左下缘 0.5cm 做长约 1cm 切口,切开皮下组织,置入气腹针,用"滴水抽吸试验"确认进入腹腔,连接气腹管,再置入 10mm Trocar	递 11#刀、巾钳 2 把、血管钳 2 把、5ml 注射器、10mm Trocar、气腹管	打开无影灯、气腹机

（续　表）

手术流程	手术步骤	器械护士配合	巡回护士配合
5. 探查腹腔	置入腔镜头，探查腹腔	递腔镜头	打开摄像机、光源机，关闭无影灯
6. 建立通路	在左锁骨中线平脾下缘穿刺，置入 10mm Trocar	递 11# 刀、10mm Trocar	
	在左锁骨中线平脾下缘穿刺，置入 5mm Trocar	递 11# 刀、5mm Trocar	
7. 显露肝囊肿	暴露肝囊肿位置	递超声刀、无损伤抓钳	
8. 肝囊肿开窗	用无创抓钳提前钩开肝囊肿壁，用冲洗器洗净囊液	递无损伤抓钳、吸引器	
9. 切除囊壁	用超声刀沿囊肿壁切除，取出	递超声刀、无损伤抓钳	
10. 探查止血	探查是否有出血，可用超声刀止血或电钩止血	备超声刀或电钩	
11. 腹腔冲洗	用生理盐水冲洗腹腔后，再次检查有无出血	递冲洗管	提起准备好的 2～3 瓶 0.9% 生理盐水，放置在冲洗机上
12. 放尽余气	挤压或负压吸引		关闭使用的各种仪器
13. 清点用物		清点器械、敷料、缝针和特殊用物	与器械护士共同清点，并详细记录在《手术物品清点记录单》上
14. 缝合伤口	缝合伤口，包扎	递 75% 乙醇纱布、持 11×17"○"针穿 4# 丝线缝合肌肉和皮下组织，递 8×24"△"针穿 1# 丝线缝合皮肤。贴好敷料	开始撤收各仪器
15. 器械处理	擦去器械表面血迹	器械交由供应室统一回收清洗、消毒、灭菌	按规定撤收设备，并放置在仪器间内

第11章　妇科腔镜手术护理配合

妇科学是临床医学学科的重要组成部分,随着现代科技和医学的发展,电视腹腔镜的应用,妇科微创技术应运而生并趋于成熟。妇科微创技术在妇科疾病的治疗中发挥着越来越大的作用。近几年,许多妇科医师在妇科微创手术技术方面取得了巨大的成就,妇科手术也跨入微创时代。

第一节　解剖概要

女性生殖系统包括内生殖器和外生殖器。内生殖器由卵巢、输卵管、子宫、阴道和附属腺体组成。

一、卵巢

卵巢(图11-1,图11-2)是位于盆腔卵巢窝内的成对生殖腺,位置相当于髂内、外动脉夹角处的骨盆外侧壁。卵巢呈扁卵圆形,略呈灰红色,分内、外侧,前、后缘和上、下端。内侧面朝向盆腔,与小肠相邻。外侧面贴着骨盆侧壁的卵巢窝。上端与输卵管末端相接触成为输卵管端,下端借卵巢固有韧带连于子宫成为子宫端,前缘借卵巢系膜连于子宫阔韧带成为卵巢系膜缘,后端游离称为独立缘,前缘中部有血管、神经等出入,称为卵巢门。

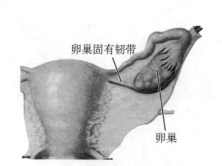

图 11-1　卵巢大体观

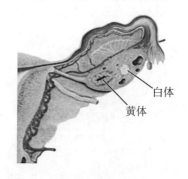

图 11-2　卵巢结构

成年女子卵巢约为 4cm×2cm×3cm,重 5~6g。幼女卵巢较小,表面光滑。性成熟期卵巢最大,由于多次排卵,卵巢表面凹凸不平。更年期卵巢缩小约为 2.0cm×1.5cm×0.5cm,到绝经期卵巢缩小至 1.5cm×0.75cm×0.5cm。

卵巢在盆腔内的位置主要靠韧带来维持。卵巢悬韧带又称为骨盆漏斗韧带,是起自小骨盆侧缘,向下至卵巢输卵管端的腹膜皱襞,内含卵巢血管、淋巴管、神经丛、结缔组织和平滑肌纤维,是寻找卵巢血管的标志。卵巢固有韧带由结缔组织和平滑肌纤维构成,表面盖以腹膜,自卵巢下端至输卵管与子宫结合处的后下方。此外,子宫阔韧带的后层覆盖卵巢和固有韧带,也起到固定卵巢的作用。

二、输卵管

输卵管(图 11-3)是输送卵子的肌性管道,左右各一,长 10～14cm。从卵巢上端连于子宫底的两侧,位于子宫阔韧带的上缘内,输卵管由内侧向外侧分为 4 部。

1. 子宫部　位于子宫壁内的一段,直径最细(约 1mm),以输卵管子宫口通子宫腔。

2. 峡部　短而直,壁厚腔窄,血管分布少,输卵管结扎术多在此部。

3. 壶腹部　粗而长,壁薄腔大,腔面上有皱襞,血供丰富,行程弯曲,约占输卵管的 2/3,向外移行为漏斗部,卵子多在此受精。若受精卵未能移入子宫而在输卵管发育则为宫外孕。

4. 漏斗部　为输卵管末端的膨大部分,向后下弯曲覆盖在卵巢后缘和内侧面。漏斗末端中央有输卵管腹腔口,开口于腹膜腔,卵巢排出的卵子由此进入输卵管。输卵管腹腔口的边缘有许多细长的突起,称为输卵管伞,覆盖在卵巢的表面。

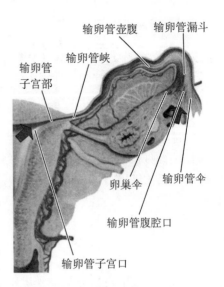

图 11-3　输卵管

三、子宫

子宫(图 11-4,图 11-5)腔小,是孕育胚胎、胎儿和产生月经的肌性器官。

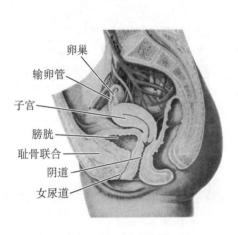

图 11-4　子宫位置

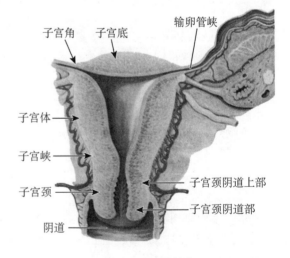

图 11-5　子宫结构

（一）子宫形态

成人未孕子宫前后较窄，呈倒置的梨形，长 7～9cm，最宽径约为 4cm，厚 2～3cm。分为底、体、颈三部分。子宫底为输卵管子宫口水平以上隆凸部分。下端狭窄呈圆柱状为子宫颈，成人长为 2.5～3.0cm，为肿瘤的好发部位。子宫底与子宫颈之间为子宫体。子宫颈分为突入阴道的子宫颈阴道部和阴道以上的子宫颈阴道上部两部分。子宫颈上端与子宫体相接处较狭窄称为子宫峡部，长约 1cm。在妊娠期间，子宫峡部逐渐延伸变长，形成子宫下段。妊娠末期可延长至 7～11cm。产科常在此处进行剖宫术，可避免进入腹膜腔，减少感染的机会。

（二）子宫壁结构

子宫壁分为 3 层，外层是浆膜，是腹膜的脏层。中层为强厚的肌层，由平滑肌组成。内层为黏膜，即子宫内膜，随月经周期而发生增生、脱落的周期变化。

四、淋巴回流

子宫的淋巴引流方向较广。

1. 子宫底和子宫体上部的淋巴管沿卵巢血管上行，注入腰淋巴结，沿子宫圆韧带穿腹股沟管，注入腹股沟浅淋巴结。

2. 子宫体下部和子宫颈的淋巴管沿子宫血管行向两侧，注入髂内、外淋巴结，经子宫主韧带注入沿闭孔血管排列的闭孔淋巴结，沿子宫骶韧带向后注入骶淋巴结。

第二节　腹腔镜辅助下卵巢良性肿瘤剥除术

一、概述

卵巢肿瘤是最常见的妇科肿瘤，可以发生于任何阶段的女性。腹腔镜对诊断和治疗卵巢肿瘤有一定的优势，目前腹腔镜下卵巢肿瘤剥除术是腹腔镜最常见的手术，其风险相对较小。随着操作经验的不断积累和器械及设备的不断完善，在我国已经成为较为普通和最常见的妇科腔镜手术。在现阶段此手术时间相对较短，手术方法也不断地简化，但其治疗效果却显著提高。在快速病理诊断下，如为早期恶性肿瘤，也可以在腹腔镜下完成卵巢癌减灭术。

二、适应证

1. 卵巢瘤样病变。

2. 卵巢良性肿瘤。

3. 卵巢囊肿（5cm≤卵巢囊肿≤12cm）。

4. 巧克力囊肿。

5. 浆液性卵巢囊肿≥12cm。

6. 卵巢畸胎瘤。

7. 肿块直径＜5cm。

8. 经过 2 个月以上的期待治疗仍未消失者。

三、用物准备

1. 基础用物准备　基础器械、敷料包、11#刀片、吸引器管、腔镜套 2 个、丝线（1#、4#、7#）、11×17"○"针、9×24"△"针、10×34"△"针、腹腔引流管（24#蘑菇头或乳胶管）、引流袋。

2. 腔镜仪器准备　腹腔镜仪器 1 套（显示器、视频机、光源机、气腹机、分屏显示器、超声刀主机、高频电刀）。

3. 腔镜器械准备　10mm 30°镜头 1 个、气腹针、10mm Trocar 2 个、5mm Trocar 3 个、摄像头、光源线、气腹管、冲洗器头、分离钳（直分离钳、弯分离钳各 1 把）、腔镜剪刀（直腔镜剪刀、弯腔镜剪刀各 1 把）、直角分离钳 1 把、无创抓钳 2 把、针持（直针持、弯针持各 1 把）、超声刀手柄、双极电凝钳、可吸收施夹钳 1 把。

4. 一次性耗材　可吸收夹、一次性电钩、一次性标本袋（可以自制）。

四、麻醉方式与体位

1. 麻醉方式　全身麻醉（静脉-吸入复合麻醉）。

2. 体位　患者取改良截石位。

五、入路

1. 在脐旁（脐下缘）穿刺，置入 10mm Trocar。

2. 在左下腹"麦氏点"处穿刺，置入 5mm Trocar。

3. 在第一、第二穿刺点中间穿刺，置入 10mm Trocar。

4. 必要时在右下腹"麦氏点"处穿刺，置入 5mm Trocar。

六、手术配合

腹腔镜辅助下卵巢良性肿瘤剥除术手术配合见表 11-1。

表 11-1　腹腔镜辅助下卵巢良性肿瘤剥除术手术配合

手术流程	手术步骤	器械护士配合	巡回护士配合
1. 清点用物		清点器械、敷料、缝针和特殊用物等	与器械护士共同清点，并详细记录在《手术物品清点记录单》上
2. 消毒、铺无菌单	按截石位手术消毒范围消毒、铺无菌单（图 11-6）	递消毒纱布、铺无菌单	倒消毒液，监督医护人员无菌操作
3. 固定连接线	固定视频线、光源线、气腹管、摄像线、超声刀线、电刀线，连接吸引器	递各种连线、纱布（倒少许碘伏备用）	连接各种导线，遵医嘱将各仪器调至备用状态

（续　表）

手术流程	手术步骤	器械护士配合	巡回护士配合
4. 建立气腹	在脐旁用巾钳提起腹壁 0.5cm 做长约 1cm 切口，切开皮下组织，置入气腹针，用"滴水抽吸试验"确认进入腹腔，连接气腹管。再置入 10mm Trocar	递纱布、11# 刀、巾钳 2 把、6 寸弯钳、5ml 注射器注水、10mm Trocar	打开气腹机，根据手术需要调节进气流速
5. 探查盆腔	置入腹腔镜并探查盆腔情况	递腹腔镜镜头	关闭无影灯，调节光源亮度
6. 建立通路	在左下腹"麦氏点"处穿刺，置入 5mm Trocar	递 11# 刀、纱布、5mm Trocar	
	在第一、第二穿刺点中间穿刺，置入 10mm Trocar	递 11# 刀、10mm Trocar	
7. 探查囊肿位置	探查囊肿与卵巢的关系（图 11-7）	递分离钳	
8. 削盖	用单极电钩将肿瘤切开一小口，抽出液体，观察内容物的性质与量（图 11-8）	递电钩、吸引器	根据医嘱调节电凝功率
9. 剥离肿瘤	用电钩切开肿瘤包膜，用抓钳剥离囊壁。在剥离过程中如有出血，用双极电凝钳止血（图 11-9）	递分离钳、抓钳、吸引器、双极电凝钳	根据医嘱调节双极钳电凝功率
10. 检查止血	在卵巢创面严密止血或用可吸收线缝合卵巢	递双极或针持、缝线	测试超声刀并调节功率
11. 取出标本	将标本放入标本袋后，从 10mm Trocar 取出	递标本袋（自制或一次性标本袋），分离钳和剪刀	打开一次性标本袋
12. 腹腔冲洗	用生理盐水冲洗腹腔后，再次检查有无出血	递冲洗管	提起准备好的 2～3 瓶 0.9% 生理盐水，放置在冲洗机上
13. 放尽余气	挤压或负压吸引		关闭使用的各种仪器
14. 清点用物		清点器械、敷料、缝针和特殊用物	与器械护士共同清点，并详细记录在《手术物品清点记录单》上
15. 缝合伤口	缝合伤口，包扎	递 75% 乙醇纱布、持 11×17"○"针穿 4# 线缝合肌肉和皮下组织，递 9×24"△"针穿 1# 丝线缝合皮肤。贴好敷料	开始撤收各仪器
16. 器械处理	擦去器械表面血迹	器械交由供应室统一回收清洗、消毒、灭菌	按规定撤收设备，并放置在仪器间内

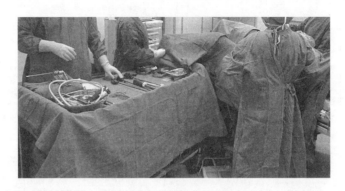

图 11-6　铺无菌单、无菌车

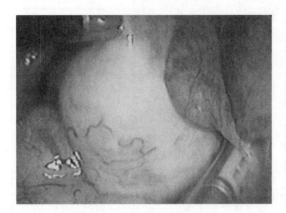

图 11-7　显露卵巢囊肿

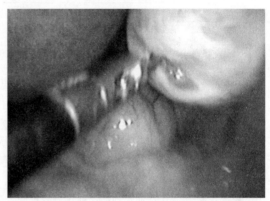

图 11-8　切开囊肿

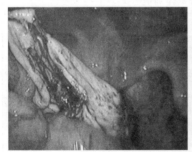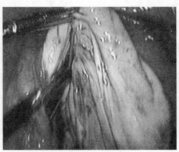

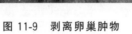

图 11-9　剥离卵巢肿物

七、护理要点和注意事项

1. 此手术中转开腹的概率很小，在剥离时如损伤到血管，出血凶猛时应及时开腹止血。

2. 手术开始前要准备一块碘伏纱布，擦拭腔镜头，使腔镜头更加清晰。

3. 巡回护士协助手术医师摆放体位时，要注意局部皮肤、骨隆突处、大关节处、神经血管处，在上述位置放置体位硅胶软垫。

4. 抽吸囊肿内容物时,注意其性质,如是只是液体,要记录液体量。如果是巧克力样或是油脂性要准备一些热水,防止油脂凝固堵塞吸引器。

5. 使用等离子主机的双极时,一定要转换到双极模式(见第 3 章)。

第三节　腹腔镜辅助下输卵管异位妊娠清除术

一、概述

输卵管异位妊娠是妇科最常见的急腹症手术,也是早期妊娠阶段妇女死亡的主要原因之一。可以根据 β-hCG 测定、B 超和腹腔镜做出早期明确诊断并明确妊娠部位,对其进行治疗和及时处理,腹腔镜手术是较佳的治疗方案。

二、适应证

1. 尚未破裂的早期输卵管妊娠或破裂口较小者(＜1cm)。
2. 陈旧性输卵管妊娠,包块直径＜5cm。
3. 妊娠部位局限在输卵管峡部,妊娠块直径＜3cm,病变与正常输卵管有明显界线。
4. 无腹腔内大出血,患者生命体征平稳者。
5. 有生育要求者。
6. 如腹腔内大出血伴休克者,先纠正休克后再行腹腔镜手术。

三、用物准备

1. **基础用物准备**　基础器械、敷料包、11[#] 刀片、吸引器管、腔镜套 2 个、丝线(1[#]、4[#]、7[#])、11×17"○"针、9×24"△"针、10×34"△"针、腹腔引流管(24[#] 蘑菇头或乳胶管)、引流袋。
2. **腔镜仪器准备**　腹腔镜仪器 1 套(显示器、视频机、光源机、气腹机、分屏显示器、超声刀主机、高频电刀)。
3. **腔镜器械准备**　10mm 30°镜头 1 个、气腹针、10mm Trocar 2 个、5mm Trocar 3 个、摄像头、光源线、气腹管、冲洗器头、分离钳(直分离钳、弯分离钳各 1 把)、腔镜剪刀(直腔镜剪刀、弯腔镜剪刀各 1 把)、直角分离钳 1 把、无创抓钳针持(直针持、弯针持各 1 把)、超声刀手柄、双极电凝钳、可吸收施夹钳 1 把。
4. **一次性耗材**　可吸收夹、一次性电钩、一次性标本袋(可以自制)。

四、麻醉方式与体位

1. **麻醉方式**　全身麻醉(静脉-吸入复合麻醉)。
2. **体位**　患者取改良截石位。

五、入路

1. 在脐旁(脐下缘)穿刺,置入 10mm Trocar。
2. 在左下腹"麦氏点"处穿刺,置入 5mm Trocar。
3. 在第一、第二穿刺点中间穿刺,置入 10mm Trocar。

4. 必要时在右下腹"麦氏点"处穿刺,置入 5mm Trocar。

六、手术配合

腹腔镜辅助下输卵管异位妊娠清除术手术配合见表 11-2。

表 11-2 腹腔镜辅助下输卵管异位妊娠清除术手术配合

手术流程	手术步骤	器械护士配合	巡回护士配合
1. 清点用物		清点器械、敷料、缝针和特殊用物等	与器械护士共同清点,并详细记录在《手术物品清点记录单》上
2. 消毒、铺无菌单	按截石位手术消毒范围消毒、铺无菌单	递消毒纱布、铺无菌单	倒消毒液,监督医护人员无菌操作
3. 固定连接线	固定视频线、光源线、气腹管、摄像线、超声刀线,连接吸引器	递各种连线、纱布(倒少许碘伏备用)	连接各种导线,遵医嘱将各仪器调至备用状态
4. 建立气腹	在脐旁用巾钳提起腹壁 0.5cm 做长约 1cm 切口,切开皮下组织,置入气腹针,用"滴水抽吸试验"确认进入腹腔,连接气腹管。置入 10mm Trocar	递纱布、11# 刀、巾钳 2 把、6 寸弯钳、5ml 注射器注水、10mm Trocar	打开气腹机,根据手术需要调节进气流速
5. 探查盆腔	置入腹腔镜并探查盆腔情况(图 11-10)	递腹腔镜镜头	
6. 建立通路	在左下腹"麦氏点"处穿刺,置入 5mm Trocar	递 11# 刀、纱布、5mm Trocar	
	在第一、第二穿刺点中间穿刺,置入 10mm Trocar	递 11# 刀、10mm Trocar	
7. 显露输卵管和妊娠部位	探查盆腔后,显露子宫和输卵管	递分离钳、无创抓钳、无损伤钳	
8. 检查妊娠部位	检查输卵管妊娠部位有无破裂	递分离钳、无损伤钳	
9. 切开妊娠部位	用电钩将妊娠包块纵向切开(图 11-11)	递分离钳和电钩	遵医嘱调节电钩功率
10. 取出妊娠物	用取石钳取出妊娠物(图 11-12)	递分离钳和取石钳	
11. 检查止血	用双极钳或 LigaSure 止血	递双极钳和 LigaSure	遵医嘱调节双极钳和 LigaSure 功率
12. 检查绒毛是否取出	检查取出的妊娠物内是否有绒毛,盆腔内是否有遗留(图 11-13)	接标本	打开无影灯,标本如需送检则准备送检标本
13. 腹腔冲洗	用生理盐水冲洗腹腔后,再次检查有无出血	递冲洗管	提起准备好的 2~3 瓶 0.9% 生理盐水,放置在冲洗机上
14. 放尽余气	挤压或负压吸引		关闭使用的各种仪器

（续　表）

手术流程	手术步骤	器械护士配合	巡回护士配合
15. 清点用物		清点器械、敷料、缝针和特殊用物	与器械护士共同清点，并详细记录在《手术物品清点记录单》上
16. 缝合伤口	缝合伤口，包扎	递 75% 乙醇纱布、持 11×17 "○" 针穿 4$^{\#}$ 线缝合肌肉和皮下组织，递 9×24 "△" 针穿 1$^{\#}$ 丝线缝合皮肤。贴好敷料	开始撒收各仪器
17. 器械处理	擦去器械表面血迹	器械交由供应室统一回收清洗、消毒、灭菌	按规定撒收设备，并放置在仪器间内

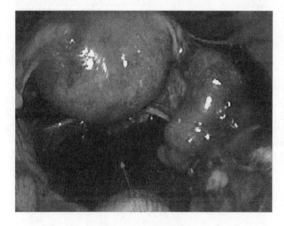

图 11-10　探查盆腔

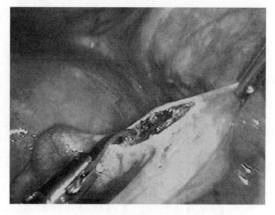

图 11-11　切开妊娠部位

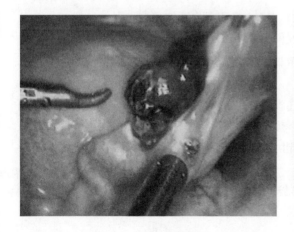

图 11-12　取出妊娠物

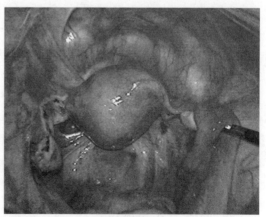

图 11-13　检查绒毛是否取出

七、护理要点和注意事项

1. 探查时出血量增多或妊娠部继续出血,可进行中转开腹手术,巡回护士要备好中转开腹手术的器械和敷料。

2. 如妊娠部位已破裂出血,首先清理出血,在能暴露子宫、输卵管、妊娠部位时可进行妊娠部位的切除。

3. 如无发现绒毛,一般情况下应进行诊断性刮宫,巡回护士要准备刮宫用物。

第四节　腹腔镜辅助下输卵管切除术

一、概述

输卵管切除手术多是无需保留输卵管者或是有输卵管妊娠要求绝育者。手术方式和步骤与输卵管异位妊娠切除有所不同。

二、适应证

1. 除间质部以外的输卵管妊娠。
2. 异位妊娠手术同时要求绝育者。
3. 无生育要求的输卵管积水、积脓等炎性病变者。
4. 严重的慢性输卵管炎症,可能再次输卵管妊娠者,同意切除患侧输卵管。
5. 绝育术后的输卵管妊娠。
6. 输卵管良性肿瘤者。
7. 部分卵巢病变手术时同时切除输卵管。

三、用物准备

1. 基础用物准备　基础器械、敷料包、11#刀片、吸引器管、腔镜套 2 个、丝线(1#、4#、7#)、11×17"○"针、8×24"△"针、10×34"△"针。

2. 腔镜仪器准备　腹腔镜仪器 1 套(显示器、视频机、光源机、气腹机、分屏显示器、Lig-Sure、高频电刀)。

3. 腔镜器械准备　10mm 30°镜头 1 个、气腹针、10mm Trocar 2 个、5mm Trocar 2 个、摄像头、光源线、气腹管、冲洗器头、分离钳(直分离钳、弯分离钳各 1 把)、腔镜剪刀(直腔镜剪刀、弯腔镜剪刀各 1 把)、直角分离钳 1 把、无创抓钳 2 把、针持(直针持、弯针持各 1 把)、超声刀手柄、双极电凝钳。

4. 一次性耗材　一次性电钩、一次性标本袋(可以自制)。

四、麻醉方式与体位

1. 麻醉方式　全身麻醉(静脉-吸入复合麻醉)。
2. 体位　患者取改良截石位。

五、入路

1. 在脐旁(脐下缘)穿刺,置入 10mm Trocar。
2. 在左下腹"麦氏点"处穿刺,置入 5mm Trocar。
3. 在第一、第二穿刺点中间穿刺,置入 10mm Trocar。

六、手术配合

腹腔镜辅助下输卵管切除术手术配合见表 11-3。

表 11-3　腹腔镜辅助下输卵管切除术手术配合

手术流程	手术步骤	器械护士配合	巡回护士配合
1. 清点用物		清点器械、敷料、缝针和特殊用物	与器械护士共同清点,并详细记录在《手术物品清点记录单》上
2. 消毒、铺无菌单	按截石位手术消毒范围消毒、铺无菌单	递消毒纱布、铺无菌单	倒消毒液,监督医护人员无菌操作
3. 固定连接线	固定视频线、光源线、气腹机、摄像机、超声刀、电刀,连接吸引器	递各种连线、纱布(倒少许碘伏备用,擦拭镜头)	连接各种导线,遵医嘱将各仪器调至备用状态
4. 建立气腹	在脐旁用布巾钳提起腹壁 0.5cm 做长约 1cm 切口,切开皮下组织,置入气腹针,用"滴水抽吸试验"确认进入腹腔,连接气腹管。再置入 10mm Trocar	递纱布、11# 刀、巾钳 2 把、6 寸弯钳、5ml 注射器注水、10mm Trocar	打开气腹机,根据手术需要调节进气流速
5. 探查盆腔	置入腹腔镜并探查盆腔情况	递腹腔镜镜头	
6. 建立通路	在左下腹"麦氏点"处穿刺,置入 5mm Trocar	递 11# 刀、纱布、5mm Trocar	
	在第一、第二穿刺点中间穿刺,置入 10mm Trocar	递 11# 刀、10mm Trocar	
7. 显露输卵管	探查盆腔后,显露子宫和输卵管	递分离钳、无创抓钳	
8. 检查妊娠粘连情况	检查输卵管病变部位与其他组织的粘连情况。如有出血,吸净血后再检查	递分离钳、无创抓钳和冲吸器管	连接冲洗液和冲洗机
9. 游离输卵管伞部	用分离钳提起输卵管伞部,用 LigaSure 离断伞端系膜和漏斗韧带	递分离钳和 LigaSure	遵医嘱调节 LigaSure 功率
10. 剪断输卵管	在输卵管妊娠部上端用 LigaSure 离断	递分离钳和 LigaSure	

（续　表）

手术流程	手术步骤	器械护士配合	巡回护士配合
11. 游离输卵管系膜	用 LigaSure 离断输卵管与卵巢系膜	递 LigaSure	
12. 检查创面，止血	检查创面，用 LigaSure 止血	递 LigaSure	
13. 取出标本	将标本放入标本袋后，从 10mm Trocar 取出	递标本袋（自制或一次性标本袋），分离钳和剪刀	打开一次性标本袋
14. 腹腔冲洗	用生理盐水冲洗腹腔后，再次检查有无出血	递冲洗管	提起准备好的 2～3 瓶 0.9% 生理盐水，放置在冲洗机上
15. 放尽余气	挤压或负压吸引		关闭使用的各种仪器
16. 清点用物		清点器械、敷料、缝针和特殊用物	与器械护士共同清点，并详细记录在《手术物品清点记录单》上
17. 缝合伤口	缝合伤口，包扎	递 75% 乙醇纱布、持 11×17"○"针穿 4#线缝合肌肉和皮下组织，递 8×24"△"针穿 1#丝线缝合皮肤。贴好敷料	开始撤收各仪器
18. 器械处理	擦去器械表面血迹	器械交由供应室统一回收清洗、消毒、灭菌	按规定撤收设备，并放置在仪器间内

七、护理要点和注意事项

1. 该手术中转开腹的概率较小，但出血较凶猛时或无法判断活动性出血的位置时，不可盲目止血，必要时中转开腹手术，巡回护士须备好中转开腹手术器械和敷料。

2. 手术医师在分离输卵管时一定要注意输尿管行径，注意"桥下流水"，切忌误伤输尿管。

第五节　腹腔镜辅助下卵巢囊肿剥除术

一、概述

卵巢囊肿是妇科常见病之一，腹腔镜辅助下卵巢囊肿剥除术被认为是去除良性卵巢囊肿的"金手术"。

二、适应证

1. 囊肿不宜太大，直径<15cm 者；畸胎瘤则<8cm。

2. 妇科检查囊肿孤立，囊肿蒂较长，活动度好，无粘连者。

三、用物准备

1. **基础用物准备** 基础器械、敷料包、11#刀片、吸引器管、腔镜套 2 个、丝线(1#、4#、7#)、11×17"○"针、8×24"△"针、10×34"△"针。

2. **腔镜仪器准备** 腹腔镜仪器 1 套(显示器、视频机、光源机、气腹机、分屏显示器、Lig-Sure、高频电刀)。

3. **腔镜器械准备** 10mm 30°镜头 1 个、气腹针、10mm Trocar 2 个、5mm Trocar 2 个、摄像头、光源线、气腹管、冲洗器头、分离钳(直分离钳、弯分离钳各 1 把)、腔镜剪刀(直腔镜剪刀、弯腔镜剪刀各 1 把)、直角分离钳 1 把、无创抓钳 2 把、针持(直针持、弯针持各 1 把)、超声刀手柄、双极电凝钳。

4. **一次性耗材** 一次性电钩、一次性标本袋(可以自制)。

四、麻醉方式与体位

1. **麻醉方式** 全身麻醉(静脉-吸入复合麻醉)。
2. **体位** 患者取改良截石位。

五、入路

1. 在脐旁(脐下缘)穿刺,置入 10mm Trocar。
2. 在左下腹"麦氏点"处穿刺,置入 5mm Trocar。
3. 在第一、第二穿刺点中间穿刺,置入 10mm Trocar。

六、手术配合

腹腔镜辅助下卵巢囊肿剥除术手术配合见表 11-4。

表 11-4 腹腔镜辅助下卵巢囊肿剥除术手术配合

手术流程	手术步骤	器械护士配合	巡回护士配合
1. 清点用物		清点器械、敷料、缝针和特殊用物	与器械护士共同清点,并详细记录在《手术物品清点记录单》上
2. 消毒、铺无菌单	按截石位手术消毒范围消毒、铺无菌单	递消毒纱布、铺无菌单	倒消毒液,监督医护人员无菌操作
3. 固定连接线	固定视频线、光源线、气腹机、摄像机、超声刀、电刀,连接吸引器	递各种连线、纱布(倒少许碘伏备用,擦拭镜头)	连接各种导线,遵医嘱将各仪器调至备用状态
4. 建立气腹	在脐旁用布巾钳提起腹壁 0.5cm 做长约 1cm 切口,切开皮下组织,置入气腹针,用"滴水抽吸试验"确认进入腹腔,连接气腹管。再置入 10mm Trocar	递纱布、11#刀、巾钳 2 把、6 寸弯钳、5ml 注射器注水、10mm Trocar	打开气腹机,根据手术需要调节进气流速

（续　表）

手术流程	手术步骤	器械护士配合	巡回护士配合
5. 探查盆腔	置入腹腔镜并探查盆腔情况	递腹腔镜镜头	
6. 建立通路	在左下腹"麦氏点"处穿刺，置入 5mm Trocar	递 11# 刀、纱布、5mm Trocar	
	在第一、第二穿刺点中间穿刺，置入 10mm Trocar	递 11# 刀、10mm Trocar	
7. 固定卵巢囊肿	用无创抓钳固定卵巢囊肿，向对侧牵拉固定，若囊肿较大，先行穿刺抽液（图 11-14）	递无创抓钳、冲洗吸引器，安装穿刺吸引头	
8. 剥除囊肿	分别钳夹卵巢包膜缘与囊壁，轻轻向相反方向牵拉直至囊肿蒂部，扩大卵巢包膜切口，递双极电凝钳或超声刀闭合卵巢囊肿蒂部血管，再将囊肿完整剥出（图 11-15）	递分离钳、双极电凝钳或超声刀	
9. 检查卵巢创面，电凝止血	递无创抓钳检查卵巢创面有无出血，必要时递双极电凝止血，若需缝合，用腔镜持针器与缝线缝合止血，用剪刀剪线，探查对侧卵巢	递无创抓钳、腔镜持针器与缝线	遵医嘱调节双极电凝功率
10. 剪断输卵管	在输卵管妊娠部上端用 LigaSure 离断	递分离钳和 LigaSure	
11. 检查创面，止血	检查创面，用 LigaSure 止血	递 LigaSure	
12. 取出标本	将标本放入标本袋后，从 10mm Trocar 取出	递标本袋（自制或一次性标本袋）、分离钳和剪刀	打开一次性标本袋
13. 冲洗腹腔	用生理盐水冲洗腹腔后，再次检查有无出血	递冲洗管	提起准备好的 2～3 瓶 0.9％生理盐水，放置在冲洗机上
14. 放尽余气	挤压或负压吸引		关闭使用的各种仪器
15. 清点用物		清点器械、敷料、缝针和特殊用物	与器械护士共同清点，并详细记录在《手术物品清点记录单》上
16. 缝合伤口	缝合伤口，包扎	递 75％乙醇纱布、持 11× 17"○"针穿 4# 线缝合肌肉和皮下组织，递 8×24"△"针穿 1# 丝线缝合皮肤。贴好敷料	开始撤收各仪器
18. 器械处理	擦去器械表面血迹	器械交由供应室统一回收清洗、消毒、灭菌	按规定撤收设备，并放置在仪器间内

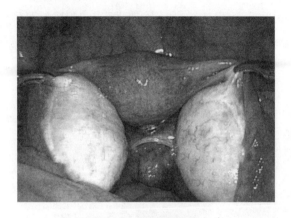

图 11-14　固定卵巢囊肿

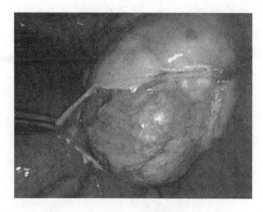

图 11-15　剥除囊肿

七、护理要点和注意事项

1. 该手术中转开腹的概率较小,但出血较凶猛时或无法判断活动性出血的位置时,不可盲目止血,必要时中转开腹手术,巡回护士须备好中转开腹手术器械和敷料。

2. 手术医师在分离输卵管时一定要注意输尿管行径,注意"桥下流水",切忌误伤输尿管。

第六节　腹腔镜辅助下子宫肌瘤剥除术

一、概述

子宫肌瘤是女性生殖器最常见的良性肌瘤,多为平滑肌瘤。结合子宫肌瘤的性质、大小、数量和位置,其治疗方案和手术方法也有多种,有保留子宫剥除肌瘤术,还有子宫部分切除术或全子宫切除术,目前腹腔镜下子宫肌瘤剥除术是治疗子宫肌瘤的主要方案之一。

二、适应证

1. 未生育或已生育、坚决要求保留子宫者。

2. 子宫肌瘤(浆膜下子宫肌瘤、肌壁间肌瘤或子宫阔韧带内肌瘤),且单个肌瘤直径<10cm 者。

3. 肌壁间肌瘤最好不超过 3 个,浆膜下肌瘤不受大小和数目的限制。

三、用物准备

1. **基础用物准备**　基础器械、敷料包、11#刀片、吸引器管、腔镜套 2 个、丝线(1#、4#、7#)、11×17"○"针、8×24"△"针、10×34"△"针、腹腔引流管(24#蘑菇头或乳胶管)、引流袋。

2. **腔镜仪器准备**　腹腔镜仪器 1 套(显示器、视频机、光源机、气腹机、分屏显示器、高频电刀)。

3. **腔镜器械准备**　10mm 30°镜头 1 个、气腹针、10mm Trocar 2 个、5mm Trocar 3 个、摄像头、光源线、气腹管、冲洗器头、分离钳(直分离钳、弯分离钳各 1 把)、腔镜剪刀(直腔镜剪刀、弯腔镜剪刀各 1 把)、直角分离钳 1 把、无创抓钳 2 把、粗齿抓钳、肌瘤钻 1 套(图 11-16)、双极电凝钳。

4. 一次性耗材 一次性电钩(图 11-16)。

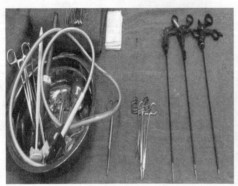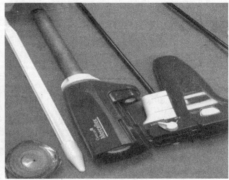

图 11-16 常用器械和肌瘤钻

四、麻醉方式与体位

1. 麻醉方式 全身麻醉(静脉-吸入复合麻醉)。
2. 体位 患者取改良截石位。

五、入路

1. 在脐旁(脐下缘)穿刺,置入 10mm Trocar。
2. 在左下腹"麦氏点"处穿刺,置入 5mm Trocar。
3. 在第一、第二穿刺点中间穿刺,置入 10mm Trocar。
4. 在右下腹"麦氏点"处穿刺,置入 5mm Trocar。

六、手术配合

腹腔镜辅助下子宫肌瘤剥除术手术配合见表 11-5。

表 11-5 腹腔镜辅助下子宫肌瘤剥除术手术配合

手术流程	手术步骤	器械护士配合	巡回护士配合
1. 清点用物		清点器械、敷料、缝针和特殊用物等	与器械护士共同清点,并详细记录在《手术物品清点记录单》上
2. 消毒、铺无菌单	按截石位手术消毒范围消毒、铺无菌单	递消毒纱布、铺无菌单	倒消毒液,监督医护人员无菌操作
3. 固定连接线	固定视频线、光源线、气腹机、摄像机,连接吸引器	递各种连接线、纱布(倒少许碘伏备用,擦拭镜头)	连接各种导线,遵医嘱将各仪器调至备用状态

（续　表）

手术流程	手术步骤	器械护士配合	巡回护士配合
4. 建立气腹	在脐旁用布巾钳提起腹壁0.5cm做长约1cm切口，切开皮下组织，置入气腹针，用"滴水抽吸试验"确认进入腹腔，连接气腹管。再置入10mm Trocar	递纱布、11#刀、巾钳2把、6寸弯钳、5ml注射器注水、10mm Trocar	打开气腹机，根据手术需要调节进气流速
5. 探查盆腔	置入腹腔镜并探查盆腔情况	递腹腔镜镜头	关闭无影灯，调节光源亮度
6. 建立通路	在左下腹"麦氏点"处穿刺，置入5mm Trocar	递11#刀、纱布、5mm Trocar	
	在第一、第二穿刺点中间穿刺，置入10mm Trocar	递11#刀、10mm Trocar	
	在右下腹"麦氏点"处穿刺，置入5mm Trocar	递11#刀、5mm Trocar	
7. 显露输卵管	探查盆腔后，显露子宫和输卵管	递分离钳、无创抓钳	
8. 注射垂体后叶素	用注射器在子宫肌层注射垂体后叶素(1ml:6U)	递注射器	配合抽取垂体后叶素
9. 切开肌瘤包膜层	待子宫收缩后，用电钩切开肌瘤包膜，显露瘤体	递电钩和分离钳	根据医嘱调节电钩功率
10. 夹住瘤体，去除包膜	用有齿抓钳，钳抓瘤体	递有齿抓钳	
11. 剔除肌瘤	用电钩沿瘤体切除肌瘤	递电钩和分离钳（如需使用肌瘤钻，配合安装肌瘤钻）	
12. 止血、缝合、探查	在出血点处用电钩止血	递电钩	连接冲洗液和冲洗机
13. 粉碎或不粉碎取出肿瘤	用肌瘤钻将肿块粉碎	递肌瘤钻	
14. 腹腔冲洗	用生理盐水冲洗腹腔后，再次检查有无出血	递冲洗管	提起准备好的2~3瓶0.9%生理盐水，放置在冲洗机上
15. 放尽余气	挤压或负压吸引		关闭使用的各种仪器
16. 清点用物		清点器械、敷料、缝针和特殊用物	与器械护士共同清点，并详细记录在《手术物品清点记录单》上

（续　表）

手术流程	手术步骤	器械护士配合	巡回护士配合
17. 缝合伤口	缝合伤口,包扎	递 75% 乙醇纱布、持 11×17"○"针穿 4# 线缝合肌肉和皮下组织,递 8×24"△"针穿 1# 丝线缝合皮肤。贴好敷料	开始撤收各仪器
18. 器械处理	擦去器械表面血迹	器械交由供应室统一回收清洗、消毒、灭菌	按规定撤收设备,并放置在仪器间内

第七节　腹腔镜辅助下子宫次全切除术

一、概述

腹腔镜下子宫次全切除术是指在腹腔镜下切除子宫体部而保留子宫颈的手术,是操作较简单、并发症较少的一种子宫切除手术,在腹腔镜下一般按经腹子宫切除步骤切除。

二、适应证

适用于子宫腺肌瘤须行子宫切除且坚决要求保留子宫颈者,以及其他疾病须切除子宫并要求保留子宫颈者。

三、用物准备

1. 基础用物准备　基础器械、敷料包、11# 刀片、吸引器管、腔镜套 2 个、丝线(1#、4#、7#)、11×17"○"针、8×24"△"针、10×34"△"针、腹腔引流管(24# 蘑菇头或乳胶管)、引流袋。

2. 腔镜仪器准备　腹腔镜仪器 1 套(显示器、视频机、光源机、气腹机、分屏显示器、超声刀主机、高频电刀)。

3. 腔镜器械准备　10mm 30°镜头 1 个、气腹针、10mm Trocar 2 个、5mm Trocar 3 个、摄像头、光源线、气腹管、冲洗器头、分离钳(直分离钳、弯分离钳各 1 把)、腔镜剪刀(直腔镜剪刀、弯腔镜剪刀各 1 把)、直角分离钳 1 把、无创抓钳 2 把、针持(直针持、弯针持各 1 把)、超声刀手柄、双极电凝钳、肌瘤钻。

4. 一次性耗材　一次性电钩、一次性标本袋。

四、麻醉方式与体位

1. 麻醉方式　全身麻醉(静脉-吸入复合麻醉)。
2. 体位　患者取改良截石位。

五、入路

1. 在脐旁（脐下缘）穿刺，置入 10mm Trocar。
2. 必要时在左下腹"麦氏点"处穿刺，置入 5mm Trocar。
3. 必要时在第一、第二穿刺点中间穿刺，置入 10mm Trocar。
4. 必要时在右下腹"麦氏点"处穿刺，置入 5mm Trocar。

六、手术配合

腹腔镜辅助下子宫次全切除术手术配合见表 11-6。

表 11-6　腹腔镜辅助下子宫次全切除术手术配合

手术流程	手术步骤	器械护士配合	巡回护士配合
1. 清点用物		清点器械、敷料、缝针和特殊用物等	与器械护士共同清点，并详细记录在《手术物品清点记录单》上
2. 消毒、铺无菌单	按截石位手术消毒范围消毒、铺无菌单	递消毒纱布、铺无菌单	倒消毒液，监督医护人员无菌操作
3. 固定连接线	用纱布固定视频线、光源线、气腹机、摄像机、超声刀、电刀，连接吸引器	递各种连线、纱布（倒少许碘伏备用，擦拭镜头）	连接各种导线，遵医嘱将各仪器调至备用状态
4. 置入举宫器		递举宫器	协助照明
5. 建立气腹	在脐旁用布巾钳提起腹壁 0.5cm 做长约 1cm 切口，切开皮下组织，置入气腹针，用"滴水抽吸试验"确认进入腹腔，连接气腹管。再置入 10mm Trocar	递纱布、11# 刀、巾钳 2 把、6 寸弯钳、5ml 注射器注水、10mm Trocar	打开气腹机，根据手术需要调节进气流速
6. 探查盆腔	置入腹腔镜并探查盆腔情况	递腹腔镜镜头	关闭无影灯，调节光源亮度
7. 建立通路	在左下腹"麦氏点"处穿刺，置入 5mm Trocar	递 11# 刀、纱布、5mm Trocar	
	在第一、第二穿刺点中间穿刺，置入 10mm Trocar	递 11# 刀、10mm Trocar	
	必要时在右下腹"麦氏点"处穿刺，置入 5mm Trocar	递 11# 刀、5mm Trocar	

手术流程	手术步骤	器械护士配合	巡回护士配合
8. 离断韧带、输卵管	用 LigaSure 在子宫圆韧带中外 1/3 处离断,依次离断骨盆漏斗韧带、子宫阔韧带,游离宫旁组织	递 LigaSure、弯分离钳	
9. 游离子宫圆韧带	剪开膀胱腹膜反折到子宫圆韧带,稍下推膀胱,紧贴子宫	递 LigaSure、弯分离钳	
10. 游离子宫颈	助手上推举宫器,显露子宫颈,用电钩游离宫颈组织	递电钩	
11. 显露子宫动脉	剪开腹膜反折,下推膀胱,紧贴子宫寻找子宫动脉	递剪刀、直分离钳	
12. 离断子宫动脉	用 LigaSure 电凝子宫动脉,用剪刀剪断子宫动脉	递 LigaSure、剪刀、分离钳	
13. 取出子宫体	用肌瘤钻分割瘤体后取出子宫	递抓钳、肌瘤钻、剪刀	
14. 处理子宫颈残端	用 0# 可吸收线连续缝合子宫颈残端	递针持、0# 可吸收线、抓钳	
15. 腹腔冲洗	用 500ml 生理盐水冲洗腹腔后,再次检查有无出血	递冲洗管	连接 500ml 生理盐水和冲洗机
16. 检查输尿管	检查输尿管有无损伤,查看输尿管的走行和蠕动情况	递无创抓钳,分离钳	
17. 检查止血	在切缘处严密止血	递双极钳	测试超声刀并调节功率
18. 放尽余气	挤压或负压吸引		关闭使用的各种仪器
19. 清点用物		清点器械、敷料、缝针和特殊用物	与器械护士共同清点,并详细记录在《手术物品清点记录单》上
20. 缝合伤口	缝合伤口,包扎	递 75% 乙醇纱布、持 11×17"○"针穿 4# 线缝合肌肉和皮下组织,递 8×24"△"针穿 1# 丝线缝合皮肤。贴好敷料	开始撤收各仪器
21. 器械处理	擦去器械表面血迹	器械交由供应室统一回收清洗、消毒、灭菌	按规定撤收设备,并放置在仪器间内

七、护理要点和注意事项

子宫血供较为丰富,在剥除肌瘤时要谨慎,切勿伤及其他血管。

第八节　腹腔镜辅助下全子宫切除术

一、概述

腹腔镜下全子宫切除手术是妇科最常见的手术之一,是指切除子宫的所有步骤均在腹腔镜下进行,切断连接子宫的所有血管、韧带和阴道皱襞,子宫自盆腔游离后经阴道取出,阴道残端的缝合也在腹腔镜下完成,与子宫次全切除术相比步骤更加复杂。

二、适应证

1. 多发性子宫肌瘤或宫颈肌瘤患者,年龄≥50 岁。
2. 重度子宫内膜病变者。
3. 早期子宫内膜癌患者。
4. 子宫颈癌Ⅰa 期患者。

三、用物准备

1. 基础用物准备　妇科腔镜基础器械、敷料包、11$^\#$刀片、吸引器管、腔镜套 2 个、丝线(1$^\#$、4$^\#$、7$^\#$)、11×17“○”针、8×24“△”针、10×34“△”针、腹腔引流管(24$^\#$蘑菇头或乳胶管)、引流袋。

2. 腔镜仪器准备　腹腔镜仪器 1 套(显示器、视频机、光源机、气腹机、分屏显示器、超声刀主机、高频电刀)。

3. 腔镜器械准备　10mm 30°镜头 1 个、气腹针、10mm Trocar 2 个、5mm Trocar 3 个、摄像头、光源线、气腹管、冲洗器头、分离钳(直分离钳、弯分离钳各 1 把)、腔镜剪刀(直腔镜剪刀、弯腔镜剪刀各 1 把)、直角分离钳 1 把、无创抓钳 2 把、针持(直针持、弯针持各 1 把)、粗齿抓钳、电动或手动肌瘤钻、双极电凝钳。

4. 一次性耗材　一次性电钩、一次性标本袋、肌瘤钻。

四、麻醉方式与体位

1. 麻醉方式　全身麻醉(静脉-吸入复合麻醉)。
2. 体位　患者取改良截石位。

五、入路

1. 在脐旁(脐下缘)穿刺,置入 10mm Trocar。
2. 在左下腹“麦氏点”处穿刺,置入 5mm Trocar。
3. 在第一、第二穿刺点中间穿刺,置入 10mm Trocar。
4. 在右下腹“麦氏点”处穿刺,置入 5mm Trocar。
5. 在耻骨联合左上方左 3cm 处穿刺,置入 5mm Trocar。

六、手术配合

腹腔镜辅助下全子宫切除术手术配合见表 11-7。

表 11-7　腹腔镜辅助下全子宫切除术手术配合

手术流程	手术步骤	器械护士配合	巡回护士配合
1. 清点用物		清点器械、敷料、缝针和特殊用物等	与器械护士共同清点，并详细记录在《手术物品清点记录单》上
2. 消毒、铺无菌单	按截石位手术消毒范围消毒、铺无菌单	递消毒纱布、铺无菌单	倒消毒液、监督医护人员无菌操作
3. 固定连接线	用纱布固定视频线、光源线、气腹机、摄像机、超声刀、电刀，连接吸引器	递各种连线、纱布(倒少许碘伏备用，擦拭镜头)	连接各种导线，遵医嘱将各仪器调至备用状态
4. 置入举宫器		递举宫器	协助照明
5. 建立气腹	在脐旁用布巾钳提起腹壁 0.5cm 做长约 1cm 切口，切开皮下组织，置入气腹针，用"滴水抽吸试验"确认进入腹腔，连接气腹管。再置入 10mm Trocar	递纱布、11# 刀、巾钳 2 把、6 寸弯钳、5ml 注射器注水、10mm Trocar	打开气腹机，根据手术需要调节进气流速
6. 探查盆腔	置入腹腔镜并探查盆腔情况	递腹腔镜镜头	关闭无影灯，调节光源亮度
7. 建立通路	在左下腹"麦氏点"处穿刺，置入 5mm Trocar	递 11# 刀、纱布、5mm Trocar	
	在第一、第二穿刺点中间穿刺，置入 10mm Trocar	递 11# 刀、10mm Trocar	
	在右下腹"麦氏点"处穿刺，置入 5mm Trocar	递 11# 刀、5mm Trocar	
	在耻骨联合左上方左 3cm 处穿刺，置入 5mm Trocar	递 11# 刀、纱布、5mm Trocar	
8. 离断韧带、输卵管	用 LigaSure 在子宫圆韧带中外 1/3 处离断，依次离断骨盆漏斗韧带、子宫阔韧带，游离宫旁组织	递 LigaSure、分离钳	

手术流程	手术步骤	器械护士配合	巡回护士配合
9. 游离子宫圆韧带	剪开膀胱腹膜反折到圆韧带，稍下推膀胱，紧贴子宫（图11-17）	递 LigaSure、分离钳	
10. 离断输卵管	助手左右推举宫器（图11-18）	递 LigaSure、分离钳	
11. 离断子宫动脉	用 LigaSure 电凝子宫动脉（图11-19）	递 LigaSure、分离钳	
12. 游离子宫颈	助手上推举宫器，显露子宫颈，用电钩游离宫颈组织（图11-20）	递电钩	
13. 离断韧带	用 LigaSure 电凝离断子宫骶韧带和子宫主韧带（图11-21）	递 LigaSure、分离钳、剪刀	
14. 离断阴道穹隆	用 LigaSure 沿阴道穹隆环形切除（图11-22，图11-23）	递 LigaSure、分离钳	
15. 取出子宫体	用分离钳夹住残端，将举宫器连同子宫体一同取出。断端用碘伏纱布填塞	递分离钳、碘伏纱布	
16. 处理阴道残端	用 0# 可吸收线连续缝合子宫颈残端（图11-24）	递针持、0# 可吸收线	
17. 检查输尿管	检查输尿管有无损伤		
18. 检查、止血	在切缘处严密止血	递双极钳	测试超声刀并调节功率
19. 腹腔冲洗	用生理盐水冲洗腹腔后，再次检查有无出血	递冲洗管	提起准备好的 2～3 瓶 0.9% 生理盐水，放置在冲洗机上
20. 放尽余气	挤压或负压吸引		关闭使用的各种仪器
21. 清点用物		清点器械、敷料、缝针和特殊用物	与器械护士共同清点，并详细记录在《手术物品清点记录单》上
22. 缝合伤口	缝合伤口，包扎	递 75% 乙醇纱布、持 11×17"○"针穿 4# 线缝合肌肉和皮下组织，递 8×24"△"针穿 1# 丝线缝合皮肤。贴好敷料	开始撤收各仪器
23. 器械处理	擦去器械表面血迹	器械交由供应室统一回收清洗、消毒、灭菌	按规定撤收设备，并放置在仪器间内

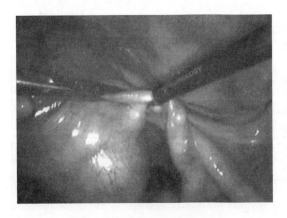

图 11-17　离断子宫圆韧带

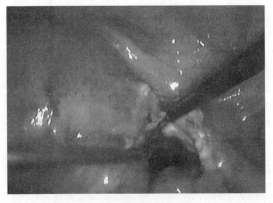

图 11-18　离断输卵管

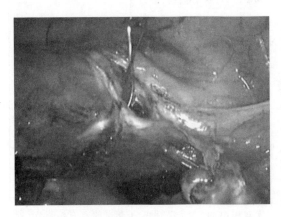

图 11-19　结扎血管

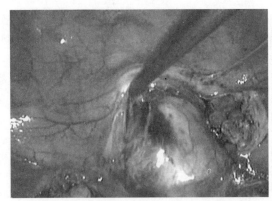

图 11-20　游离子宫颈

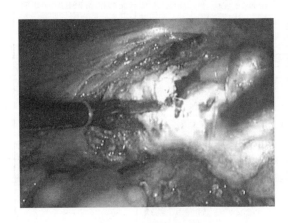

图 11-21　游离骶韧带

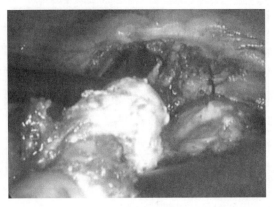

图 11-22　离断阴道穹隆

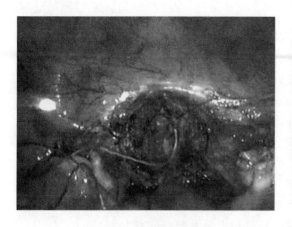

图 11-23　切开阴道穹隆

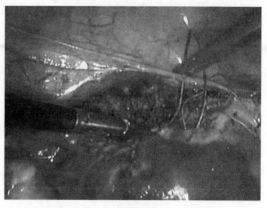

图 11-24　缝合包埋残端

第九节　腹腔镜辅助下广泛全子宫切除术＋盆腔淋巴结清扫术

一、概述

腹腔镜下广泛全子宫切除术＋盆腔淋巴结清扫术,手术技术要求高,手术操作复杂,所需的设备和器械更加精细。开展此手术需要手术医师腔镜操作经验丰富,腔镜专科护士配合默契。

二、适应证

适用于子宫颈浸润癌Ⅰb～Ⅱa 期,Ⅰa 期中有血管浸润及融合性浸润者。

三、用物准备

1. 基础用物准备　妇科腹腔镜基础器械、敷料包、11#刀片、吸引器管、腔镜套 2 个、丝线(1#、4#、7#)、11×17"○"针、9×24"△"针、10×34"△"针、腹腔引流管(24#蘑菇头或乳胶管)、引流袋。

2. 腔镜仪器准备　腹腔镜仪器 1 套(显示器、视频机、光源机、气腹机、分屏显示器、高频电刀)。

3. 腔镜器械准备　10mm 30°镜头 1 个、气腹针、10mm Trocar 2 个、5mm Trocar 3 个、摄像头、光源线、气腹管、冲洗器头、分离钳(直分离钳、弯分离钳各 1 把)、腔镜剪刀(直腔镜剪刀、弯腔镜剪刀各 1 把)、直角分离钳 1 把、无创抓钳 2 把、针持(直针持、弯针持各 1 把)、Hem-o-lock 施夹钳(大、中、小各 1 把)、粗齿抓钳、双极电凝钳。

4. 一次性耗材　一次性电钩、一次性标本袋、Hem-o-lock 夹。

四、麻醉方式与体位

1. 麻醉方式　全身麻醉(静脉-吸入复合麻醉)。

2. 体位　患者取改良截石位。

五、人路

1. 在脐旁(脐下缘)穿刺,置入 10mm Trocar。
2. 在左下腹"麦氏点"处穿刺,置入 5mm Trocar。
3. 在第一、第二穿刺点中间穿刺,置入 10mm Trocar。
4. 在右下腹"麦氏点"处穿刺,置入 5mm Trocar。
5. 在耻骨联合左上方左 3cm 处穿刺,置入 5mm Trocar。

六、手术配合

腹腔镜辅助下广泛全子宫切除术＋盆腔淋巴结清扫术手术配合见表 11-8。

表 11-8　腹腔镜辅助下广泛全子宫切除术＋盆腔淋巴结清扫术手术配合

手术流程	手术步骤	器械护士配合	巡回护士配合
1. 清点用物		清点器械、敷料、缝针和特殊用物	与器械护士共同清点器械、敷料、缝针和特殊用物,并详细记录在《手术物品清点记录单》上
2. 消毒、铺无菌单	按截石位手术消毒范围消毒、铺无菌单	递消毒纱布、铺无菌单	倒消毒液,监督医护人员无菌操作
3. 固定连接线	用纱布固定视频线、光源线、气腹机、摄像机、超声刀、电刀,连接吸引器	递各种连线、纱布(倒少许碘伏备用,擦拭镜头)	连接各种导线,遵医嘱将各仪器调至备用状态
4. 置入举宫器		递举宫器	协助照明
5. 建立气腹	手术医师与助手在脐旁 0.5cm 用布巾钳提起腹壁,尖刀纵行切开皮肤约 1cm。切开皮下组织,递气腹针,与腹壁垂直穿刺,在有两次突破感的情况下,用"滴水抽吸试验"确认进入腹腔,连接气腹管。再置入 10mm Trocar	递纱布、11# 刀、6 寸弯钳、5ml 注射器注水、10mm Trocar	打开气腹机,根据手术需要调节进气流速。关闭无影灯,调节光源亮度
6. 探查盆腔	置入腹腔镜并探查盆腔情况	递腹腔镜镜头	

（续　表）

手术流程	手术步骤	器械护士配合	巡回护士配合
7. 建立通路	左下腹"麦氏点"处穿刺，置入 5mm Trocar	递 11# 刀、5mm Trocar	
	在第一、第二穿刺点中间穿刺，置入 10mm Trocar	递 11# 刀、10mm Trocar	
	右下腹"麦氏点"处穿刺，置入 5mm Trocar	递 11# 刀、5mm Trocar	
	在耻骨联合左上方 3cm 处穿刺，置入 5mm Trocar	递 11# 刀、5mm Trocar	
8. 打开盆腔筋膜	在子宫圆韧带和输卵管之间打开盆腔腹膜	递 LigaSure 钳、分离钳	
9. 游离髂外淋巴结	用剪刀分离髂外动脉外侧的脂肪组织（即髂外淋巴结组织）	递分离钳、腔镜组织剪	准备标本袋，标记淋巴结名称和位置
10. 游离髂内淋巴结	用剪刀分离髂内动脉侧脂肪组织	递分离钳、腔镜组织剪	准备标本袋，标记淋巴结名称和位置
11. 游离闭孔淋巴结	在髂外动脉内侧沿骨盆壁向深层分离，在膀胱外侧窝可见闭孔神经，其周围的脂肪就是闭孔淋巴结	递 LigaSure 钳、腔镜组织剪、分离钳	准备标本袋，标记淋巴结名称和位置
12. 游离髂总淋巴结	在髂外淋巴结向上分离，向外侧髂总淋巴结方向分离	递腔镜组织剪、分离钳	准备标本袋，标记淋巴结名称和位置
13. 游离腹股沟淋巴结	在髂外淋巴结上方剥离腹股沟脂肪	递 LigaSure、腔镜组织剪、分离钳	准备标本袋，标记淋巴结名称和位置。将上述标本送检
14. 检查、止血	在切缘处严密止血	递超声刀	测试超声刀并调节功率
15. 离断骨盆漏斗韧带	用超声刀切开子宫阔韧带，显露输尿管和髂血管，游离卵巢血管，用 Hem-o-lock 夹夹闭血管，用 LigaSure 离断韧带	递超声刀、弯分离钳、LigaSure、Hem-o-lock 夹	
16. 游离子宫圆韧带	向后、内下切开子宫阔韧带至子宫圆韧带处，用 LigaSure 离断	递剪刀、LigaSure、弯分离钳	
17. 切开子宫膀胱腹膜反折	助手上推举宫器，显露并剪开子宫膀胱腹膜反折	递无创抓钳、剪刀	
18. 分离直肠、阴道	用剪刀剪断子宫直肠反折处，使阴道和直肠分离	递剪刀、弯分离钳	

（续　表）

手术流程	手术步骤	器械护士配合	巡回护士配合
19. 离断子宫骶韧带	用超声刀离断子宫骶韧带和血管	递超声刀、分离钳	
20. 分离输尿管	用超声刀分离输尿管	递超声刀、无创抓钳	
21. 处理阴道旁组织	用超声刀游离阴道旁组织，环形切开阴道皱襞	递超声刀、分离钳、五叶钳	
22. 取出标本	用分离钳夹住残端，将举宫器连同子宫体一同取出。断端用碘伏纱布填塞（或用肌瘤钻打碎后取出）	递分离钳、碘伏纱布	
23. 处理阴道残端	在盆腔内放置引流管并从阴道引出，用 0# 可吸收线连续缝合阴道残端	递引流管、弯分离钳、针持和 0# 可吸收线	
24. 探查盆腔	探查盆腔有无出血	递超声刀、无创抓钳	
25. 缝合后腹膜	用 0# 可吸收线连续缝合后腹膜	递弯分离钳、针持和 0# 可吸收线	
26. 腹腔冲洗	用生理盐水冲洗腹腔后，再次检查有无出血	递冲洗管	提起准备好的 2～3 瓶 0.9% 生理盐水，放置在冲洗机上
27. 放尽余气	挤压或负压吸引		关闭使用的各种仪器
28. 清点用物		清点器械、敷料、缝针和特殊用物	与器械护士共同清点，并详细记录在《手术物品清点记录单》上
29. 缝合伤口	缝合伤口，包扎	递 75% 乙醇纱布、持 11×17"○"针穿 4# 线缝合肌肉和皮下组织，递 9×24"△"针穿 1# 丝线缝合皮肤。贴好敷料	开始撤收各仪器
30. 器械处理	擦去器械表面血迹	器械交由供应室统一回收清洗、消毒、灭菌	按规定撤收设备，并放置在仪器间内

七、护理要点和注意事项

1. 在手术开始时调整手术床于头低足高位，在分离淋巴结时调整手术床以充分显露手术部位。

2. 清扫淋巴结时，多在动脉旁进行剥离，发现不可控活动性出血时应立即开腹止血。

3. 在医师指导下摆放体位，骶尾部和腘窝处放置硅胶软垫，防止皮肤压疮和神经损伤。

4. 在每一处淋巴结切除后,巡回护士配合器械护士将标本放在相应的标本盒内。

5. 器械护士熟悉手术步骤和腔镜器械的使用操作。

6. 在清扫淋巴结时,巡回护士将能量平台和等离子主机能量输出调至最低挡位。

7. 巡回护士提前做好中转开腹手术的准备工作。

第*12*章　普通外科腔镜手术护理配合

　　1910年瑞典Jacobaeus首先将腹腔镜技术用于腹腔检查,第一位描述肝转移癌、梅毒和结核性腹膜炎;1933年首次报道腹腔镜下肠粘连松解术;20世纪80年代,腹腔镜手术首先应用于胆囊切除和阑尾切除,但因当时腹腔镜技术争议较大,在普外科并没有积极开展。1990年首次报道腹腔镜治疗结直肠疾病;1992年我国腹腔镜结直肠外科手术迅速发展;2000年左右甲状腺腔镜技术在争议中开展,随着颈部美学的发展,甲状腺腔镜技术在部分医院取代了开放手术(图12-1)。

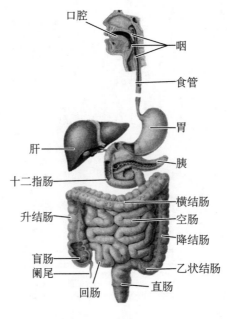

图 12-1　消化系统

第一节　解剖概要

一、甲状腺相关解剖

　　甲状腺(图12-2)由两个侧叶及峡部组成,位于第5颈椎至第1胸椎水平。青少年期有锥状叶,随年龄变化而逐渐退化。甲状腺体表面有甲状腺外膜或包膜,与腺体紧密相连,将腺体分隔为小叶,在包膜之外有假包膜,在甲状腺真包膜内有静脉丛。甲状腺的毗邻组织,内侧面与后方有气管、食管、喉返神经、喉上神经外支,与甲状旁腺相邻,后外侧为颈血管鞘,覆盖在甲状腺前面的有胸骨舌骨肌、胸骨甲状肌和肩胛舌骨肌。

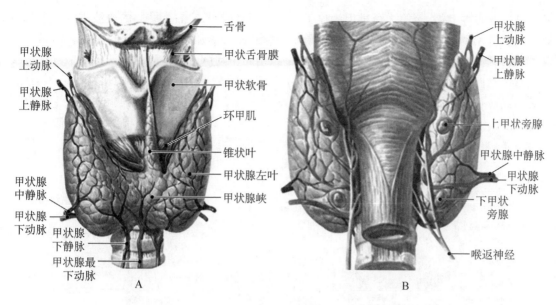

图 12-2　甲状腺

A. 前面观；B. 后面观。

二、阑尾相关解剖

阑尾（图 12-3）为腹膜内器官、盲管，长 5～7cm，少数不足 2cm 或长达 20cm，直径为 0.5～0.8cm，根部位于盲肠末端内后 3 条结肠带汇合之处，与盲肠相通，尖端游离，可伸向任何方向，阑尾系膜中有阑尾动脉和阑尾静脉。常见的部位有回肠前位或后位、盲肠下位、盲肠后位、盲肠外侧位等。

三、结肠相关解剖

结肠（图 12-4）长约 1.5m，约为小肠的 1/4。结肠有结肠带、脂肪垂（肠脂垂），肠腔较大，肠壁较薄，分为盲肠、升结肠、横结肠及乙状结肠等。盲肠位于右髂窝，为升结肠的起始部，与回肠末端

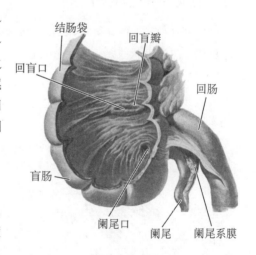

图 12-3　阑尾

相接，在其后下端有盲管状阑尾。回肠突入盲肠处的黏膜折成唇状为回盲瓣。盲肠全被腹膜所覆盖，升结肠是盲肠的延续，上至肝右叶下方，向左弯成结肠肝曲，其移行于横结肠。升结肠前面及两侧有腹膜覆盖，位置比较固定，后面以蜂窝组织与腹后壁自右肾和输尿管相隔。结肠肝曲内侧稍上方有十二指肠降部，横结肠自结肠肝曲开始，向左在脾下极变成锐角，形成结肠脾曲，向下连接降结肠。横结肠全被腹膜所包裹，并形成横结肠系膜，同时借此系膜连于腹后壁。结肠脾曲的位置较高，上方与胰尾及脾相接近；降结肠自结肠脾曲开始，向下至左髂嵴处与乙状结肠相接。降结肠与升结肠大致相同，只在前面和两侧被以腹膜，后面均在腹膜之外；

乙状结肠起自左髂嵴，至第 3 骶椎上缘连于直肠，系膜比较长。右半结肠的血液供应来自肠系膜上动脉分出的结肠中动脉的右侧支、结肠右动脉和回结肠动脉。约 25% 的患者无结肠中动脉，而由结肠右动脉的一支代替，有的患者有 2 条结肠中动脉。横结肠的血液供应来自肠系膜上动脉的结肠中动脉。左半结肠血液来自肠系膜下动脉分出的结肠左动脉和乙状结肠动脉。静脉与动脉伴行，最终注入门静脉。有的结肠左动脉与结肠中动脉之间无吻合，也很少有边缘动脉，此处称 Roilan 点。淋巴管也与血管伴行，经过肠系膜上、下动脉根部淋巴管至腹主动脉旁淋巴结，最后注入胸导管。

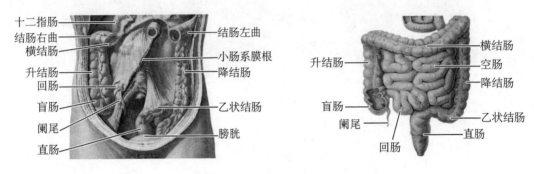

图 12-4　结肠

四、直肠和肛管解剖概要

直肠（图 12-5A）位于盆腔，长 10～14cm，主要结构有两个弯曲。肛管（图 12-5B）长 3～4cm，主要结构为齿状线。

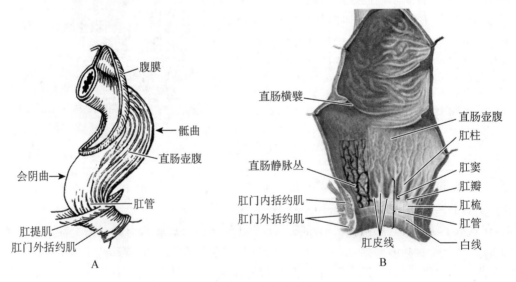

图 12-5　直肠和肛管

A. 直肠；B. 肛管。

五、十二指肠解剖概要

十二指肠(图 12-6)为小肠起始部,分为十二指肠上部、十二指肠降部、十二指肠水平部、十二指肠升部 4 部,呈 C 形包绕胰头。

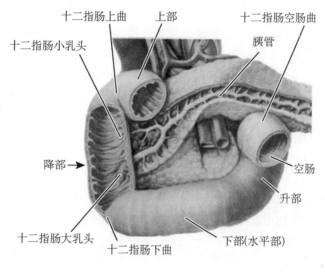

图 12-6　十二指肠

六、胃的解剖概要

胃(图 12-7)为消化管中最膨大部分,上连食管,下续十二指肠,上下两口,前后两壁,大小弯,分为贲门部、胃底、胃体、幽门部 4 部分,胃壁由黏膜、黏膜下组织、肌层、外膜 4 部分组成。

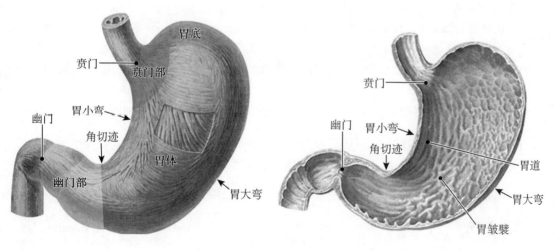

图 12-7　胃

第二节 腔镜辅助下甲状腺切除术

一、概述

1996 年 Gagner 等报道世界上首例腔镜甲状旁腺大部切除术,1997 年 Huscher 等完成首例腔镜甲状腺腺叶切除术,美容效果满意。随后开始了腔镜甲状腺手术方法的探索,由于颈部间隙狭窄,手术空间小,手术操作和止血均较困难,中转开放手术比例高,当时在美国和意大利等国仅为少数病例施行此手术,尚不具备推广价值。2001 年 6 月,仇明等完成国内第一例腔镜甲状腺切除术。此后腔镜甲状腺手术在我国迅速发展,截至目前国内已有多家医院共施行了 3000 余例腔镜甲状腺手术。

二、适应证

1. 甲状腺腺瘤、囊性腺瘤、囊性增生性良性病变(瘤体直径＜6cm)。
2. 甲状腺囊肿、结节性甲状腺肿(单个或多个,直径＜5cm)。
3. 孤立性甲状腺结节。
4. 甲状腺微小癌。
5. 桥病伴气管受压。

三、用物准备

1. **基础用物准备** 基础器械、敷料包、11$^\#$尖刀片、吸引器、腔镜套、丝线(1$^\#$、4$^\#$、7$^\#$)、11×17"○"针、9×24"△"针、10×34"△"针、无菌液状石蜡、负压吸引球。

2. **腔镜仪器准备** 腹腔镜仪器 1 套(显示器、视频机、光源机、气腹机、分屏显示器、超声刀主机、高频电刀)。

3. **腔镜器械准备** 10mm 30°镜头 1 个、10mm Trocar 1 个、5mm Trocar 2 个、摄像头、光源线、气腹管、冲洗器头、分离钳(直分离钳、弯分离钳各 1 把)、腔镜剪刀(直腔镜剪刀、弯腔镜剪刀各 1 把)、直角分离钳 1 把、针持(直针持、弯针持各 1 把)、超声刀手柄、甲状腺剥离器、橄榄头分离棒。

4. **一次性耗材** 超声刀刀头、一次性标本袋、3-0 圆可吸收线、3-0 角可吸收线。

四、麻醉方式与体位

1. **麻醉方式** 全身麻醉。
2. **体位** 患者取颈仰卧位(肩下垫薄枕、颈部垫小圆棍、头部垫头圈)。

五、入路

采用经乳晕或腋下或前胸壁等入路。

六、手术配合

腔镜辅助下甲状腺切除术手术配合见表 12-1。

表 12-1　腔镜辅助下甲状腺切除术手术配合

手术流程	手术步骤	器械护士配合	巡回护士配合
1. 清点用物		清点器械、敷料、缝针和特殊用物等	与器械护士共同清点，并详细记录在《手术物品清点记录单》上
2. 消毒、铺无菌单	按常规进行消毒和铺无菌单	递消毒纱布、铺无菌单	协助消毒，监督医护人员铺无菌单
3. 固定连接	固定视频线、光源线、气腹管、摄像头、超声刀线、电刀，连接吸引器	递各种连线、纱布(倒少许碘伏备用、擦拭镜头或备温盐水)	连接各种导线，遵医嘱将各仪器调至备用状态
4. 建立通道	手术医师与助手用弯钳以左(5mm Trocar)、右乳晕(10mm Trocar)和两乳头连线中点(10mm Trocar)为切口置入，确认已进入皮下组织、颈阔肌	递纱布、11#刀、橄榄头分离棒、10mm Trocar、5mm Trocar	打开无影灯、充气和调节流量与压力(5mmHg)
5. 建立操作空间	分离到胸骨上窝和甲状软骨上缘及双侧胸锁乳突肌内侧缘之间(图 12-8)		
6. 游离、悬吊颈前肌	用超声刀游离颈前肌群	递电钩、分离钳、超声刀	
7. 显露甲状腺	切开颈白线，打开甲状腺包膜(图 12-9，图 12-10)	递电钩、分离钳、超声刀	
8. 切除甲状腺	用超声刀切除甲状腺(图 12-11，图 12-12)	递超声刀	协助处理标本
9. 止血			
10. 探查喉返神经(图 12-13，图 12-14)			
11. 取出标本		递血管钳、标本袋	
12. 放尽余气	挤压或负压吸引		关闭各种使用的仪器
13. 清点用物		清点器械、敷料、缝针和特殊用物	与器械护士共同清点，并详细记录在《手术物品清点记录单》上
14. 缝合伤口	缝合伤口，贴好敷贴(图 12-15)	递 75% 乙醇纱布、持 11×17"○"针穿 4#线缝合肌肉和皮下组织，递 9×24"△"针穿 1#丝线缝合皮肤。贴好敷料	开始撤收各仪器
15. 器械处理	擦去器械表面血迹	器械交由供应室统一回收清洗、消毒、灭菌	按规定撤收设备，并放置在仪器间内

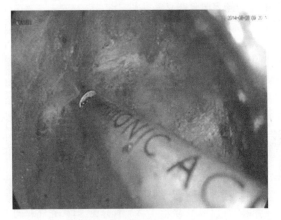

图 12-8　建立空间

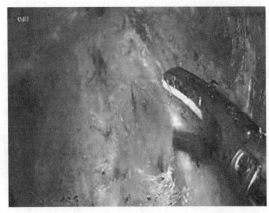

图 12-9　切开颈白线

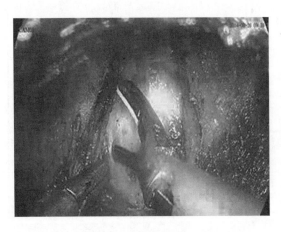

图 12-10　显露甲状腺

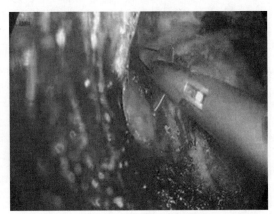

图 12-11　悬吊颈前肌群

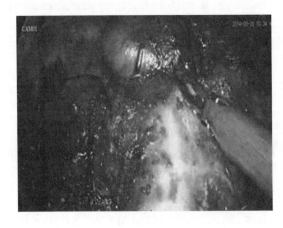

图 12-12　处理病灶

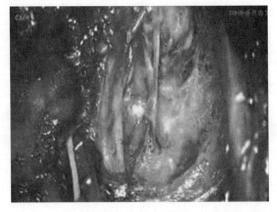

图 12-13　显露喉返神经

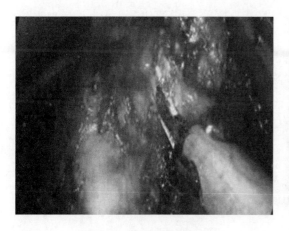

图 12-14　处理甲状腺上极

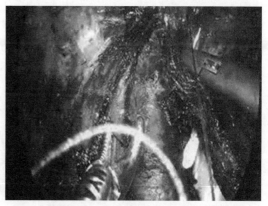

图 12-15　缝合颈前肌群

七、护理要点和注意事项

1. 护士在手术医师指导下摆放体位,经手术医师确认后开台。

2. 术中巡回护士根据医嘱调节患者体位。

3. 巡回护士注意观察液路,防止液路脱出。

第三节　腹腔镜辅助下阑尾切除术

一、概述

1983 年德国 Semm 医师首次报道经腹腔镜切除非急性阑尾,由于其并发症少、住院时间短、恢复速度快在国内医学界很快推广开来。

二、适应证

1. 急性阑尾炎(急性单纯性阑尾炎无腹部包块)、小儿阑尾炎、慢性阑尾炎或慢性阑尾炎急性发作。

2. 不明原因右下腹痛腹腔镜探查。

3. 其他腹腔镜手术附带阑尾切除手术指征或探查发现阑尾明显异常者(梗阻、扭曲、粘连等)。

注意:穿孔性及坏疽性阑尾炎不是腹腔镜下阑尾切除术的禁忌证。

三、用物准备

1. 基础用物准备　基础器械、敷料包、11# 尖刀片、吸引器、腔镜套、丝线(1#、4#、7#)、11×17"○"针、8×24"△"针、10×34"△"针。

2. 腔镜仪器准备　腹腔镜仪器 1 套(显示器、视频机、光源机、气腹机、高频电刀)。

3. 腔镜器械(图 12-16)准备　10mm 30°镜头 1 个、10mm Trocar 2 个、5mm Trocar 1 个、

摄像头、光源线、气腹针、气腹管、冲洗器头、分离钳(直分离钳、弯分离钳各 1 把)、腔镜剪刀(直腔镜剪刀、弯腔镜剪刀各 1 把)、阑尾抓钳 1 把、直角分离钳 1 把、无损伤抓钳 1 把、双极、针持(直针持、弯针持各 1 把)、超声刀手柄、Hem-o-lock 施夹钳(3 把)。

4. 一次性耗材　超声刀刀头、一次性标本袋(可以自制)、Hem-o-lock 夹钳。

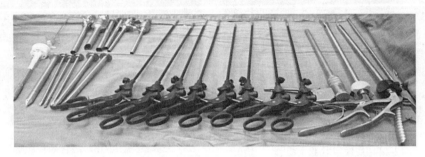

图 12-16　腔镜器械

四、麻醉方式与体位

1. 麻醉方式　全身麻醉。
2. 体位　患者取仰卧位(平卧位),头低足高(10°~20°),左倾(10°~20°)。

五、入路

1. 在脐孔下缘处穿刺,置入 10mm Trocar。
2. 在左下腹反麦氏点(左髂前上棘与脐连线中、外 1/3 处)穿刺,置入 5mm Trocar。
3. 在麦氏点或耻骨联合上方 2cm 处穿刺,置入 10mm Trocar(图 12-17)。

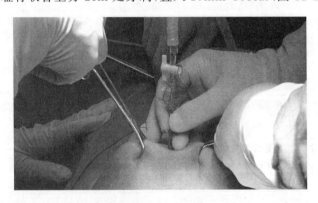

图 12-17　入路

六、手术配合

腹腔镜辅助下阑尾切除术手术配合见表 12-2。

表 12-2　腹腔镜辅助下阑尾切除术手术配合

手术流程	手术步骤	器械护士配合	巡回护士配合
1. 清点用物		清点器械、敷料、缝针和特殊用物等	与器械护士共同清点，并详细记录在《手术物品清点记录单》上
2. 消毒、铺无菌单	按常规进行消毒和铺无菌单	递消毒纱布、铺无菌单	协助消毒，监督医护人员铺无菌单
3. 固定连接	固定视频线、光源线、气腹管、超声刀线，连接吸引器	备碘伏纱布	连接各种导线，遵医嘱将各仪器调至备用状态
4. 建立气腹	在脐下用布巾钳提起腹壁 0.5cm 做约 1cm 切口，切开皮下组织，置入气腹针，用"滴水抽吸试验"确认进入腹腔，连接气腹管。再置入 10mm Trocar 和镜头	递纱布、11# 刀、弯钳、10mm Trocar、气腹针、小拉钩、镜头	打开无影灯，充气和调节压力
5. 建立通路	在左下腹反麦氏点（左髂前上棘与脐连线中、外 1/3 处）穿刺，置入 5mm Trocar	递 11# 刀、纱布、5mm Trocar、弯钳	关闭无影灯
	在麦氏点或耻骨联合上方 2cm 处穿刺，置入 10mm Trocar	递 11# 刀、纱布、10mm Trocar、弯钳	
6. 探查腹腔	探查阑尾情况，腹腔是否有积脓、积液	递分离钳	
7. 显露阑尾	牵动肠管，寻找肠管、回盲部及阑尾	递超声刀、剪刀	
8. 游离阑尾系膜	提起阑尾，展开阑尾系膜，离断系膜动脉，如有粘连，应缓慢松解	递超声刀、剪刀	
9. 切除阑尾	用 Hem-o-lock 钳夹闭阑尾残端	递分离钳、Hem-o-lock 施夹钳	
10. 灼烧阑尾残端	用双极或超声刀灼烧阑尾残端	递双极	
11. 取出标本	将标本放入标本袋内	递分离钳、标本袋	
12. 放尽余气	挤压或负压吸引		关闭使用的各种仪器
13. 清点用物		清点器械、敷料、缝针和特殊用物	
14. 缝合伤口	缝合伤口，贴好敷贴	递 75% 乙醇纱布、持 11×17"○"针穿 4# 线缝合肌肉和皮下组织，递 8×24"△"针穿 1# 丝线缝合皮肤。贴好敷料	开始撤收各仪器
15. 器械处理	擦去器械表面血迹	器械交由供应室统一回收清洗、消毒、灭菌	按规定撤收设备，并放置在仪器间内

七、护理要点和注意事项

1. 注意患者的体位。
2. 操作过程中监督手术医师无菌操作。
3. 手术结束冲洗时,患者体位改为头高足低、向右倾斜仰卧位。

第四节　腹腔镜辅助下直肠切除术(直肠癌根治术)

一、概述

腹腔镜下直肠、结肠手术并不困难,但是学习曲线时间很长,对设备和技术的要求较高,所以只在小范围少数病例中开展。腹腔镜下大肠癌切除腹部切口的肿瘤复发率仅为 1%。手术方式分为腹部会阴切除和肛管保留两种,距肛缘 6cm 以内行腹部会阴切除,即 Miles 术。

二、适应证

直肠中、上段癌(距肛缘 5cm 以上的直肠肿瘤)、早期癌或进展期癌,晚期只能做姑息性手术。
注:Dukes A 期、Dukes B 期结肠癌,直肠癌是腹腔镜手术的最佳指征。

三、用物准备

1. **基础用物准备**　基础器械、敷料包、23♯刀片、11♯刀片、吸引器、腔镜套、丝线(1♯、4♯、7♯)、11×17"○"针、9×24"△"针、10×34"△"针、引流管、无菌凡士林纱布。
2. **腔镜仪器准备**　腹腔镜仪器 1 套(显示器、视频机、光源机、气腹机、高频电刀)。
3. **腔镜器械准备**　10mm 30°镜头 1 个、12mm Trocar 1 个、10mm Trocar 2 个、5mm Trocar 3 个、摄像头、光源线、气腹管、冲洗器头、分离钳(直分离钳、弯分离钳各 1 把)、腔镜剪刀(直腔镜剪刀、弯腔镜剪刀各 1 把)、肠系膜钳 2 把、直角分离钳 1 把、无损伤抓钳 1 把、针持(直针持、弯针持各 1 把)、超声刀手柄、Hem-o-lock 施夹钳(3 把)、钛夹钳、气腹针、双极。
4. **一次性耗材**　超声刀刀头、一次性标本袋(可以自制)、Hem-o-lock 夹钳和钛夹、无损伤钳、直线切割闭合器、圆形吻合器、腔镜用吻合器、钉仓、荷包钳、负极板、电刀。

四、麻醉方式与体位

1. **麻醉方式**　全身麻醉。
2. **体位**　患者取改良截石位(头低臀高,头低 15°~30°)。

五、入路

1. 在脐孔下缘处穿刺,置入 10mm Trocar。
2. 在左腹直肌脐旁 2cm 处穿刺,置入 12mm Trocar。
3. 在左髂前上棘水平靠中线 2cm 处穿刺,置入 5mm Trocar。
4. 在右腹直肌脐旁 2cm 处穿刺,置入 5mm Trocar。
5. 在右髂前上棘水平靠中线 2cm 处穿刺,置入 5mm Trocar。

六、手术配合

腹腔镜辅助下直肠切除术(直肠癌根治术)手术配合见表12-3。

表 12-3 腹腔镜辅助下直肠切除术(直肠癌根治术)手术配合

手术流程	手术步骤	器械护士配合	巡回护士配合
1. 清点用物		清点器械、敷料、缝针和特殊用物等	与器械护士共同清点,并详细记录在《手术物品清点记录单》上
2. 消毒、铺无菌单	按常规进行消毒和铺无菌单	递消毒纱布、铺无菌单	协助消毒,监督医护人员铺无菌单
3. 固定连接	用布巾钳固定视频线、光源线、气腹管、超声刀线、电刀,连接吸引器	递布巾钳、各种连线、纱布(倒少许碘伏备用),擦拭镜头或备温盐水)	连接各种导线和负极板,遵医嘱将各仪器调至备用状态
4. 建立气腹	在脐旁用布巾钳提起腹壁0.5cm做长约1cm切口,切开皮下组织,置入气腹针,用"滴水抽吸试验"确认进入腹腔,连接气腹管。再置入10mm Trocar	递纱布、11#刀、巾钳2把、6寸弯钳、5ml注射器注水、10mm Trocar、气腹针	打开气腹机,根据手术需要调节进气流速
5. 建立通路	在左腹直肌脐旁2cm处穿刺,置入12mm Trocar	递11#刀、12mm Trocar	
	在左髂前上棘水平靠中线2cm处穿刺,置入5mm Trocar	递11#刀、5mm Trocar	关闭无影灯
	在右腹直肌脐旁2cm处穿刺,置入5mm Trocar	递11#刀、5mm Trocar	
	在右髂前上棘水平靠中线2cm处穿刺,置入5mm Trocar	递11#刀、5mm Trocar	
6. 拨开小肠和网膜	用系膜钳拨开肠系膜(图12-18)	递双极、肠系膜钳	
7. 分离结肠、直肠	游离乙状结肠和降结肠,显露输尿管	递双极、血管钳、超声刀	
	显露输尿管,牵引乙状结肠和系膜,分离病变肠段	递超声刀、肠钳	
8. 处理肠系膜血管	处理肠系膜动脉、肠系膜静脉(图12-19至图12-21)	递 Hem-o-lock 钳、剪刀	
9. 切断直肠	在距肿瘤下缘3cm或5cm处切断(图12-22)	递腔镜切割缝合器	
10. 钳夹近端直肠断端	用无损伤抓钳夹闭直肠断端	递无损伤抓钳	
11. 关气、扩大切口		递23#刀片、电刀、血管钳、纱布垫	打开无影灯

（续　表）

手术流程	手术步骤	器械护士配合	巡回护士配合
12. 安放切口保护套		递切口保护套	
13. 移出肠管	将肠管放入无菌保护套内并取出	递无齿环钳、无菌保护套、标本盘	
14. 切除肿瘤	用肠钳夹闭直肠近端约 3cm 处,用手术刀切断,碘伏棉球消毒断端	递肠钳、手术刀、碘伏棉球	
15. 放置吻合器	在吻合端放置吻合器头,用 4# 丝线荷包缝合(图 12-23)	递吻合器头、针持	
16. 消毒肛门		准备碘伏棉球、止血钳	打开无影灯、倒碘伏,再铺一个无菌台,清点器械数目
17. 结、直肠吻合(图 12-24,图 12-25)			
18. 放置引流管	在吻合口下方放置引流管,引流管的另一端放置在盆腔内	递手术刀、血管钳、引流管、持 9×24"△"针穿 4# 丝线缝合固定	
19. 清点用物		清点器械、敷料、缝针和特殊用物	与器械护士共同清点,并详细记录在《手术物品清点记录单》上
20. 缝合伤口	缝合伤口,贴好敷贴	递 75％乙醇纱布、持 11×17"○"针穿 4# 线缝合肌肉和皮下组织,递 9×24"△"针穿 1# 丝线缝合皮肤,贴好敷料	开始撤收各仪器
21. 器械处理	擦去器械表面血迹	器械交由供应室统一回收清洗、消毒、灭菌	按规定撤收设备,并放置在仪器间内

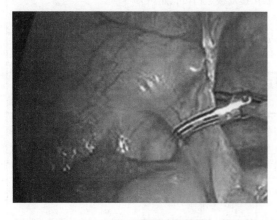

图 12-18　分离直肠系膜

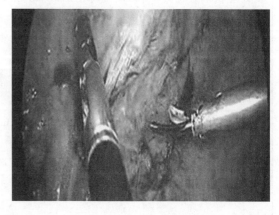

图 12-19　显露血管

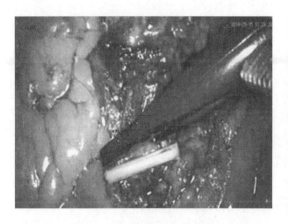

图 12-20　夹闭直肠下动脉

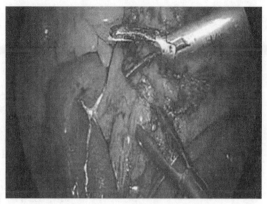

图 12-21　分离直肠周围系膜

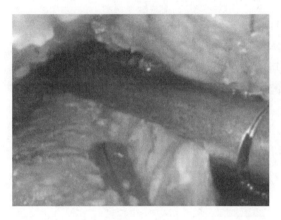

图 12-22　离断直肠

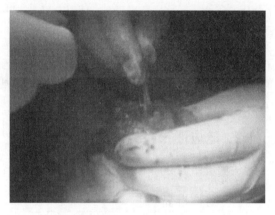

图 12-23　放置吻合头

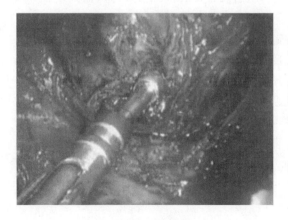

图 12-24　吻合直肠

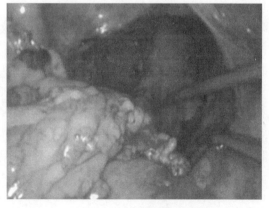

图 12-25　检查吻合后的直肠

七、护理要点和注意事项

1. 在医师指导下摆放患者体位。
2. 患者取截石位时一定要保护好腘神经,避免双腿过度外展。
3. 术中注意无菌技术和无瘤技术,会阴切口与腹部切口的器械和器械台应分开摆放。
4. 术中遵医嘱采用适宜的温盐水(42℃)冲洗腹腔。
5. 术中避免医师压患者的腿,以免造成不必要的伤害。
6. 由于手术时间较长,应提醒手术医师更换手套等,并注意给患者保暖和避免压疮等。

第五节 腹腔镜辅助下结肠切除术

一、概述

腹腔镜下结肠手术并不困难,但是学习的时间很长,对设备和技术的要求较高,所以只在小范围少数病例中开展。结肠癌手术切除的基本原则是切除肿瘤所在肠段、肠系膜和所属范围的淋巴结。结肠切除大致可以分为右半结肠切除、左半结肠切除、横结肠切除、乙状结肠切除等,部分术式可以有 3 种入路和方法,因护理配合基本相同,本文只讲其中的共性部分,具体更详细步骤请参照《腹腔镜结直肠手术学》。

二、适应证

适用于结肠肿瘤、炎性疾病、多发息肉患者。

三、用物准备

1. **基础用物准备** 基础器械、敷料包、23$^\#$刀片、11$^\#$尖刀片、吸引器、腔镜套、丝线(1$^\#$、4$^\#$、7$^\#$)、11×17"○"针、9×24"△"针、10×34"△"针、引流管、无菌凡士林纱布、棉布条、棉球、引流袋。

2. **腔镜仪器准备** 腹腔镜仪器 1 套(显示器、视频机、光源机、气腹机、高频电刀)。

3. **腔镜器械准备** 10mm 30°镜头 1 个、12mm Trocar 1 个、10mm Trocar 2 个、5mm Trocar 3 个、摄像头、光源线、气腹管、冲洗器头、分离钳(直分离钳、弯分离钳各 1 把)、腔镜剪刀(直腔镜剪刀、弯腔镜剪刀各 1 把)、肠系膜抓钳 2 把、直角分离钳 1 把、无损伤抓钳 1 把、针持(直针持、弯针持各 1 把)、超声刀手柄、Hem-o-lock 施夹钳(3 把)、气腹针、钛夹钳、双极。

4. **一次性耗材** 超声刀刀头、一次性标本袋(可以自制)、Hem-o-lock 夹钳和钛夹、无损伤钳、直线切割闭合器、圆形吻合器、腔镜用吻合器、钉仓、荷包钳、电刀、负极板。

四、麻醉方式与体位

1. **麻醉方式** 全身麻醉。
2. **体位** 患者取仰卧位。

五、入路

1. 在脐孔下缘 5cm 处穿刺,置入 10mm Trocar。
2. 在左腋前线肋缘下 2cm 处穿刺,置入 12mm Trocar。
3. 在左腹直肌外缘第二穿刺处下 10cm 穿刺,置入 5mm Trocar。
4. 在右腋前线肋缘下 2cm 处穿刺,置入 10mm Trocar。
5. 在右腹直肌外缘第二穿刺处下 10cm 穿刺,置入 5mm Trocar。

六、手术配合

腹腔镜辅助下结肠切除术手术配合见表 12-4。

表 12-4　腹腔镜辅助下结肠切除术手术配合

手术流程	手术步骤	器械护士配合	巡回护士配合
1. 清点用物		清点器械、敷料、缝针和特殊用物等	与器械护士共同清点,并详细记录在《手术物品清点记录单》上
2. 消毒、铺无菌单	按常规进行消毒和铺无菌单	递消毒纱布、铺无菌单	协助消毒,监督医护人员铺无菌单
3. 固定连接	固定视频线、光源线、气腹管、超声刀线、电刀,连接吸引器	递各种连线、纱布(倒少许碘伏备用)、擦拭镜头或备温盐水)	连接各种导线,遵医嘱将各仪器调至备用状态
4. 建立气腹	用布巾钳提起腹壁做长约 1cm 切口,切开皮下组织,置入气腹针,用"滴水抽吸试验"确认进入腹腔,连接气腹管,再置入 10mm Trocar	递纱布、11# 刀、弯钳、10mm Trocar、气腹针	打开无影灯,根据手术需要调节进气流速
5. 探查腹腔	探查盆腔情况	递弯钳、吸引器、分离钩	
6. 建立通路	在左腋前线肋缘下 2cm 处穿刺,置入 12mm Trocar	递 11# 刀、12mm Trocar	关闭无影灯
	在左腹直肌外缘第二穿刺处下 10cm 穿刺,置入 5mm Trocar	递 11# 刀、5mm Trocar	
	在右腋前线肋缘下 2cm 处穿刺,置入 10mm Trocar	递 11# 刀、10mm Trocar	
	在右腹直肌外缘第二穿刺处下 10cm 穿刺,置入 5mm Trocar	递 11# 刀、5mm Trocar	

手术流程	手术步骤	器械护士配合	巡回护士配合
7. 游离结肠	分离盲肠和后腹部系膜（图12-26）	递血管钳、超声刀、剪刀、钳夹	
	切开升结肠与后腹膜粘连的腹膜，从盲肠向上分离升结肠达肝区。将升结肠与后腹壁及右肾分离（图12-27至图12-29）		
	露出横结肠，显露胃结肠韧带，解剖横结肠到肝曲（图12-30，图12-31）		
8. 剪断血管	剪断回结肠血管束、结肠右动静脉	递钳夹、剪刀	
9. 显露肠襻	切开回肠末端肠系膜，绑住末端回肠	递棉布条、血管钳	
10. 切断肠管	切断近端肠管	递腔镜闭合器	
11. 关气腹，扩大切口		递23#刀片、止血钳、电刀	关闭切口 打开无影灯
12. 取出肠管	取出近端和远端肠管，切断远端肠管	递荷包钳、有齿直钳、15#刀片	
13. 结肠端端吻合	修补肠系膜	递吻合器、钉合器	
14. 探查止血	探查止血	递电钩	
15. 腹腔冲洗	用生理盐水冲洗腹腔后，再次检查有无出血	递冲洗管	将提前准备好的2～3瓶0.9％温生理盐水放置在冲洗机上
16. 放置引流管	放置引流管	递血管钳、乳胶引流管、持9×24"△"针穿4#丝线缝合固定	
17. 清点用物		清点器械、敷料、缝针和特殊用物	与器械护士共同清点，并详细记录在《手术物品清点记录单》上
18. 缝合伤口	缝合伤口，贴好敷贴	递75％乙醇纱布、持11×17"○"针穿4#线缝合肌肉和皮下组织，递9×24"△"针穿1#丝线缝合皮肤。贴好敷料	开始撤收各仪器
19. 器械处理	擦去器械表面血迹	器械交由供应室统一回收清洗、消毒、灭菌	按规定撤收设备，并放置在仪器间内

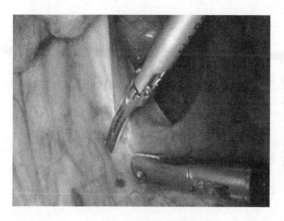

图 12-26　游离结肠系膜

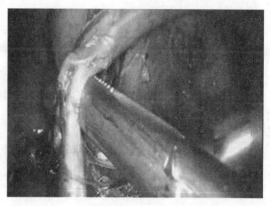

图 12-27　游离肠系膜下动脉

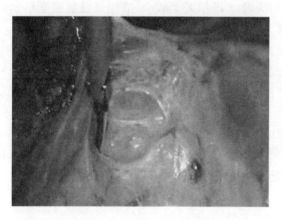

图 12-28　切开左侧的结肠旁沟

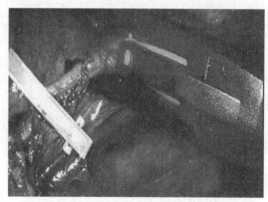

图 12-29　结扎结肠系膜动脉

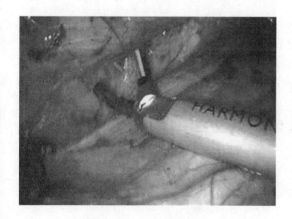

图 12-30　分离结肠脾曲

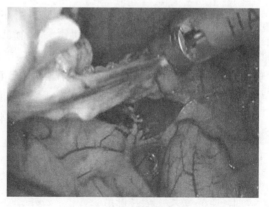

图 12-31　分离结肠肝曲

七、护理要点和注意事项

1. 注意无菌和无瘤技术,尤其是肠内和腹腔之间的无菌技术。
2. 根据手术医师习惯决定是否拿掉钉合器保护套。
3. 吻合器较多时,需待手术医师确认后再打开。
4. 清点棉球数量并记录。

第六节　胃镜、腹腔镜联合辅助下胃部病损切除术(胃切除术)

一、概述

胃切除手术最早于 1992 年出现,最近由于钉合技术操作大大减少,适应证已扩展至早期胃癌切除及晚期胃癌姑息性切除,但是存在明显争议。

二、适应证

1. 正规内科药物治疗 3 个月无效的良性胃溃疡、怀疑有恶变的胃溃疡、经内镜止血无效的出血性溃疡。
2. 胃十二指肠穿孔后腹腔污染较轻者、慢性胃溃疡、十二指肠溃疡或幽门管溃疡经内科治疗失败或伴有复发性出血、狭窄。
3. 胃壁息肉及良性肿瘤、早期胃癌及部分进展期胃癌或晚期胃癌姑息性切除。

三、用物准备

1. 基础用物准备　基础器械、敷料包、11#尖刀片、吸引器、丝线(1#、4#、7#)、11×17"○"针、9×24"△"针、10×34"△"针、引流管。
2. 腔镜仪器准备　腹腔镜仪器 1 套(显示器、视频机、光源机、气腹机、高频电刀)。
3. 腔镜器械准备　10mm 30°镜头 1 个、10mm Trocar 2 个、5mm Trocar 3 个、摄像头、光源线、气腹管、冲洗器头、分离钳(直分离钳、弯分离钳各 1 把)、腔镜剪刀(直腔镜剪刀、弯腔镜剪刀各 1 把)、肠系膜钳 2 把、五叶钳 1 把、直角分离钳 1 把、无损伤抓钳 1 把、针持(直针持、弯针持各 1 把)、超声刀手柄、Hem-o-lock 施夹钳(3 把)、双极。
4. 一次性耗材　超声刀刀头、一次性标本袋(可以自制)、Hem-o-lock 钳和钳夹、无损伤钳、直线切割闭合器、钉仓、荷包钳。

四、麻醉方式与体位

1. 麻醉方式　全身麻醉。
2. 体位　患者取仰卧位(头高足低)或改良截石位,床头抬高 30°。

五、入路

1. 第 1 种方法:①脐部;②左肋缘腋前线;③右肋缘下锁骨中线;④右肋缘下锁骨中线右

下方 5cm 处。

2. 第 2 种方法：①脐孔下缘；②右锁骨中线肋缘下和脐连线中点；③剑突下 1cm；④左锁骨中线肋缘下 2～3cm 处。

六、手术配合

胃镜（图 12-32）、腹腔镜联合辅助下胃部病损切除术（胃切除术）（图 12-33）手术配合见表 12-5。

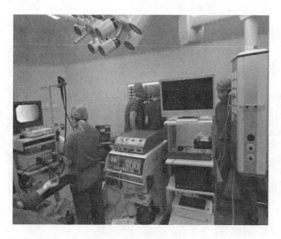

图 12-32　胃肠镜

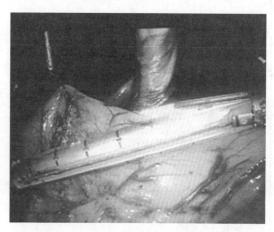

图 12-33　腔镜下横断胃

表 12-5　胃镜、腹腔镜联合辅助下胃部病损切除术（胃切除术）手术配合

手术步骤	手术详细步骤	器械护士配合	巡回护士配合
1. 清点用物		清点器械、敷料、缝针和特殊用物等	与器械护士共同清点，并详细记录在《手术物品清点记录单》上
2. 消毒、无菌铺单	按常规进行消毒和铺无菌单	递消毒纱布、铺无菌单	协助消毒，监督医护人员铺无菌单
3. 固定连接	用布巾钳固定视频线、光源线、气腹管、摄像头、超声刀线、电刀，连接吸引器	递布巾钳、各种连线、纱布（倒少许碘伏备用，擦拭镜头或备温盐水）	连接各种导线和负极板、遵医嘱将各仪器调至备用状态
4. 建立气腹	在脐旁用布巾钳提起腹壁 0.5cm 做长约 1cm 切口，切开皮下组织，置入气腹针，用"滴水抽吸试验"确认进入腹腔，连接气腹管。再置入 10mm Trocar	递纱布、11# 刀、弯钳、10mm Trocar	打开无影灯，根据手术需要调节进气流速

手术流程	手术步骤	器械护士配合	巡回护士配合
5. 建立通路	在左肋缘腋前线处穿刺，置入 12mm Trocar	递 11# 刀、纱布、12mm Trocar	
	在右肋缘下锁骨中线处穿刺，置入 5mm Trocar	递 11# 刀、纱布、5mm Trocar	关闭无影灯
	在右肋缘下锁骨中线右下方 5cm 处穿刺，置入 5mm Trocar	递 11# 刀、纱布、5mm Trocar	
6. 游离胃结肠韧带	挑起大网膜、显露胃后壁，进入网膜囊	递分离钳、超声刀	
7. 处理胃网膜左动脉和胃网膜左静脉		递钳夹、剪刀、血管钳	
8. 处理胃短血管	挑起胃	递超声刀、钳夹	
9. 游离胃大弯	分离胃大弯网膜，处理胃网膜血管	递无损伤抓钳、钳夹、电钩	
10. 处理胃右动脉和胃左动脉、胃左静脉		递电钩、钳夹或血管钳、打结器、剪刀	
11. 处理胃小弯和肝胃韧带		递电钩、超声刀、钳夹	
12. 游离十二指肠	打开小网膜孔	递无损伤抓钳、钳夹、电钩	
13. 横断胃		递直线切割闭合器	
14. 扩大切口、关闭气腹		递刀片、血管钳、电刀、接器械	关闭气腹，打开无影灯
15. 离断十二指肠	拉出远端胃，取出标本	递保护套、荷包钳、荷包线	
16. 胃、十二指肠吻合	移去荷包钳，将残胃远端与十二指肠吻合	接荷包钳、递圆形吻合器	
17. 关闭胃前壁小切口		递直线吻合器	
18. 还纳胃，探查止血		递冲洗液	
19. 腹腔冲洗	用生理盐水冲洗腹腔后，再次检查有无出血	递冲洗管	将提前准备好的 2～3 瓶温 0.9% 生理盐水放置在冲洗机上

（续　表）

手术流程	手术步骤	器械护士配合	巡回护士配合
20. 放置引流管	放置引流管	递血管钳、乳胶引流管、持 8×24"△"针穿 4#丝线缝合固定	
21. 清点用物		清点器械、敷料、缝针和特殊用物	与器械护士共同清点，并详细记录在《手术物品清点记录单》上
22. 缝合伤口	缝合伤口,贴好敷贴	递 75％乙醇纱布、持 11×17"○"针穿 4#线缝合肌肉和皮下组织,递 9×24"△"针穿 1#丝线缝合皮肤,贴好敷料	开始撤收各仪器
23. 器械处理	擦去器械表面血迹	器械交由供应室统一回收清洗、消毒、灭菌	按规定撤收设备,并放置在仪器间内

七、护理要点和注意事项

1. 注意无菌技术和无瘤技术。
2. 关闭切口前再次清点用物。
3. 器械护士应等手术医师确认钳夹大小,安装准确、计数清点后再传递。
4. 荷包钳和荷包线应提前预备。

第七节　腹腔镜辅助下胃底折叠术

一、概述

医师认为腹腔镜手术比开腹手术优势明显,主要是因为腹腔镜下操作可以很清楚地看到解剖结构,出血量也少得多。

二、适应证

适用于胃反流症状持续存在者。

三、用物准备

1. 基础用物准备　基础器械、敷料包、11#尖刀片、吸引器、腔镜套、丝线（1#、4#、7#）、11×17"○"针、9×24"△"针、10×34"△"针、引流管、无菌凡士林纱布。

2. 腔镜仪器准备　腹腔镜仪器 1 套(显示器、视频机、光源机、气腹机、高频电刀)。

3. 腔镜器械准备　10mm 30°镜头 1 个、12mm Trocar 1 个、10mm Trocar 2 个、5mm

Trocar 3 个、摄像头、光源线、气腹管、冲洗器头、分离钳(直分离钳、弯分离钳各 1 把)、腔镜剪刀(直腔镜剪刀、弯腔镜剪刀各 1 把)、肠系膜钳 2 把、五叶钳 1 把、直角分离钳 1 把、无损伤抓钳 1 把、针持(直针持、弯针持各 1 把)、超声刀手柄、Hem-o-lock 施夹钳(3 把)、双极。

4. 一次性耗材　超声刀刀头、一次性标本袋(可以自制)、Hem-o-lock 钳和钳夹、无损伤钳、直线切割闭合器、圆形吻合器、腔镜用吻合器、钉仓、荷包钳。

四、麻醉方式与体位

1. 麻醉方式　全身麻醉。

2. 体位　患者取截石位(头高足低加挡板)。

五、入路

1. 在剑突与脐连线中、下 1/3 处穿刺,置入 10mm Trocar。

2. 在中线剑突下穿刺,置入 12mm Trocar。

3. 在左锁骨中线平剑突与脐连线中、下 1/3 处穿刺,置入 5mm Trocar。

4. 在右上腹、左腋前线穿刺,置入 5mm Trocar。

六、手术配合

腹腔镜辅助下胃底折叠术手术配合见表 12-6。

表 12-6　腹腔镜辅助下胃底折叠术手术配合

手术流程	手术步骤	器械护士配合	巡回护士配合
1. 清点用物		清点器械、敷料、缝针和特殊用物等	与器械护士共同清点,并详细记录在《手术物品清点记录单》上
2. 消毒、铺无菌单	按常规进行消毒和铺无菌单	递消毒纱布,铺无菌单	协助消毒,监督医护人员铺无菌单
3. 固定连接	固定视频线、光源线、气腹管、摄像线、超声刀线、电刀,连接吸引器	递各种连线、纱布(倒少许碘伏备用,擦拭镜头或备温盐水)	连接各种导线和负极板,遵医嘱将各仪器调至备用状态
4. 建立气腹	用布巾钳提起腹壁做长约 1cm 切口,切开皮下组织,置入气腹针,用"滴水抽吸试验"确认进入腹腔,连接气腹管。再置入 10mm Trocar	递纱布、11# 刀、弯钳、10mm Trocar、气腹针	打开无影灯,根据手术需要调节进气流速

（续　表）

手术流程	手术步骤	器械护士配合	巡回护士配合
5. 建立通路	在中线剑突下穿刺，置入 12mm Trocar	递 11# 刀、纱布、12mm Trocar	关闭无影灯
	在左锁骨中线平剑突与脐连线中、下 1/3 处穿刺，置入 5mm Trocar	递 11# 刀、5mm Trocar	
	在右上腹、左腋前线穿刺，置入 5mm Trocar	递 11# 刀、5mm Trocar	
6. 显露胃食管结合部	分离裂孔，游离胃底，牵引肝左外叶、胃贲门部	递分离钳、无创伤钳、超声刀	
7. 显露后方肝尾叶和侧方右膈肌脚	切开肝胃韧带	递无创伤钳、超声刀	
8. 游离膈肌脚和食管	游离膈肌脚，食管自然游离	递分离钳、无创伤钳、超声刀	
9. 游离膈肌脚汇合部，并进一步游离左膈肌脚		递分离钳	
10. 游离胃底	离断胃短血管	递夹钳、剪刀、超声刀	
11. 建立远端食管窗口	切开左膈肌脚上的腹膜，分离左、右膈肌脚汇合部，与右侧会师，放置引流条	递超声刀、血管钳、引流条	
12. 缝合膈肌脚		递血管钳、分离钳或打结器、1-0 肠线	
13. 胃底折叠	胃底绕过食管，缝合折叠环	递分离钳、针持、2-0 肠线	打开 2-0 肠线并点数
14. 取出引流条		递血管钳	
15. 探查腹腔		递血管钳、双极	
16. 腹腔冲洗	用生理盐水冲洗腹腔后，再次检查有无出血	递冲洗管	将提前准备好的 2～3 瓶 0.9% 生理盐水放置在冲洗机上
17. 放置引流管	放置引流管	递血管钳、乳胶引流管、持 9×24"△"针穿 4# 丝线缝合固定	
18. 清点用物		清点器械、敷料、缝针和特殊用物	与器械护士共同清点，并详细记录在《手术物品清点记录单》上

（续　表）

手术流程	手术步骤	器械护士配合	巡回护士配合
19. 缝合伤口	缝合伤口，贴好敷贴	递 75％乙醇纱布、持 11×17"○"针穿 4#线缝合肌肉和皮下组织，递 9×24"△"针穿 1#丝线缝合皮肤，贴好敷料	开始撤收各仪器
20. 器械处理	擦去器械表面血迹	器械交由供应室统一回收清洗、消毒、灭菌	按规定撤收设备，并放置在仪器间内

七、护理要点和注意事项

1. 器械护士上台前应复习一下 His 角。
2. 手术用物比较多。
3. 提醒医师取出引流条。

第八节　腹腔镜辅助下胃转流术

一、概述

随着肥胖人群的不断增加，在国外通过胃转流手术减重的患者血糖恢复正常，胰岛素需求或减少或停用，在临床上取得了满意的效果，获得了美国糖尿病学会等权威机构的认可，因此腹腔镜下胃转流术成为治疗 2 型糖尿病的重要手段之一。该手术目前在大多数国家广泛开展，具有经济、安全、有效、并发症少、损伤小、恢复快等优点。

二、适应证

1. 2 型糖尿病(年龄＜65 岁，病史＜15 年)患者。
2. 体重指数＞35。
3. 胰岛功能处于代偿期。

三、用物准备

1. **基础用物准备**　基础器械、敷料包、11#刀片、吸引器、腔镜套、丝线(1#、4#、7#)、11×17"○"针、9×24"△"针、10×34"△"针、无菌凡士林纱布、棉球。

2. **腔镜仪器准备**　腹腔镜仪器 1 套(显示器、视频机、光源机、气腹机、分屏显示器、超声刀主机、高频电刀、能量平台)。

3. **腔镜器械准备**　10mm 30°镜头、气腹针、10mm Trocar 1 个、5mm Trocar 3 个、12mm Trocar 3 个、系膜抓钳 2 把、金手指、五叶钳 1 把、气腹针、剪刀 2 把、腔镜持针器 2 把、无损伤抓钳、分离钳、超声刀手柄、可吸收施夹钳。

4. 一次性耗材　可吸收夹、一次性电钩、一次性取物袋、超声刀、Hem-o-lock 夹、无损伤钳、直线切割闭合器、圆形吻合器、腔镜用吻合器、钉仓、荷包钳、5ml 注射器、10ml 注射器、负极板、引流管、引流袋、医用敷贴。

四、麻醉方式与体位

1. 麻醉方式　全身麻醉。
2. 体位　患者取头高足低截石位。

五、入路

1. 在脐旁(脐下缘)做第 1 切口,置入 10mm Trocar。
2. 在剑突下做第 2 切口,置入 5mm Trocar。
3. 在左腋前线与肋缘交界处做第 3 切口,置入 5mm Trocar。
4. 在右腋前线与肋缘交界处做第 4 切口,置入 12mm Trocar。
5. 在左锁骨中线与脐上 2～3cm 交界处做第 5 切口,置入 5mm Trocar。
6. 在右锁骨中线与脐上 2～3cm 交界处做第 6 切口,置入 12mm Trocar。

六、手术配合

腹腔镜辅助下胃转流术手术配合见表 12-7。

表 12-7　腹腔镜辅助下胃转流术手术配合

手术流程	手术步骤	器械护士配合	巡回护士配合
1. 清点用物		清点器械、敷料、缝针和特殊用物等	与器械护士共同清点,并详细记录在《手术物品清点记录单》上
2. 消毒、铺无菌单	按常规进行消毒和铺无菌单	递消毒纱布、铺无菌单	协助消毒,监督医护人员铺无菌单
3. 固定连接线	固定视频线、光源线、气腹管、摄像头、超声刀线、电刀,连接吸引器	递各种连线、纱布(倒少许碘伏备用,擦拭镜头或备温盐水)	连接各种导线和负极板,遵医嘱将各仪器调至备用状态
4. 建立气腹	在脐旁用布巾钳提起腹壁 0.5cm 做长约 1cm 切口,切开皮下组织,置入气腹针,用"滴水抽吸试验"确认进入腹腔,连接气腹管。再置入 10mm Trocar	递纱布、11#刀、弯钳、10mm Trocar、气腹针	打开无影灯,根据手术需要调节进气流速

（续　表）

手术流程	手术步骤	器械护士配合	巡回护士配合
5. 建立通路	在剑突下做第 2 切口,置入 5mm Trocar	递 11# 刀、纱布、5mm Trocar	关闭无影灯
	在左腋前线与肋缘交界处做第 3 切口,置入 5 mm Trocar	递 11# 刀、纱布、5mm Trocar	
	在右腋前线与肋缘交界处做第 4 切口,置入 12mm Trocar	递 11# 刀、纱布、12mm Trocar	
	在左锁骨中线与脐上 2～3cm 交界处做第 5 切口,置入 5mm Trocar	递 11# 刀、纱布、5mm Trocar	
	在右锁骨中线与脐上 2～3cm 交界处做第 6 切口,置入 12mm Trocar	递 11# 刀、纱布、12mm Trocar	
6. 探查腹腔	探查腹腔内无渗液,各脏器未触及占位病变	递无损伤钳 2 把	
7. 游离胃网膜	用超声刀游离胃大弯、胃小弯的胃网膜	递超声刀、无损伤钳	
8. 显露胃小弯	悬吊肝左叶	递套针	
9. 显露胃体	游离胃壁(夹闭左侧胃左动脉第 1、第 2 支),直至胃近端、远端完全离断	递超声刀	
10. 离断胃体	用闭合器离断胃体	递 60-4.8mm 切割闭合器	备切割闭合器
11. 寻找屈氏韧带	用无损伤钳寻找屈氏韧带	递血管钳、无损伤钳	
12. 将胃大弯后壁与空肠吻合	距屈氏韧带 100cm 处,将胃大弯后壁与空肠吻合	递血管钳、45-3.5mm 切割缝合器	备血管钳、45-3.5mm 切割缝合器
13. 将空肠、空肠侧-侧吻合	在 80cm 处和 200cm 处将空肠与空肠侧-侧吻合	递血管钳、45-3.0mm 切割缝合器	备血管钳、45-3.0mm 切割缝合器
14. 腹腔冲洗及放置引流管	冲洗腹腔和放置引流管	递冲洗管及引流管、针线	
15. 探查腹腔		递血管钳	
16. 取出套针		接套针	
17. 腹腔冲洗	用生理盐水冲洗腹腔后,再次检查有无出血	递冲洗管	将提前准备好的 2～3 瓶 0.9% 生理盐水放置在冲洗机上

（续　表）

手术流程	手术步骤	器械护士配合	巡回护士配合
18. 放置引流管	放置引流管	递血管钳、乳胶引流管、持 9×24"△"针穿 4# 丝线缝合固定	
19. 清点用物		清点器械、敷料、缝针和特殊用物	与器械护士共同清点，并详细记录在《手术物品清点记录单》上
20. 缝合伤口	缝合伤口，贴好敷贴	递 75% 乙醇纱布，持 11×17"○"针穿 4# 线缝合肌肉和皮下组织，递 9×24"△"针穿 1# 丝线缝合皮肤，贴好敷料	开始撤收各仪器
21. 器械处理	擦去器械表面血迹	器械交由供应室统一回收清洗、消毒、灭菌	按规定撤收设备，并放置在仪器间内

七、护理要点和注意事项

1. 镜头模糊不清时，用碘伏纱布擦拭镜头或用温水浸泡镜头。
2. 正确安装超声刀，自检正常后使用。

第九节　腹腔镜辅助下肠粘连松解术

一、概述

肠粘连是腹部手术常见并发症，不仅给患者带来不便，严重时还会导致肠梗阻、慢性腹痛等。目前，对肠粘连形成机制尚无明确的认识，一般认为过度损伤和炎性反应导致组织异常修复和愈合。临床上预防肠粘连的方法较多，可大致分为一般手术操作、屏障及药物治疗。与传统开腹手术相比，腹腔镜对腹壁形成的创面极小、显露机会少，故腹壁与肠管再粘连发生率明显降低。本节主要介绍回肠粘连松解。

二、适应证

1. 单纯性肠粘连。
2. 腹部手术后肠粘连。

三、用物准备

1. **基础用物准备**　基础器械、敷料包、11# 刀片、吸引器、腔镜套、丝线（1#、4#、7#）、11×17"○"针、8×24"△"针、10×34"△"针、腹腔引流管（24# 蘑菇头或乳胶管）、引流袋。

2. 腔镜仪器准备　腹腔镜仪器 1 套(显示器、视频机、光源机、气腹机、分屏显示器、超声刀主机、高频电刀)。

3. 腔镜器械准备　10mm 30°镜头 1 个、10mm Trocar 2 个、5mm Trocar 1 个、12mm Trocar 1 个、摄像头、光源线、气腹管、冲洗器头、分离钳(直分离钳、弯分离钳各 1 把)、腔镜剪刀(直腔镜剪刀、弯腔镜剪刀各 1 把)、直角分离钳 1 把、无损伤抓钳 1 把、长颌抓钳 1 把、系膜抓钳 1 把、针持(直针持、弯针持各 1 把)、超声刀手柄。

4. 一次性耗材　超声刀刀头。

四、麻醉方式与体位

1. 麻醉方式　全身麻醉。
2. 体位　患者取仰卧位。

五、入路

1. 在脐旁(脐下缘)穿刺,置入 10mm Trocar。
2. 在左下腹反"麦氏点"处穿刺,置入 5mm Trocar。
3. 在第一、第二穿刺点中间穿刺,置入 10mm Trocar。

六、手术配合

腹腔镜辅助下肠粘连松解术手术配合见表 12-8。

表 12-8　腹腔镜辅助下肠粘连松解术手术配合

手术流程	手术步骤	器械护士配合	巡回护士配合
1. 清点用物		清点器械、敷料、缝针和特殊用物等	与器械护士共同清点,并详细记录在《手术物品清点记录单》上
2. 消毒、铺无菌单	按常规消毒、铺无菌单	递消毒纱布,铺无菌单	倒碘酊、75%乙醇
3. 固定连接手术用线	用布巾钳固定视频线、光源线、气腹机、进气管、电钩线、一次性吸引器管	递布巾钳、连接线、镜头、腔镜套、纱布(倒少许碘伏备用,擦拭镜头,使镜头更清晰)	腔镜机器放于患者头的右侧,辅助显示器放于患者头的左侧,踏板放置于手术医师侧,接好电源,备好吸引器
4. 建立气腹	在脐旁 0.5cm 处做长约 1cm 切口,切开皮下组织,置入气腹针,用"滴水抽吸试验"确认进入腹腔,连接气腹管。再置入 10mm Trocar	递纱布、11# 刀、弯钳、10mm Trocar、气腹针	打开无影灯,根据手术需要调节进气流速
5. 建立通路	在左下腹反"麦氏点"处穿刺,置入 5mm Trocar	递 11# 刀、纱布、5mm Trocar	关闭无影灯
	在第一、第二穿刺点中间穿刺,置入 10mm Trocar	递 11# 刀、纱布、10mm Trocar	

（续　表）

手术流程	手术步骤	洗手护士配合	器械护士配合
6. 探查腹腔、粘连部位	探查腹腔内无渗液，各脏器未触及占位病变和粘连部位（图 12-34）	递无损伤钳 2 把	
7. 分离肠系膜和腹壁的粘连	用超声刀游离回肠系膜与腹壁粘连（图 12-35，图 12-36）	递超声刀、系膜抓钳	
8. 分离肠襻之间的粘连	用超声刀分离肠襻之间的粘连（图 12-37）	递超声刀、无损伤钳	
9. 分离肠管间的粘连	找到肠管间隙，从间隙间扩大之间的粘连，直至肠管分开（图 12-38，图 12-39）	递超声刀、长颌抓钳	
10. 继续分离肠管	从一端分离肠管，直至全部粘连的肠管完全分离（图 12-40）	递超声刀、长颌抓钳	备切割闭合器
11. 置入防粘连材料	在粘连的肠管之间放置防粘连材料	递防粘连材料、分离钳	
12. 放置引流管	在盆腔留置引流管（图 12-41）	递血管钳、乳胶引流管、持 8×24"△"针穿 4#丝线缝合固定	
13. 清点用物		清点器械、敷料、缝针和特殊用物	与器械护士共同清点，并详细记录在《手术物品清点记录单》上
14. 缝合伤口	缝合伤口，包扎	递 75% 乙醇纱布、持 11×17"○"针穿 4#线缝合肌肉和皮下组织，递 8×24"△"针穿 1#丝线缝合皮肤，贴好敷料	开始撤收各仪器
15. 器械处理	擦去器械表面血迹	器械交由供应室统一回收清洗、消毒、灭菌	按规定撤收设备，并放置在仪器间内

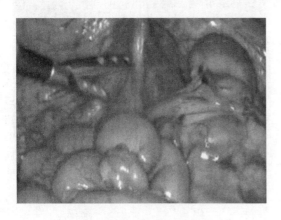

图 12-34　探查粘连部位

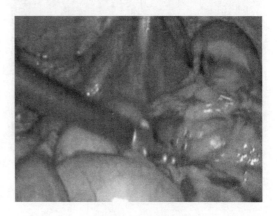

图 12-35　分离粘连

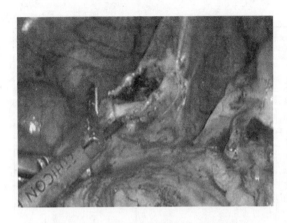

图 12-36　分离肠管与腹壁之间的粘连

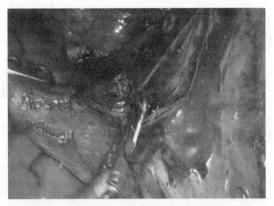

图 12-37　分离肠襻之间的粘连

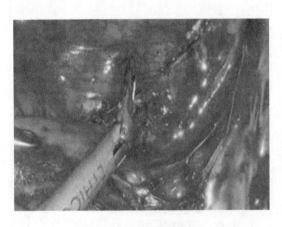

图 12-38　寻找肠襻间隙

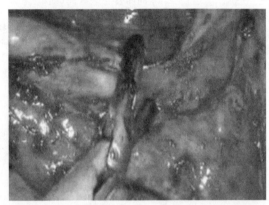

图 12-39　扩大粘连间隙

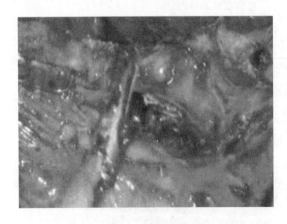

图 12-40　分离粘连的肠管

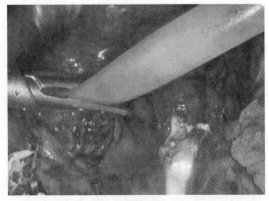

图 12-41　在盆腔放置引流管

第 13 章 关节外科关节镜手术护理配合

关节镜手术是近现代微创外科技术的又一大进步,也是骨关节学科发展的一个新方向。关节镜手术经历了近一个世纪的发展,从早期利用膀胱镜、腹腔镜进行初步的窥视,到现在利用专业的关节镜进行诊断和治疗,并且形成了专业化和程序化操作步骤和治疗方案。关节镜下可以直接观察到关节内部的结构,不仅用于疾病的诊断,而且广泛用于关节疾病的治疗。关节镜手术是一种微创手术,开始主要应用于膝关节,后相继应用于髋关节、肩关节、踝关节、肘关节及手指等小关节。关节镜下可以看到关节内几乎所有的部位,图像经过放大,看得更准确,而且切口很小。

第一节 解剖概要

一、膝关节

膝关节(图 13-1)主要由股骨下端、胫骨上端和髌骨构成,是人体最大、最复杂的关节。髌骨和股骨的髌骨面相接,股骨的内、外侧髁分别与胫骨的内、外侧髁相对。

膝关节关节囊薄而松弛,附着于各关节面周缘,周围有韧带加固,以增强关节的稳定性。

1. 髌韧带 为股四头肌腱中央部纤维索,自髌骨向下止于胫骨粗隆。髌韧带扁平而强韧,其浅层纤维越过髌骨连于股四头肌腱。

2. 腓侧副韧带 为条索状坚韧的纤维索,起自股骨外上髁,向下延伸至腓骨头,与外侧半月板不直接相连。

3. 胫侧副韧带 呈宽扁索状,位于膝关节内侧后份。起自股骨内上髁,向下附着于胫骨

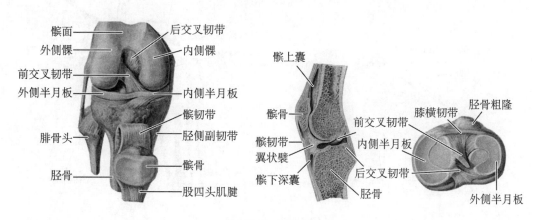

图 13-1 膝关节

内侧髁以及相邻骨体,与关节囊和内侧半月板紧密结合。

4. 交叉韧带　位于膝关节中央稍后方,非常强韧,由滑膜衬覆。分为前、后两条。

前交叉韧带起自胫骨髁间隆起的前内方,与外侧半月板前角愈着,斜向后上方外侧,附于股骨外侧髁内侧面。后交叉韧带较前交叉韧带短而强韧,并较垂直;后交叉韧带起自胫骨髁间隆起的后方,斜向前上方内侧,附于股骨内侧髁外侧面。前交叉韧带在伸膝时紧张,防止胫骨前移;后交叉韧带于屈膝时紧张,防止胫骨后移。

5. 半月板　是位于股骨和胫骨之间成对的纤维软骨板,内侧半月板较大,呈"C"形,前端窄、后份宽,外缘与关节囊及胫侧副韧带紧密相连。外侧半月板较小,近"O"形,外缘亦与关节囊紧密相连。

6. 膝关节囊滑膜层　是全身关节中最宽阔、最复杂的,附着于该关节各骨的关节面周缘,覆盖关节内除了关节软骨和半月板以外的所有结构。滑膜在髌骨上缘的上方,向上突起形成深达5cm左右的髌上囊于股四头肌腱和股骨体下部之间。在髌骨下方中线两侧,部分滑膜层突向关节腔内,形成一对翼状襞,襞内含有脂肪组织,充填关节腔空隙。

二、肩关节

肩关节(图13-2)由肱骨头与肩胛骨的关节盂构成,也称盂肱关节,是典型的多轴球窝关节。近似球形的肱骨头和浅小的关节盂,虽然关节盂的周缘有纤维软骨构成的盂唇来加深关节窝,但仅能容纳关节球的1/4～1/3。肩关节的这种骨结构形状增加了运动幅度,但也减少了关节的稳固,因此,关节周围的肌肉、韧带对其稳固性起重要作用。

肩关节囊薄而松弛,其肩胛骨端附着于关节盂缘,肱骨端附着于肱骨解剖颈,在内侧可达肱骨外科颈。关节囊的滑膜层可膨出形成滑液鞘和滑膜囊,以利于肌腱活动。肱二头肌长头腱就在结节间滑液鞘内穿过关节。关节囊上壁有喙肱韧带,从喙突根部至肱骨大结节前面,与冈上肌腱交织在一起并融入关节囊的纤维层。囊的前壁和后壁也有许多肌腱加入,以增加关节的稳固性。囊的下壁相对最为薄弱,故肩关节脱位时,肱骨头常从下份滑出,发生前下方脱位。

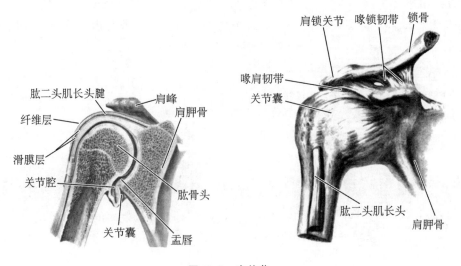

图 13-2　肩关节

肩关节为全身最灵活的关节,可做三轴运动,即冠状轴上的屈和伸,矢状轴上的收和展,垂直轴上旋内、旋外及环转运动。臂外展超过 $40°\sim60°$,继续抬高至 $180°$ 时,常伴随胸锁关节与肩锁关节的运动及肩胛骨的旋转运动。肩关节的灵活也带来了关节的易损,肩关节损伤的外科修复随着新设计的人工替代物进展,治疗效果也得到不断改善。同时,小心修复关节周围肌腱、韧带等十分重要。

三、髋关节

髋关节(图 13-3)由髋臼和股骨头构成。髋臼的周缘附有纤维软骨构成的髋臼唇,以增加髋臼的深度。髋臼切迹被髋臼横韧带封闭,使半月形的髋臼关节面扩大为环形以紧抱股骨头,髋臼窝内充填脂肪组织。

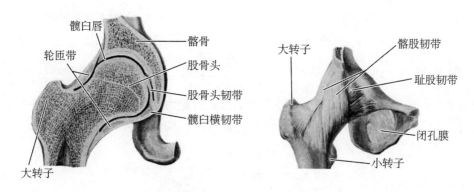

图 13-3　髋关节

髋关节关节囊坚韧致密,向下附着于髋臼周缘及横韧带,向下附着于股骨颈,前面达转子间线,后面包罩股骨颈内侧 2/3,使股骨颈骨折有囊内、囊外之分。关节囊周围有许多韧带加强。

1. 髂股韧带　最为强健,起自髂前下棘,呈"人"字形向下经囊的前方止于转子间嵴。可限制大腿过伸,对维持人体直立姿势有很大作用。

2. 股骨头韧带　位于关节内,连接股骨头凹和髋臼横韧带之间,为滑膜所包被,内含营养股骨头的血管。当大腿半屈并内收时,韧带紧张,外展时韧带松弛。

3. 轮匝带　是关节囊深层纤维围绕股骨颈的环形增厚,可约束股骨头向外脱出。

髋关节囊相对紧张而坚韧,受多条韧带限制,其运动幅度远不及肩关节。

四、踝关节

踝关节(图 13-4)由胫、腓两骨的下端与距骨滑车构成,踝关节的关节囊附着于各关节面周围,囊的前、后壁薄而松弛,两侧有韧带增厚加强。内侧有内侧韧带(三角韧带),为坚韧的三角形纤维索,起自内踝尖,向下呈扇形展开,止于足舟骨、距骨和跟骨。外侧韧带(图 13-5)由不连续的 3 条独立的韧带组成,前为距腓前韧带,中为跟腓韧带,后为距腓后韧带。3 条韧带均起自外踝,分别向前、向下和向后内止于距骨及跟骨,较为薄弱。

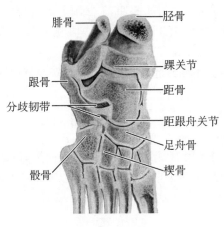

图 13-4　踝关节

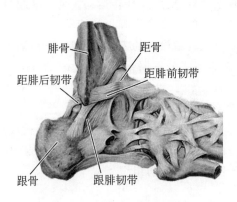

图 13-5　踝关节外侧韧带

五、肘关节

肘关节(图 13-6)是由肱骨下段、尺桡骨上端构成的复关节,包括肱尺关节、肱桡关节、桡尺近侧关节。

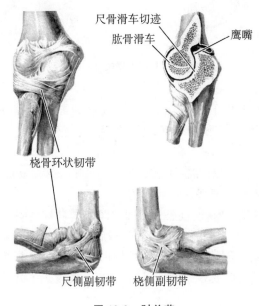

图 13-6　肘关节

第二节　关节镜器械

一、镜鞘和钝锥

镜鞘和钝锥见图 13-7。

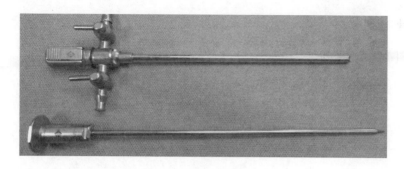

图 13-7　镜鞘和钝锥

二、篮钳

篮钳见图 13-8。

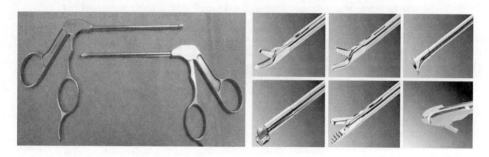

图 13-8　篮钳

三、刨削器

刨削器见图 13-9。

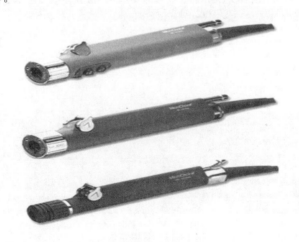

图 13-9　刨削器

四、探针

探针见图 13-10。

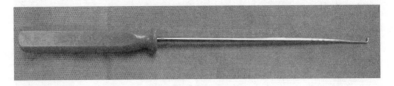

图 13-10　探针

五、关节镜韧带器械

1. 胫骨钻头　见图 13-11。

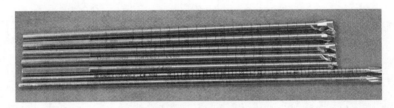

图 13-11　胫骨钻头

2. 股骨钻头　见图 13-12。

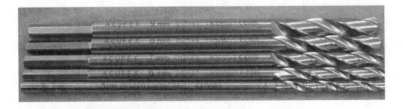

图 13-12　股骨钻头

3. 骨道定位针　见图 13-13。

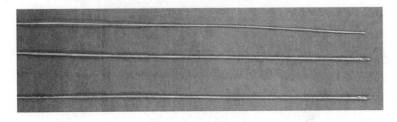

图 13-13　骨道定位针

4. 取腱器 见图 13-14。

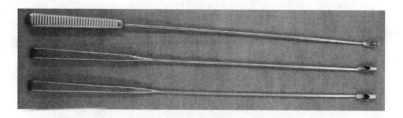

图 13-14 取腱器

5. 定位器 见图 13-15。

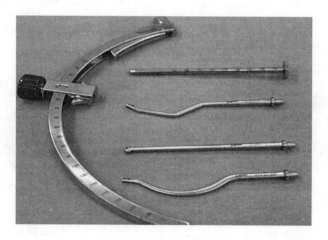

图 13-15 定位器

六、预张力器

预张力器见图 13-16。

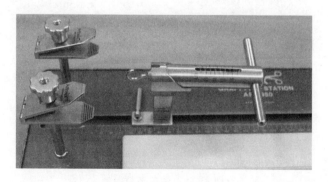

图 13-16 预张力器

七、倒打钻

倒打钻见图 13-17。

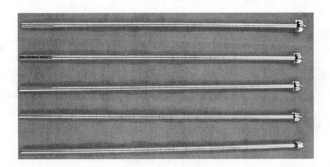

图 13-17　倒打钻

八、肌腱测量尺

肌腱测量尺见图 13-18。

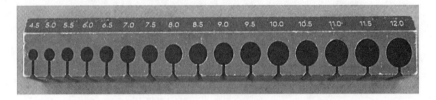

图 13-18　肌腱测量尺

九、髋关节镜器械

髋关节镜器械见图 13-19。

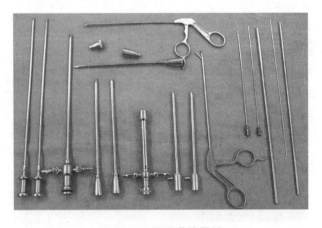

图 13-19　髋关节镜器械

十、髋关节穿刺针

髋关节穿刺针见图 13-20。

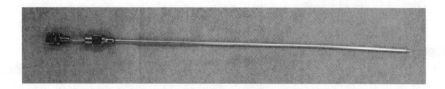

图 13-20　髋关节穿刺针

十一、髋关节套管

髋关节套管见图 13-21。

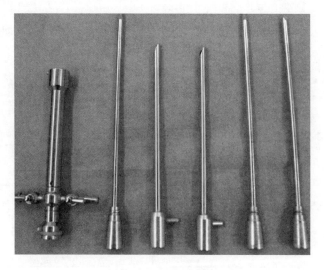

图 13-21　髋关节套管

第三节　膝关节镜手术

一、膝关节镜检查术

(一)概述

膝关节是使用关节镜最常见的关节,在关节镜下可以观察到整个病变部位。膝关节镜手术可行膝关节镜检查术、滑膜切除术、半月板成形术、髁间窝成形术、髌骨成形术、游离体取出术、支持带松解术、交叉韧带重建术、病灶清除术、囊肿切除术等,可以在同一切口下进行。

(二)适应证

适用于膝关节损伤、膝关节炎、膝关节紊乱患者。

(三)用物准备

1. **基础用物准备**　基础器械、敷料包、无菌防水单、下肢驱血带、0.9％生理盐水 3000ml 若干、吸引器管 2 根、医用贴膜 2 张(45cm×30cm)、输液架(吊腿架)、11#刀片、11×17"○"

针、8×24"△"针、4#丝线、1#丝线、无菌绷带1包、弹性绷带1卷(备输血器、引流袋,做引流时使用)。

2. 腔镜仪器准备　关节镜仪器1套(显示器、视频机、光源机、动力刨削机、射频主机)、电动止血带。

3. 腔镜器械准备　4mm 30°镜头、摄像头、光源线、双阀鞘管、探针、篮钳和咬切钳、半月板剪、髓核钳、冲水管。

4. 一次性耗材　一次性刨刀、一次性磨钻、一次性等离子射频刀头。

(四)麻醉方式与体位

1. 麻醉方式　脊椎麻醉或全身麻醉。

2. 体位　患者取平卧位。

(五)入路

1. 髌下前外侧入口　于膝关节外侧关节线上1cm、髌韧带外侧1cm处。

2. 髌下前内侧入口　于膝关节内侧关节囊上1cm、髌腱旁1cm处。

3. 髌上内入口　于髌骨上极内上2cm处穿入髌上囊。

4. 髌上外入口　于髌骨上极外上2cm处穿入髌上囊。

(六)手术配合

膝关节镜检查术手术配合见表13-1。

表 13-1　膝关节镜检查术手术配合

手术流程	手术步骤	器械护士配合	巡回护士配合
1. 清点用物		清点器械、敷料、缝针和特殊用物等	与器械护士共同清点,并详细记录在《手术物品清点记录单》上
2. 消毒	按下肢手术范围常规消毒	常规消毒	监督医护人员消毒
3. 铺无菌单	按下肢手术标准铺单,显露切口范围 ①递一小无菌单包腿,巡回护士撤去吊腿架 ②递一小无菌单铺会阴处 ③递一小无菌单包腿,递巾钳夹闭 ④铺大桌无菌单 ⑤递一小无菌单包腿,递巾钳夹闭 ⑥铺无菌防水单于大桌无菌单之上 ⑦再铺大桌无菌单 ⑧铺腹侧中单两块,再铺大桌无菌单 ⑨接无菌车后,在尾侧再铺大桌无菌单		监督医护人员铺无菌单
4. 贴保护膜	保证手术视野无菌性	用保护膜包裹患肢	
5. 连接仪器	术前试用,确认仪器能正常使用	连接光源线、摄像系统、刨刀、冲洗管	连接仪器设备和导线,调节亮度和功率
6. 止血带充气	抬高患肢,使用驱血带驱血	递驱血带和两小单	根据需要和医嘱打止血带,并告知麻醉医师

（续　表）

手术流程	手术步骤	器械护士配合	巡回护士配合
7. 手术开始，做皮肤切口	用尖刀做皮肤切口，用小手术钳扩大切口，钝头穿刺，插入镜鞘并连接摄像系统	递 11# 刀、钝锥、小血管钳、镜鞘、镜头	打开摄像系统，进行录像
8. 探查	探查病变部位和病变情况。探查顺序：髌上囊—内侧沟—外侧沟—髁间窝—内侧间室—外侧间室—后内侧间室—后外侧间室（图 13-22 至图 13-26）	递探针（钩针）	
9. 切除	切除半月板	递篮钳、单齿刨刀	打开单齿刨刀
	切除滑膜	递无齿刨刀	打开无齿刨刀
	扩大髁间窝狭窄处	递磨钻	打开磨钻
	切除游离体（图 13-27）	递髓核钳夹取	
	剥离软骨（图 13-28）	递无齿刨刀和射频	打开射频，连接射频
	止血	递射频	
10. 冲洗、置入引流管	冲洗切口和手术视野	置入引流管并固定	
11. 清点用物		清点器械、敷料、缝针和特殊用物	与器械护士共同清点，并详细记录在《手术物品清点记录单》上
12. 缝合伤口	缝合伤口，贴好敷贴。用弹性绷带包扎	递 75% 乙醇纱布、持 11×17"〇"针穿 4# 线缝合肌肉和皮下组织，8×24"△"针穿 1# 丝线缝合皮肤。贴好敷料	开始撤收各仪器
13. 器械处理	擦去器械表面血迹	器械交由供应室统一回收，清洗、消毒、灭菌	按规定撤收设备，并放置在仪器间内

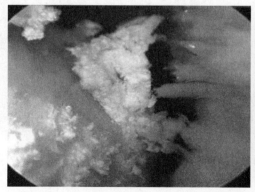 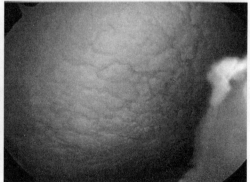

图 13-22　痛风

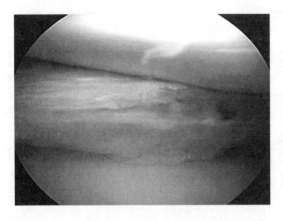

图 13-23　盘状半月板

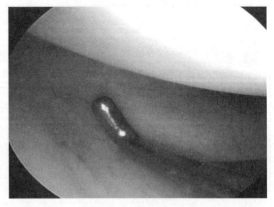

图 13-24　缝合半月板

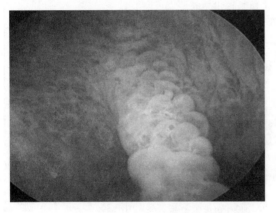

图 13-25　结核性滑膜炎

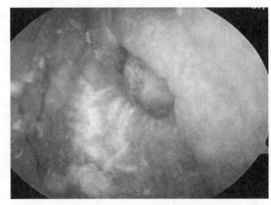

图 13-26　色素绒毛结节性滑膜炎

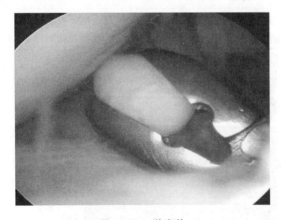

图 13-27　游离体

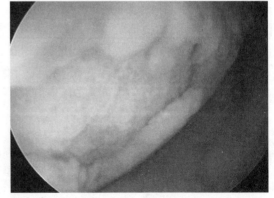

图 13-28　剥离软骨

（七）护理要点和注意事项

1. 术前要求和手术医师助手一起检测电动止血带的性能。

2. 使用止血带时要注意所使用的压力和时间：一般下肢压力为 50～55kPa，时间为 60～90min；上肢压力为 30～35kPa，时间为 60min。工作时间在最后 10min 时通知手术医师，如需延时，要求当台手术医师在安全核查表上签字，并记录在麻醉记录单上。

3. 绑止血带时要准备棉垫和绷带，松紧度以可放入两手指为宜。

4. 患者取平卧位，在健侧肢体进行静脉输液。

5. 参照相关文献并通过本单位试验，小儿在使用止血带时其压力与年龄、收缩压、肢体周长呈正相关。可以用四肢周长来预测电动气压止血带压力，此与实际需要压力值最为接近。上肢使用压力与肢体周长之间的关系：$Y = 8.116 + 0.830X_2$（$Y = $止血带压力；$X_2 = $肢体周长）；下肢使用压力与肢体周长之间的关系：$Y = 0.793 + 1.078830X_2$（同上）。根据小儿四肢的周长来计算小儿四肢在手术中所使用的充气式止血带最低的有效压力，与实际所需要的压力最为接近，使电动止血带的使用更符合小儿的个体生理，大大减少或避免盲目加压所致并发症。

二、关节镜下膝关节前交叉韧带重建术

（一）概述

前交叉韧带断裂是膝关节损伤中较为严重的损伤，在年轻人群中发病率较高。在损伤初期诊断韧带损伤较为困难，由于关节的疼痛和肿胀，不能全部对其进行体格检查，影像学检查对其有所帮助，但诊断率也较低，关节镜可以对其进行准确的诊断，对损伤的程度、部位进行评估并确定治疗方案等。

（二）适应证

适用于前交叉韧带断裂者。

（三）用物准备

1. **基础用物准备**　基础器械、敷料包、无菌防水单、下肢驱血带、0.9％生理盐水 3000ml 若干、吸引器管 2 根、医用贴膜 2 张（45cm×30cm）、输液架（吊腿架）、11# 刀片、11×17"○"针、9×24"△"针、4# 丝线、1# 丝线、无菌绷带 1 包、弹性绷带 1 卷（备输血器、引流袋，做引流时使用）。

2. **腔镜仪器准备**　关节镜仪器 1 套（显示器、视频机、光源机、动力刨削机、射频主机）、电动止血带。

3. **腔镜器械准备**　4mm 30°镜头、摄像头、光源线、双阀鞘管、探针、篮钳和咬切钳、半月板剪刀、髓核钳、冲水管。

4. **一次性耗材**　一次性刨刀、一次性磨钻、一次性射频刀头、带针钢丝（1#）、W4843 韧带线、带襻钢板、可吸收钉。

5. **特殊器械**　韧带器械、老虎钳、电钻。

（四）麻醉方式与体位

1. **麻醉方式**　脊椎麻醉、硬膜外阻滞或全身麻醉。

2. **体位**　患者取平卧位。

(五)入路

1. 前外侧入口　于膝关节外侧关节线上 1cm、髌韧带外侧 1cm 处。
2. 前内侧入口　于膝关节内侧关节囊上 1cm、髌腱旁 1cm 处。
3. 髌上囊内、外侧入口　于髌骨上极内上、外上各 2cm 处穿入髌上囊。

(六)手术配合

关节镜下膝关节前交叉韧带重建术手术配合见表 13-2。

表 13-2　关节镜下膝关节前交叉韧带重建术手术配合

手术流程	手术步骤	器械护士配合	巡回护士配合
1. 清点用物		清点器械、敷料、缝针和特殊用物等	与器械护士共同清点，并详细记录在《手术物品清点记录单》上
2. 消毒	按下肢手术范围常规消毒	常规消毒	监督医护人员消毒
3. 铺无菌单	按下肢手术标准铺垫，显露切口范围	铺法同"一、膝关节镜检查术"	监督医护人员铺无菌单
4. 贴保护膜	保证手术视野无菌性	用保护膜包裹患肢	
5. 连接仪器	术前试用，确认仪器能正常使用	连接光源线、摄像系统、刨刀、冲洗管	连接仪器设备和导线，调节亮度和功率
6. 止血带充气	抬高患肢，使用驱血带驱血	递驱血带	根据需要和医嘱打止血带，并告知麻醉医师
7. 手术开始，做皮肤切口	用尖刀做皮肤切口，用小手术钳扩大切口，钝头穿刺，插入镜鞘并连接摄像系统	递 11# 刀、钝头、小血管钳、镜鞘、镜头	打开摄像系统，进行录像
8. 探查	探查髁间窝处交叉韧带是否断裂	递探针	
9. 取腱	取半腱肌和股薄肌	递取腱器，纱布条 3 根	
10. 修腱	将肌腱的肌肉组织清除，用韧带线编织，张力为 8~10kg	递组织剪、W4843 韧带线，带襻钢板	打开 W4843 韧带线、带襻钢板
11. 清理	清理膝关节损伤组织，清除断裂韧带残端	递刨刀	打开刨刀
12. 建股骨隧道	以髁间窝外壁后缘前 5mm，右侧 11 点钟处为股骨前内侧束定位点，前内侧束定位点前下 10mm 为股骨后内侧束定位点	递股骨定位器、电钻、股骨钻头	
13. 建胫骨隧道	以胫骨内侧髁顶点前 2mm，后交叉韧带前 7mm 处为胫骨前内侧束定位点，胫骨前内侧束定位点后外侧 10mm 处为胫骨后内侧束定位点	递胫骨定位器、电钻、胫骨钻头	

（续　表）

手术流程	手术步骤	器械护士配合	巡回护士配合
14. 置腱	在关节镜下从胫骨外侧点穿入韧带（图 13-29）	递肌腱	
15. 固定	用可吸收钉固定胫骨外侧口	递可吸收钉	打开可吸收钉
16. 检查	在关节镜下查看韧带位置	递关节镜	
17. 清点用物		清点器械、敷料、缝针和特殊用物	与器械护士共同清点，并详细记录在《手术物品清点记录单》上
18. 缝合伤口	缝合伤口，贴好敷贴。用弹性绷带包扎	递 75％乙醇纱布、持 11×17"○"针穿 4#线缝合肌肉和皮下组织，9×24"△"针穿 1# 丝线缝合皮肤。贴好敷料	开始撤收各仪器
19. 器械处理	擦去器械表面血迹	器械交由供应室统一回收，清洗、消毒、灭菌	按规定撤收设备，并放置在仪器间内

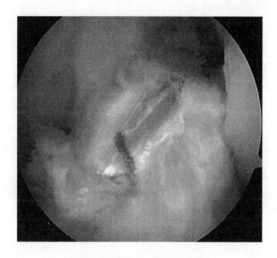

图 13-29　韧带重建后

（七）护理要点和注意事项

1. 手术器械较多，按照使用先后顺序摆放。

2. 在取腱前，要提前准备好 2～3 条纱布条，器械护士在准备纱布条时应在巡回护士监督下操作，并清点计数。

3. 要提前备好骨科电钻，保证电钻电池处于工作状态。

4. 取平卧位的脊椎麻醉患者，在手术时须在健侧肢体进行静脉输液。

5. 提前备好需使用的一次性耗材。

第四节 肩关节镜手术

一、概述

肩关节镜手术区别于切开手术,同样可以获得一个完整而清晰的手术视野。同时肩关节镜最大的贡献是可以较好地评估盂肱关节和肩峰下正常解剖结构或病变。随着关节镜技术的开展,肩关节镜手术日趋成熟,其治疗肩关节疾病具有微创、效果确切、恢复快、患者接受程度高、手术后炎症反应轻、肩关节僵硬发生率低等优点,具有切开手术不能替代的优势,越来越受到临床医师及患者的青睐。

二、适应证

适用于肩峰减压、肩峰成形、冷冻肩、肩袖需缝合的患者。

三、用物准备

1. 基础用物准备 基础器械、敷料包、无菌防水单、0.9％生理盐水 3000ml 若干、吸引器管 2 根、医用脑外贴膜 1 张、医用贴膜 2 张(45cm×30cm)、11#刀片、11×17"○"针、9×24"△"针、4#丝线、1#丝线、无菌绷带 1 包。

2. 腔镜仪器准备 关节镜仪器 1 套(显示器、视频机、光源机、动力刨削机、射频主机)。

3. 腔镜器械准备 4mm 30°镜头、双阀鞘管、探针、篮钳和咬切钳、半月板剪刀、髓核钳、冲水管、老虎钳、电钻、肩关节器械。

4. 一次性耗材 一次性刨刀、一次性磨钻、一次性射频刀头、一次性鞘管。

四、麻醉方式与体位

1. 麻醉方式 全身麻醉。

2. 体位

(1)肩袖手术:患者取"沙滩椅"坐位,患侧肩部垫高。

(2)后盂唇缝合手术:患者取健侧卧位,悬吊患侧上肢。

五、入路

1. 主后入路 在肩峰后外角内侧 2cm、下 2cm 处穿刺。

2. 前上入路 在喙突外缘 1cm、上缘 2cm 处穿刺。

3. 外侧入路 在肩峰前外缘外侧 2~3cm 处穿刺。

六、手术配合

肩关节镜手术手术配合见表 13-3。

表 13-3　肩关节镜手术手术配合

手术流程	手术步骤	器械护士配合	巡回护士配合
1. 清点用物		清点器械、敷料、缝针和特殊用物等	与器械护士共同清点,并详细记录在《手术物品清点记录单》上
2. 消毒	按常规消毒	常规消毒	监督医护人员消毒
3. 铺无菌单	显露切口范围 ①一中单对折铺于腋下 ②依次递 3 块小单,铺于切口四周,递巾钳 ③递 2 块中单,依次铺于肩关节的纵轴和竖轴 ④一大桌单铺于腋下至腹部 ⑤铺防水大单 ⑥递大桌单,横向铺于肩上方 ⑦在手术床中下部,健侧放置小托盘,铺大桌单		监督医护人员铺无菌单
4. 贴保护膜	保证手术视野无菌性	在肩关节处贴上脑外保护膜	
5. 连接仪器	术前试用,确认仪器能正常使用	连接光源线、摄像系统、刨刀、冲洗管	连接仪器设备和导线,调节亮度和功率
6. 切开	用尖刀在肩峰后外角内侧 2cm、下 2cm 处切开皮肤,用血管钳扩大切口,用钝性穿刺套管穿刺,插入镜鞘并连接摄像系统。再建立其他入路	递 11# 刀,递钝锥、鞘、小直钳、镜头	打开摄像系统,进行手术录像
7. 探查	探查病变部位和病变情况	递探针(钩针)	
(1)肩峰成形	用刨刀刨除肩峰下粘连组织。用磨钻做肩峰下成形,用刨刀刨肩峰下边缘至满意形态	递刨刀、磨钻	
(2)肩袖修补	在关节镜下切除滑膜和喙肩韧带。用磨钻在肩袖表面与关节盂磨出新鲜骨面,置入锚钉并缝合肩袖(图 13-30 至图 13-36)	递篮钳、刨刀	打开刨刀
8. 等离子射频	病变组织用等离子射频刀头	递等离子射频刀头	打开射频刀头,连接刀头,调节频率
9. 清点用物		清点器械、敷料、缝针和特殊用物	与器械护士共同清点,并详细记录在《手术物品清点记录单》上

（续 表）

手术流程	手术步骤	器械护士配合	巡回护士配合
10. 缝合伤口	缝合伤口,贴好敷贴。用弹性绷带包扎	递75％乙醇纱布、持11×17"○"针穿4#线缝合肌肉和皮下组织,9×24"△"针穿1#丝线缝合皮肤。贴好敷料	开始撤收各仪器
11. 器械处理	擦去器械表面血迹	器械交由供应室统一回收,清洗、消毒、灭菌	按规定撤收设备,并放置在仪器间内

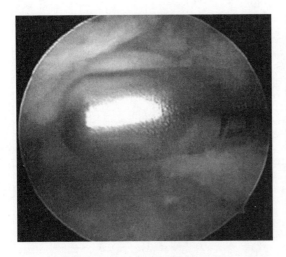

图 13-30　切开关节囊,肩峰下减压

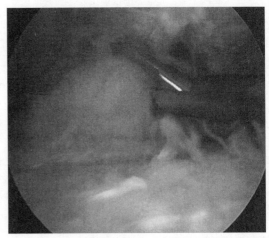

图 13-31　评估情况

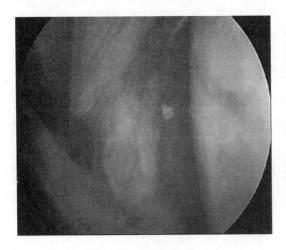

图 13-32　修剪撕裂处

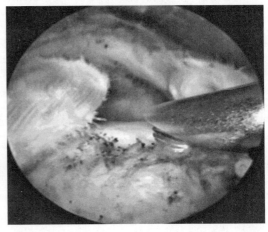

图 13-33　显露结节

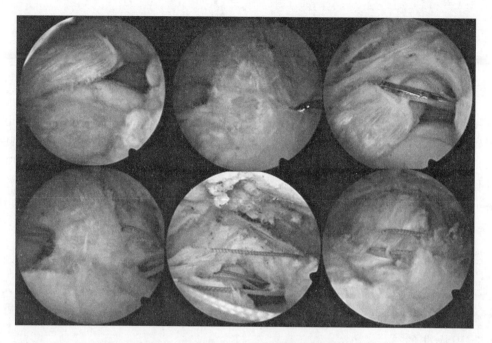

图 13-34　将 U 形撕裂边缘拉拢到一起

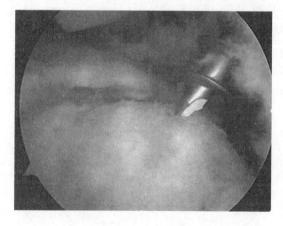

图 13-35　插入锚钉

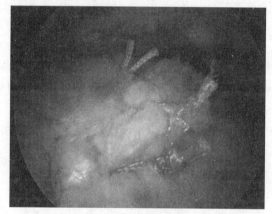

图 13-36　缝合后的肩袖

七、护理要点和注意事项

1. 注意患者保暖。

2. 必须严格无菌操作和控制参观人数。

3. 严格清点纱布、缝针并检查各种器械上的螺钉和完整性。

4. 术前、术后均应检查关节镜镜头及器械是否完好,如有疑问,应与手术医师确认,并及时向护士长汇报。

第五节 髋关节镜手术

一、概述

髋关节镜技术是近 20 年来发展起来的一种将微创与直视相结合的治疗技术,随着电子光学、计算机和影像学的发展,该技术成为诊断和治疗髋关节内疾病最有效的方法之一,甚至逐渐成为诊断髋关节疾病的金标准。髋关节镜对于组织活检、腔内冲洗、骨赘清除、滑膜切除、既往不明原因的髋痛(如髋关节撞击征、髋臼盂唇损伤、髋臼软骨损伤)可以早期诊断和治疗。此外,髋关节镜还可应用于既往需开放手术的儿童先天性髋部疾病、髋部退行性变、股骨头坏死、股骨头圆韧带损伤、髋关节置换术后等。

二、适应证

适用于盂唇损伤、异物及游离体去除、髋臼及股骨头软骨损伤、股骨头圆韧带修补、关节囊挛缩、关节囊松弛、髋关节创伤术后、骨关节炎、骨坏死、关节置换术后、关节外疾病等患者。

三、用物准备

1. 基础用物准备 基础器械、敷料包、无菌防水单、0.9％生理盐水 3000ml 若干、盐酸肾上腺素(1mg/支)若干、吸引器管 2 根、医用脑外贴膜 1 张、医用贴膜 2 张(45cm×30cm)、11#刀片、11×17"○"针、9×24"△"针、4#丝线、1#丝线(备输血器、引流袋,做引流时使用)。

2. 腔镜仪器准备 关节镜仪器 1 套(显示器、视频机、光源机、动力刨削机、射频主机)、C 形臂机、牵引床。

3. 腔镜器械准备 4mm 70°镜头、双阀鞘管、探针、髋关节篮钳和咬切钳、髋关节穿刺锥、18G 导丝、髋关节镜闭孔器。

4. 一次性耗材 一次性刨刀、一次性磨钻、一次性射频刀头。

四、麻醉方式与体位

1. 麻醉方式 全身麻醉。
2. 体位 患者取平卧位,牵引。

五、入路

1. 前方入路 在髂前上棘以远平均 6.3cm 处。
2. 前外侧入路 在髋关节囊外侧前缘穿过臀中肌,X 线透视下在前外侧穿刺,确认在关节囊内,注入 30ml 生理盐水以扩张关节囊,置入 70° 镜头。
3. 后侧入路 在穿刺针到达外侧关节囊后缘之前穿过臀中肌和臀小肌,在梨状肌前上。

六、手术配合

髋关节镜手术手术配合见表 13-4。

表 13-4　髋关节镜手术手术配合

手术流程	手术步骤	器械护士配合	巡回护士配合
1. 清点用物		清点器械、敷料、缝针和特殊用物等	与器械护士共同清点，并详细记录在《手术物品清点记录单》上
2. 消毒	按常规消毒	常规消毒	监督医护人员消毒
3. 铺无菌单	①一中单对折，垫于患者臀下 ②依次递 4 块小单围切口 ③铺远端大桌单 ④铺防水单 ⑤再铺大桌单 ⑥铺腹侧中单 2 块，再铺大桌单		监督医护人员铺无菌单
4. 贴保护膜			
5. 连接仪器	术前试用，确认仪器能正常使用	连接光源线、摄像系统、刨刀、冲洗管	连接仪器设备和导线，调节亮度和功率
6. 建立通路	在 C 形臂透视下建立通路，采用 25cm 长、18# 髋关节穿刺针沿股骨大转子顶点刺入，与股骨干呈 45°	递 18# 髋关节穿刺针	
	注入 50ml 生理盐水在关节腔内以扩充关节腔	递注射器（带 50ml 生理盐水）	
	沿穿刺针芯插入导丝，再将交换棒沿导丝插入关节腔内，连接水管、吸引器、镜头，然后再建立其他通路	递导丝、交换棒、进水管、吸引器、镜头	
7. 探查	探查病变部位和病变情况	递探针（钩针）	打开摄像系统，进行手术录像
8. 处理病变组织	切除滑膜（图 13-37）	递无齿刨刀	打开无齿刨刀
	剥离软骨	递无齿刨刀和射频	打开射频
	止血	递射频	
9. 清点用物		清点器械、敷料、缝针和特殊用物	与器械护士共同清点，并详细记录在《手术物品清点记录单》上
10. 缝合伤口	缝合伤口，贴好敷贴。用弹性绷带包扎	递 75％乙醇纱布、持 11×17"○"针穿 4# 线缝合肌肉和皮下组织，9×24"△"针穿 1# 丝线缝合皮肤。贴好敷料	撤收各仪器
11. 器械处理	擦去器械表面血迹	器械交由供应室统一回收，清洗、消毒、灭菌	按规定撤收设备，并放置在仪器间内

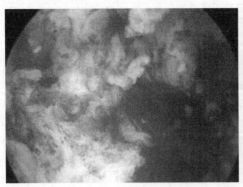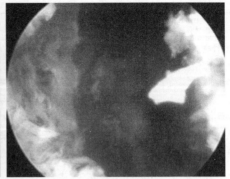

图 13-37　髋关节滑膜炎

七、护理要点和注意事项

1. 使用牵引床时,注意保护会阴处皮肤。
2. 遵医嘱每袋 3000ml 生理盐水加盐酸肾上腺素 1mg。

第六节　踝关节镜手术

一、概述

踝关节镜是近年来关节镜技术又一新的发展,是介于非手术治疗与最终做踝关节融合或人工踝关节置换术之间的一种过渡性微创手术,可以解除症状、改善患者生活质量;它可以通过关节镜在直视下观察踝关节内部结构的变化,用于疾病诊断、治疗和采集病理标本。

二、适应证

适用于游离体摘除,炎症性疾病滑膜活检和滑膜切除术,距骨和胫骨穹隆软骨或骨软骨缺损的确诊和评估、清创、钻孔或重新固定,粘连松解,急性骨软骨骨折诊断和治疗,化脓性踝关节炎灌洗和清创,骨赘切除以及软组织撞击征如半月板病变切除,创伤性或退变性关节炎清创,临床上对踝关节关节内不稳定评价,非手术治疗无效的、不明原因的踝关节持续性疼痛。

三、用物准备

1. 基础用物准备　基础器械、敷料包、无菌防水单、下肢驱血带、0.9% 生理盐水 3000ml 若干、吸引器管 2 根、医用贴膜 2 张(45cm×30cm)、11# 刀片、11×17“○”针、9×24“△”针、4# 丝线、1# 丝线、无菌绷带 1 包(备输血器、引流袋,做引流时使用)、无菌大托盘。

2. 腔镜仪器准备　关节镜仪器 1 套(显示器、视频机、光源机、动力刨削机、射频主机)。

3. 腔镜器械准备　2.3mm 30°镜头、双阀鞘管、探针、篮钳和咬切钳、半月板剪刀、髓核钳、冲水管。

4. 一次性耗材　一次性刨刀、一次性磨钻、一次性射频刀头。

四、麻醉方式与体位

1. 麻醉方式　脊椎麻醉或全身麻醉。
2. 体位　患者取平卧位。

五、入路

1. 前外侧入路　胫距关节水平,在第 3 腓骨肌腱外侧。
2. 前内侧入路　胫距关节水平,在胫前肌腱内侧。
3. 后内侧入路　胫距关节水平,在跚长伸肌腱和趾长伸肌腱之间。

六、手术配合

踝关节镜手术手术配合见表 13-5。

表 13-5　踝关节镜手术手术配合

手术流程	手术步骤	器械护士配合	巡回护士配合
1. 清点用物		清点器械、敷料、缝针和特殊用物等	与器械护士共同清点,并详细记录在《手术物品清点记录单》上
2. 消毒	按常规消毒	常规消毒	监督医护人员消毒
3. 铺无菌单	按常规铺无菌单、贴膜		监督医护人员铺无菌单
4. 连接仪器	术前试用,确认仪器能正常使用	连接光源线、摄像系统、刨刀、冲洗管	连接仪器设备和导线,调节亮度和功率
5. 手术开始,做皮肤切口	选择合适入路,穿刺关节腔,注入 20ml 生理盐水,用 11# 刀切开皮肤,用手术钳扩大切口,置入穿刺管和镜头,然后再建立其他通路	递 20ml 注射器、11# 刀、钝头、小血管钳、镜鞘、镜头	打开摄像系统,进行手术录像
6. 探查	探查病变部位和病变情况	递探针(钩针)	
7. 处理病变组织	切除滑膜	递无齿刨刀	打开无齿刨刀
	切除游离体	递髓核钳夹取	
	剥离软骨	递无齿刨刀和射频	打开射频
8. 止血	用等离子射频刀止血	递等离子射频刀	
9. 清点用物		清点器械、敷料、缝针和特殊用物	与器械护士共同清点,并详细记录在《手术物品清点记录单》上

手术流程	手术步骤	器械护士配合	巡回护士配合
10. 缝合伤口	缝合伤口,贴好敷贴,用弹性绷带包扎	递 75% 乙醇纱布,持 11×17"○"针穿 4# 线缝合肌肉和皮下组织,9×24"△"针穿 1# 丝线缝合皮肤。贴好敷料	开始撤收各仪器
11. 器械处理	擦去器械表面血迹	器械交由供应室统一回收,清洗、消毒、灭菌	按规定撤收设备,并放置在仪器间内

第七节　肘关节镜手术

一、概述

自 20 世纪 80 年代起,随着腔镜器械和操作技术的不断发展,在肘关节镜下手术已逐渐发展成为一门成熟的技术,临床上的应用也越来越广泛,手术效果也不断提高。肘关节镜治疗肘关节滑膜软骨瘤具有疗效确切、创伤小、患者康复快等优点,是治疗肘关节滑膜软骨瘤的有效方法。肘关节镜潜在的并发症包括神经损伤已经有报道,但其具体情况尚不明确;此外,肘关节镜还可用于肘关节其他疾病如肘关节滑膜炎、关节粘连、肱骨外上髁炎、肘关节不稳定以及病因不明的肘关节疼痛、桡骨小头骨折等辅助治疗。

二、适应证

肘关节游离体、剥脱性骨软骨炎、肘关节骨关节炎是最常见的手术适应证,也适用于治疗肘关节滑膜软骨瘤、桡骨小头骨折以及肘关节其他疾病。

三、用物准备

1. 基础用物准备　基础器械、敷料包、无菌防水单、上肢驱血带、0.9% 生理盐水 3000ml 若干、吸引器管 2 根、医用贴膜 2 张(45cm×30cm)、11# 刀片、11×17"○"针、9×24"△"针、4# 丝线、1# 丝线、无菌绷带 1 包(备输血器、引流袋,做引流时使用)。

2. 腔镜仪器准备　关节镜仪器 1 套(显示器、视频机、光源机、动力刨削机、射频主机)、电动止血带。

3. 腔镜器械准备　2.7mm 30°镜头、双阀鞘管、探针、篮钳和咬切钳、半月板剪刀、髓核钳、冲水管。

4. 一次性耗材　一次性刨刀、一次性磨钻、一次性射频刀头。

四、麻醉方式与体位

1. 麻醉方式　臂丛神经阻滞或全身麻醉。

2. 体位　患者取健侧卧位,悬吊患侧上肢。

五、入路

1. 前外侧入路　远端前外侧入口位于外上髁远端 2～3cm 处穿刺。
2. 前内侧入路　在内上髁远侧 2cm,前方 2cm 处穿刺。
3. 后外侧入路　在尺骨鹰嘴近端 3cm 处穿刺。
4. 正中入路　在尺骨鹰嘴尖近端 2cm,后外侧入口 2cm 处穿刺。

六、肘关节镜手术

肘关节镜手术手术配合见表 13-6。

表 13-6　肘关节镜手术手术配合

手术流程	手术步骤	器械护士配合	巡回护士配合
1. 清点用物		清点器械、敷料、缝针和特殊用物等	与器械护士共同清点,并详细记录在《手术物品清点记录单》上
2. 消毒	按常规消毒	常规消毒	监督医护人员消毒
3. 铺无菌单	按常规铺无菌单、贴膜		监督医护人员铺无菌单
4. 连接仪器	术前试用,确认仪器能正常使用	连接光源线、摄像系统、刨刀、冲洗管	连接仪器设备和导线,调节亮度和功率
5. 电动驱血	抬高患肢,使用驱血带驱血	递驱血带	根据需要和医嘱打止血带,并告知麻醉医师
6. 手术开始,做皮肤切口	选择合适入路,穿刺关节腔,注入 20ml 生理盐水,用 11# 刀切开皮肤,用手术钳扩大切口,置入穿刺管和镜头,然后再建立其他通路	递 20ml 注射器、11# 刀、钝头、小血管钳、镜鞘、镜头	打开摄像系统,进行手术录像
7. 探查	探查病变部位和病变情况	递探针(钩针)	
8. 处理病变组织	切除滑膜	递无齿刨刀	打开无齿刨刀
	剥离软骨	递无齿刨刀和射频	打开射频
9. 止血	用等离子射频刀止血	递等离子射频刀	
10. 清点用物		清点器械、敷料、缝针和特殊用物	与器械护士共同清点,并详细记录在《手术物品清点记录单》上

（续　表）

手术流程	手术步骤	器械护士配合	巡回护士配合
11. 缝合伤口	缝合伤口,贴好敷贴。用弹性绷带包扎	递 75％乙醇纱布、持 11×17"○"针穿 4#线缝合肌肉和皮下组织,9×24"△"针穿 1#丝线缝合皮肤。贴好敷料	开始撤收各仪器
12. 器械处理	擦去器械表面血迹	器械交由供应室统一回收,清洗、消毒、灭菌	按规定撤收设备,并放置在仪器间内

第14章 椎间孔镜手术护理配合

新一代椎间孔镜技术将脊柱微创技术推向新的巅峰。椎间孔镜手术是被行业专家公认的"脊柱微创手术",0.8cm 的皮肤切口,避免了传统手术的弊端,不切断肌纤维,既符合美学又对脊柱稳定性没有影响,能处理几乎所有类型腰椎间盘突出,部分腰椎管狭窄、椎间孔狭窄、钙化等骨性病变,结合经皮固定技术,可完成脊柱滑脱与不稳定的融合及固定,被越来越多地认为是治疗椎间盘突出的黄金标准。放置人工椎间盘、B-Twin 等生物工程材料技术正在发展当中。

经皮椎间孔镜下手术治疗腰椎间盘疾病具有安全可靠、美观有效、手术时间和术后住院时间短、出血少、性价比高等优点,很快被越来越多的患者和家属接受。优质的护理服务是该手术成功和患者功能恢复的重要保障,局部麻醉状态下切实做好术前访视工作,教会患者相关的知识和注意事项至关重要。

第一节 解剖概要

一、椎骨间连结

各椎骨之间借韧带、软骨和滑膜关节相连,可分为椎体间连结和椎弓间连结。椎体间连结:椎体之间借椎间盘及前、后纵韧带相连(图 14-1)。

1. 椎间盘 成人有 23 个椎间盘。椎间盘由两部分构成,中央部位——髓核,是柔软而富有弹性的胶状物质,为胚胎时脊髓的残留物;周围部为纤维环,由多层纤维软骨环按同心圆排列组成,富于坚韧性,牢固连结各椎体上、下面,保护髓核并限制髓核向周围膨出。椎间盘既坚

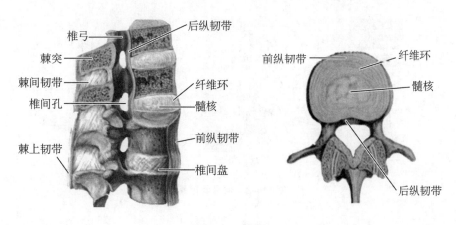

图 14-1 椎体

韧,又富弹性,承受压力时被压缩,除去压力后又复原,具有"弹性垫"样作用,可缓冲外力对脊柱的震动,也可增加脊柱的运动幅度。当纤维破裂时,髓核容易向后外侧脱出,突入椎管或椎间孔,压迫相邻的脊椎或神经根引起牵涉性痛,临床称为椎间盘脱出。

2. 前纵韧带　是椎体前面延伸的坚固的纤维束,宽而坚,上自枕骨大孔前缘,下达第 1 或第 2 骶椎椎体。其纵行的纤维牢固地附着于椎体和椎间盘,有防止脊柱过度后伸和椎间盘向前脱出的作用。

3. 后纵韧带　位于椎管内椎体的后面,窄而坚韧。起自枢椎并与覆盖枢椎椎体的覆膜相续,下达骶骨。与椎间盘纤维环及椎体上下缘紧密连接,而与椎体结合较为疏松,有限制脊柱过度前屈的作用。

二、椎弓间连结

椎弓间连结包括椎弓板、棘突、横突间韧带连结和上、下关节突间的滑膜关节连结(图 14-2)。

1. 黄韧带　位于椎管内,连接相邻两椎弓板间的韧带,由黄色弹性纤维构成。黄韧带协助围成椎管,并有限制脊柱过度前屈的作用。

2. 棘间韧带　连接相邻棘突间的薄层纤维,附着于棘突根部到棘突尖。向前与黄韧带、向后与棘上韧带相移行。

3. 棘上韧带和项韧带　棘上韧带是连接胸椎、腰椎、骶椎各棘突尖之间的纵行韧带,前方与棘间韧带相融合,都有限制脊柱前屈的作用。而在颈部,从颈椎棘突尖向后扩展成三角形板状的弹性膜层,成为项韧带。项韧带常被认为与棘上韧带和颈椎棘突间韧带同源,向上附着于枕外隆凸及枕外嵴,向下达第 7 颈椎棘突并续于棘上韧带,是颈部肌肉附着的双层致密弹性纤维隔。

4. 横突间韧带　位于相邻椎骨横突间的纤维索,部分与横突间肌肉混合。

5. 关节突关节　由相邻椎骨的上、下关节突的关节面构成,属平面关节,只能做轻微滑动。

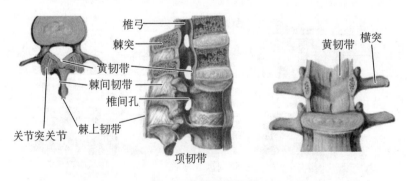

图 14-2　椎弓间连结

三、腰椎入路解剖(图 14-3)

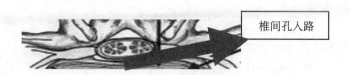

图 14-3 腰椎入路

第二节 椎间孔镜器械

一、椎间孔镜下环钻

椎间孔镜下环钻(图 14-4)主要是在椎间孔镜下处理骨化、钙化等骨性组织。

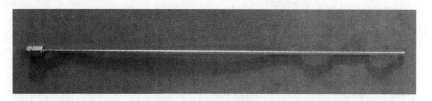

图 14-4 椎间孔镜下环钻

二、椎间孔镜下骨刀

椎间孔镜下骨刀(图 14-5)主要用于处理钙化、骨化等骨性组织。

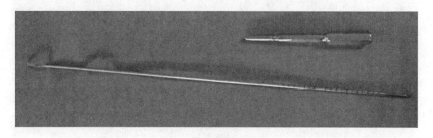

图 14-5 椎间孔镜下骨刀

三、导杆

导杆(图 14-6)是用于顶出环锯中骨性物质的器械。

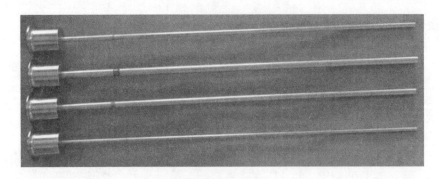

图 14-6　导杆

四、扩孔骨钻

第二代 Maxmore 扩孔骨钻(图 14-7)用于建立通道时扩大椎间孔,分为 4 级、6 级、7 级、8 级、9 级。

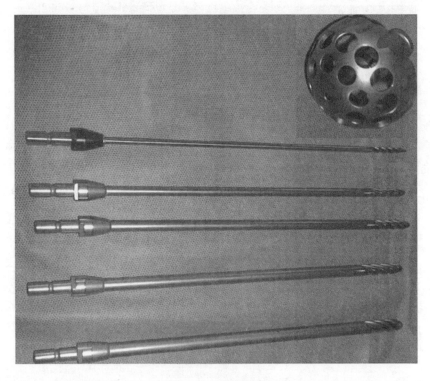

图 14-7　扩孔骨钻

五、椎间孔镜下工作套筒

椎间孔镜下工作套筒(图 14-8)主要是椎间孔镜手术的操作通道,根据病症、手术医师习惯和镜下视野选择型号。

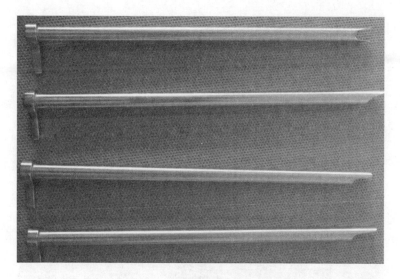

图 14-8　椎间孔镜下工作套筒

六、球头手柄和骨钻

球头手柄和 4mm 骨钻(图 14-9)用于第一级扩孔。

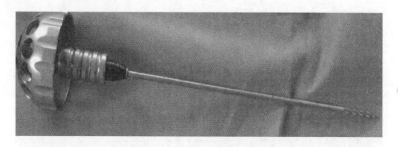

图 14-9　球头手柄和骨钻

七、第二代定位器

第二代定位器(TOM)(图 14-10),分 3 级,用于扩孔前定位。

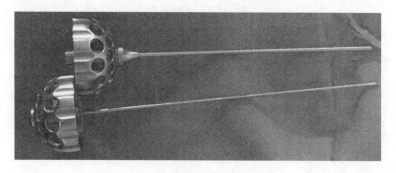

图 14-10　第二代定位器(TOM)

八、第一代 Joimax

第一代 Joimax(图 14-11)分别是导杆、套管、保护套筒、环锯、顶杆,共三级。用于椎间孔扩大。

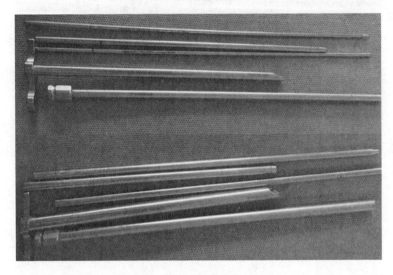

图 14-11 第一代 Joimax

九、环锯手柄

环锯手柄(图 14-12)主要配合环锯使用。

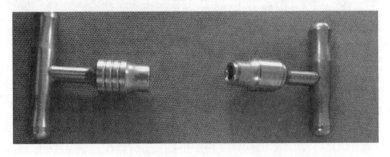

图 14-12 环锯手柄

十、镜下髓核钳

椎间孔镜下髓核钳(图 14-13)分为直头髓核钳、大小髓核钳、弯头小髓核钳、PUNCH 钳、蛇形钳。主要用于镜下抓取突出髓核及周围组织。

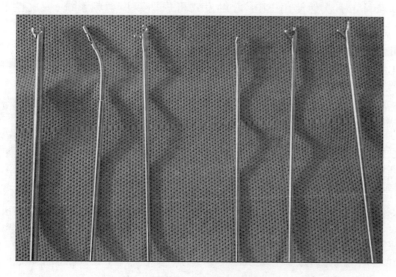

图 14-13　椎间孔镜下髓核钳

第三节　经皮脊柱内镜辅助下经椎间孔腰椎间盘摘除术、神经根松解术

一、概述

脱出型腰椎间盘突出（lumbar intervertebral disc protrusion，LIDP）是骨科常见病，以 20—45 岁中、青年为主，是指由于椎间盘变性、纤维环破裂和髓核组织突出，刺激和压迫马尾神经、神经根从而引起腰腿疼痛的一种综合征。椎间孔镜治疗腰椎间盘突出已广泛应用于临床，优势在于能有效解除神经根压迫等症状、创伤小、费用低、并发症少、恢复快，年老体弱者也可以耐受。

二、适应证

经皮脊柱内镜辅助下经椎间孔腰椎间盘摘除术、神经根松解术适用于腰椎间盘突出压迫马尾神经、神经根患者。

三、用物准备（图 14-14 至图 14-17）

1. **基础用物准备**　基础器械、敷料包、11[#] 刀片、吸引器管、无菌手套、腔镜套、丝线（1[#]、4[#]）、11×17"〇"针、9×24"△"针、10×34"△"针、1％ 利多卡因 4 支、泛影葡胺造影剂 1 瓶、亚甲蓝 1 支、庆大霉素 4 支、3000ml 生理盐水 1 袋、5ml 注射器 3 个、10ml 注射器 1 个、20ml 注射器 2 个、三通 1 个、心内注射针头 1 个。

2. **腔镜仪器准备**　椎间孔镜仪器 1 套（显示器、视频机、光源机、射频主机）。

3. **腔镜器械准备**　椎间孔 30°镜头 1 个，椎间孔镜器械。

4. 一次性耗材 一次性使用 Ellman 触发式可屈曲双极射频系统、一次性单极电凝即一次性手术电刀头。

5. 特殊用物 侧卧位体位架、圆滚、手术器械（高温消毒、低温消毒）包、C 形臂、防辐射铅板、铅衣、椎间孔镜腔镜设备、约束带。

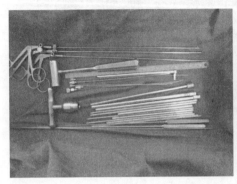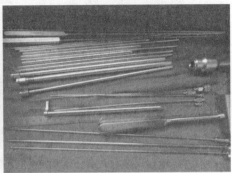

图 14-14 椎间孔镜器械

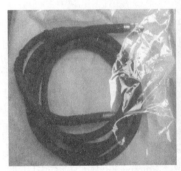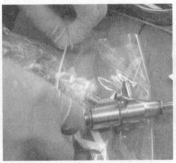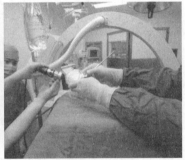

图 14-15 连接镜头和光源线

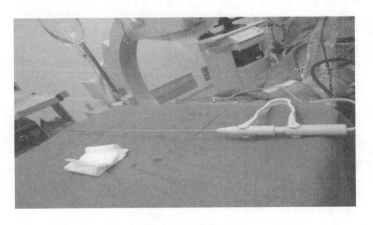

图 14-16 射频

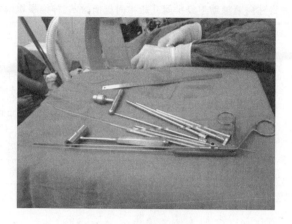

图 14-17　特殊用物

四、麻醉方式与体位

1. 麻醉方式　局部麻醉(图 14-18)。
2. 手术体位　患者取侧卧位(症状较重的一侧在上)。

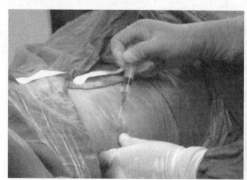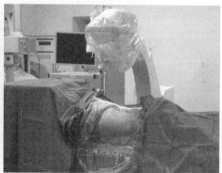

图 14-18　局部麻醉和定位

五、入路

经椎间孔后外侧入路,确定病变椎间隙的体表投影,取椎间盘水平线与上关节突和椎体后缘连线交点为穿刺点。

六、手术配合

经皮脊柱内镜辅助下经椎间孔腰椎间盘摘除术、神经根松解术手术配合见表 14-1。

表 14-1　经皮脊柱内镜辅助下经椎间孔腰椎间盘摘除术、神经根松解术手术配合

手术流程	手术步骤	器械护士配合	巡回护士配合
1. 清点用物		提前 30min 刷手上台	巡回护士和手术医师一起查对患者信息,填写《手术室安全核查表》并双方签字;术前常规建立静脉通路、心电监护、血压监测、吸氧等。准备侧卧位体位架、体位垫和约束带,协助手术医师给患者摆侧卧位
2. 定位	克氏针定位		连接 C 形臂,接通电源,准备铅板
3. 消毒、铺无菌单	按常规范围消毒、铺无菌单	递消毒纱布、铺无菌单	倒碘酊、75% 乙醇
4. 将 C 形臂套无菌保护套			协助将 C 形臂套无菌保护套
5. 固定连接	固定视频线、光源线、摄像机、双极线,连接吸引器	递各种连线、纱布(倒少许碘伏备用),擦拭镜头或备温盐水)	连接各种导线遵医嘱将各仪器调至备用状态
6. 抽取药液		抽取局部麻醉药、造影剂、连接刀片等	抽吸造影剂和亚甲蓝(比例为 9:1),倒无菌盐水
7. 再次定位	将 C 形臂定位		准备铅板防护
8. 穿刺	局部麻醉	递利多卡因	打开无影灯
	穿刺	递 11# 刀片、穿刺针	
	注入麻醉药物	递利多卡因、纱布	
	穿刺定位(图 14-19)		
	扩张软组织	递导丝、扩张器(从小到大依次放置)、纱布	
	定位		
	置入套筒	递套筒、纱布	
9. 扩充	扩大椎间孔	递环钻、纱布	
10. 取髓核	摘髓核	递椎间孔镜直钳、弯钳、旁氏直钳或弯钳	
	保留标本	递盐水纱布以包裹标本	准备标本袋
11. 缝合伤口、清点用物	缝合伤口,贴好敷贴	递 75% 乙醇纱布、持 3-0 带针丝线、缝合皮肤。贴好敷料	撤收各仪器
12. 器械处理	擦拭设备表面	器械交由供应室统一回收,清洗、消毒、灭菌	按规定撤收设备,并放置在仪器间内

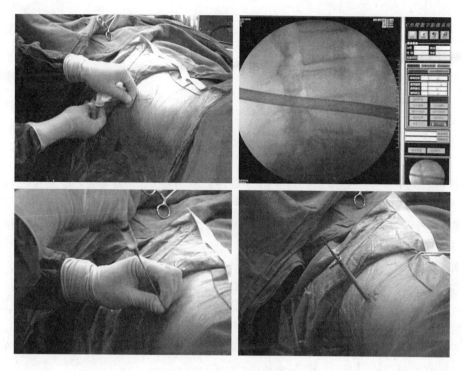

图 14-19　穿刺定位

七、护理要点和注意事项

1. 患者在清醒状态下接受手术,存在不可预期的风险性,应加强术前访视。

2. 老年患者或有基础疾病的患者常规建立液路,持续给氧、监测生命体征,备好急救设备和药物。

3. 术中与患者多交流,观察患者耐力、精神变化,第一时间掌握患者状态信息。

4. 在冲洗液中加入抗生素可能造成患者某些不良反应,遵医嘱执行。

5. 避免无菌台上 75% 乙醇与麻醉药物混淆。

6. 手术结束,患者休息片刻后由专人送回病房。

第四节　经皮脊柱内镜辅助下经椎间孔腰椎椎间融合术

一、概述

在我国腰椎滑脱症是常见的骨科疾病,首选手术治疗。微创经椎间孔椎间融合术可以大幅度减少对椎管的干扰、对骨性结构和韧带组织的破坏,减少对患者的创伤,既是脊柱融合的有效手术方法之一,也是治疗腰椎滑脱症不同于以往传统开放式手术的一种全新理念。有研究表明,使用椎间盘内镜辅助技术配合治疗无需咬开患者椎板,甚至可以避免对其硬脊膜囊和神经根造成过度伤害。

二、适应证

1. 各种原因引起的腰椎不稳定。
2. 椎间盘源性下腰痛。
3. Ⅰ～Ⅱ度腰椎滑脱。
4. 术后复发的椎间盘突出二次手术者。

三、用物准备

1. **基础用物准备** 基础器械、敷料包、11#刀片、吸引器管、腔镜套、丝线(1#、4#)、11×17"○"针、9×24"△"针、10×34"△"针、1% 利多卡因 4 支、泛影葡胺造影剂 1 瓶、亚甲蓝 1 支、庆大霉素 4 支、3000ml 生理盐水 1 袋、5ml 注射器 3 个、10ml 注射器 1 个、20ml 注射器 2 个、三通 1 个、心内注射针头 1 个。

2. **腔镜仪器准备** 椎间孔镜仪器 1 套(显示器、视频机、光源机、射频主机)。

3. **腔镜器械准备** 椎间孔 30°镜头 1 个,椎间孔镜器械。

4. **一次性耗材** 一次性使用 Ellman 触发式可屈曲双极射频系统、一次性单极电凝(一次性手术电刀头)。

5. **特殊用物** 侧卧位体位架、圆滚、手术器械(高温消毒、低温消毒)包、C 形臂、防辐射铅板、铅衣、椎间孔镜腔镜设备、约束带。

四、麻醉方式与体位

1. **麻醉方式** 局部麻醉。
2. **手术体位** 患者取侧卧位(症状较重的一侧在上)。

五、入路

经椎间孔后外侧入路。

六、手术配合

经皮脊柱内镜辅助下经椎间孔腰椎椎间融合术手术配合见表 14-2。

表 14-2 经皮脊柱内镜辅助下经椎间孔腰椎椎间融合术手术配合

手术流程	手术步骤	器械护士配合	巡回护士配合
1. 清点用物		提前 30min 刷手上台	巡回护士和手术医师一起查对患者信息,填写《手术室安全核查表》并双方签字;术前常规建立静脉通路、心电监护、血压监测、吸氧等。准备侧卧位体位架、体位垫和约束带,协助手术医师给患者摆侧卧位

（续　表）

手术流程	手术步骤	器械护士配合	巡回护士配合
2. 定位	准备 C 形臂、接通电源，准备铅板		连接 C 形臂，接通电源，准备铅板，克氏针定位
3. 消毒、铺无菌单	按常规消毒、铺无菌单	递消毒纱布，铺无菌单	倒碘酊、75% 乙醇
4. 将 C 形臂套无菌保护套			协助将 C 形臂套无菌保护套
5. 固定连接	固定视频线、光源线、摄像机，连接吸引器	递各种连线、纱布（倒少许碘伏备用，擦拭镜头或备温盐水）	连接各种导线，遵医嘱将各仪器调至备用状态
6. 抽取药液		抽取局部麻醉药、造影剂，连接刀片等	抽吸造影剂和亚甲蓝（比例为 9:1），倒无菌盐水
7. 再次定位	用 C 形臂定位		准备铅板防护
8. 穿刺	局部麻醉	递利多卡因	打开无影灯
	穿刺	递 11# 刀片、穿刺针	
	注入麻醉药物	递利多卡因、纱布	
	穿刺定位		用 C 形臂透视
	扩张软组织	递导丝、扩张器、纱布	
	定位		用 C 形臂透视
	置入套筒	递套筒、纱布	
9. 扩张通道	扩管	递环钻、纱布	
	定位准确		
	安装管道系统		
10. 取髓核	开始探查	椎间孔镜直钳	
	清除小关节椎板表面软组织	递髓核钳	
	清除部分关节或骨性部分	递骨刀、椎板咬钳或磨钻	
	清除椎板、韧带等部分	根据需要骨刀、髓核钳和椎板咬钳	
	若有狭窄则去除狭窄	根据需要递骨刀、髓核钳和椎板咬钳	
	根据需要留取标本（图 14-20）	准备湿纱布以包裹标本	准备标本袋
	观察神经根松解和椎管扩大情况		
	置入融合器和锚钉	递融合器和锚钉	准备锚钉和融合器
	探查	递髓核钳	
	冲洗观察		

（续　表）

手术流程	手术步骤	器械护士配合	巡回护士配合
11. 缝合伤口、清点用物	缝合伤口,贴好敷贴	递 75％乙醇纱布、持 3-0 带针丝线缝合皮肤,贴好敷料	撤收各仪器
12. 器械处理	擦拭设备表面	器械交由供应室统一回收,清洗、消毒、灭菌	按规定撤收设备,并放置在仪器间内

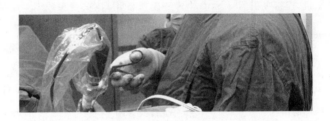

图 14-20　取出标本

第五节　经皮脊柱内镜辅助下经椎间孔腰椎间盘探查术、活检术

一、概述

经皮脊柱内镜辅助下经椎间孔腰椎间盘探查术对相关组织创伤小,能直观地发现并及时解决腰椎间盘突出问题。该手术还与具有消炎、杀菌、使髓核氧化脱水等优势的臭氧技术结合,并应用在术中。

二、适应证

该手术适用于腰椎间盘突出患者。

三、用物准备

1. **基础用物准备**　基础器械、敷料包、11#刀片、吸引器管、腔镜套、丝线(1#、4#)、11×17 "○"针、9×24"△"针、10×34"△"针、1％利多卡因 4 支、泛影葡胺造影剂 1 瓶、亚甲蓝 1 支、庆大霉素 4 支、3000ml 生理盐水 1 袋、5ml 注射器 3 个、10ml 注射器 1 个、20ml 注射器 2 个、三通 1 个、脑外贴膜 1 个、心内注射针头 1 个。

2. **腔镜仪器准备**　椎间孔镜仪器 1 套(显示器、视频机、光源机、射频主机)。

3. **腔镜器械准备**　椎间孔 30°镜头 1 个,椎间孔镜器械。

4. **一次性耗材**　一次性使用 Ellman 触发式可屈曲双极射频系统、一次性单极电凝(一次性手术电刀头)。

5. 特殊用物　侧卧位体位架、圆滚、手术器械(高温消毒、低温消毒)包、C 形臂、防辐射铅板、铅衣、椎间孔镜腔镜设备、约束带。

四、麻醉方式与体位

1. 麻醉方式　局部麻醉。
2. 手术体位　患者取侧卧位(症状较重的一侧在上)。

五、入路

经椎间孔后外侧入路。

六、手术配合

经皮脊柱内镜辅助下经椎间孔腰椎间盘探查术、活检术手术配合见表 14-3。

表 14-3　经皮脊柱内镜辅助下经椎间孔腰椎间盘探查术、活检术手术配合

手术流程	手术步骤	器械护士配合	巡回护士配合
1. 清点用物		提前 30min 刷手上台	巡回护士和手术医师一起查对患者信息,填写《手术室安全核查表》并双方签字;术前常规建立静脉通路、心电监护、血压监测、吸氧等。准备侧卧位体位架、体位垫和约束带,协助手术医师给患者摆侧卧位
2. 定位	用克氏针定位		连接 C 形臂,接通电源,准备铅板
3. 消毒,铺无菌单	按常规消毒、铺无菌单	递消毒纱布,铺无菌单	倒碘酊、75% 乙醇
4. 将 C 形臂套无菌保护套			协助将 C 形臂套无菌保护套
5. 固定连接	固定视频线、光源线、摄像机,连接吸引器	递各种连线、纱布(倒少许碘伏备用,擦拭镜头或备温盐水)	连接各种导线,遵医嘱将各仪器调至备用状态
6. 抽取药液		抽取局部麻醉药、造影剂,连接刀片等	抽吸造影剂和亚甲蓝,比例为 9:1
7. 再次定位	用 C 形臂定位		准备铅板防护
8. 穿刺	局部麻醉	递利多卡因	打开无影灯
	穿刺	递 11# 刀、纱布、穿刺针	
	注入麻醉药物	递利多卡因、纱布	
	穿刺定位		
	扩皮	递导丝、扩张器、纱布	

手术流程	手术步骤	器械护士配合	巡回护士配合
	定位		
	置入套筒	递套筒、纱布	
	扩管	递环钻、纱布	
	定位准确		
9. 取髓核	开始探查	递椎间孔镜直钳	
	保留标本	递一次性标本袋	准备一次性标本袋
10. 止血	射频止血	递射频刀头	
11. 缝合伤口、清点用物	缝合伤口，贴好敷贴	递75%乙醇纱布，持3-0带针丝线缝合皮肤，贴好敷料	撤收各仪器
12. 器械处理	擦拭设备表面	器械交由供应室统一回收、清洗、消毒、灭菌	按规定撤收设备，并放置在仪器间内

第六节　经皮脊柱内镜辅助下经椎间孔腰椎椎管扩大术（腰椎管狭窄症）

一、概述

腰椎管狭窄症是临床上比较常见的脊柱退行性病变，主要由于腰椎管、神经根管或椎间孔骨性或纤维性狭窄，刺激或压迫在此间走行的脊神经根及马尾神经而引起的临床症状。

二、适应证

适用于各种原因引起的腰椎管狭窄患者。

三、用物准备

1. 基础用物准备　基础器械、敷料包、11#刀片、吸引器管、腔镜套、丝线（1#、4#）、11×17"○"针、9×24"△"针、10×34"△"针、1% 利多卡因 4 支、泛影葡胺造影剂 1 瓶、亚甲蓝 1 支、庆大霉素 4 支、3000ml 生理盐水 1 袋、5ml 注射器 3 个、10ml 注射器 1 个、20ml 注射器 2 个、三通 1 个、心内注射针头 1 个。

2. 腔镜仪器准备　椎间孔镜仪器 1 套（显示器、视频机、光源机、射频主机）。

3. 腔镜器械准备　椎间孔 30°镜头 1 个，椎间孔镜器械。

4. 一次性耗材　一次性使用 Ellman 触发式可屈曲双极射频系统、一次性单极电凝（一次性手术电刀头）。

5. 特殊用物　侧卧位体位架、圆滚、手术器械（高温消毒、低温消毒）包、C 形臂、防辐射铅板、铅衣、椎间孔镜腔镜设备、约束带。

四、麻醉方式与体位

1. 麻醉方式　局部麻醉。
2. 手术体位　患者取侧卧位（症状较重的一侧在上）。

五、入路

经椎间孔后外侧入路。

六、手术配合

经皮脊柱内镜辅助下经椎间孔腰椎椎管扩大术手术配合见表 14-4。

表 14-4　经皮脊柱内镜辅助下经椎间孔腰椎椎管扩大术手术配合

手术流程	手术步骤	器械护士配合	巡回护士配合
1. 清点用物		提前 30min 刷手上台	巡回护士和手术医师一起查对患者信息，填写《手术室安全核查表》并双方签字；术前常规建立静脉通路、心电监护、血压监测、吸氧等。准备侧卧位体位架、体位垫和约束带，协助手术医师给患者摆侧卧位
2. 定位	用克氏针定位		连接 C 形臂，接通电源，准备铅板
3. 消毒、铺无菌单	按常规消毒、铺无菌单	递消毒纱布、铺无菌单	倒碘酊、75% 乙醇
4. 将 C 形臂套无菌保护套			协助将 C 形臂套无菌保护套
5. 固定连接	固定视频线、光源线、摄像机、双极线，连接吸引器	递各种连线、纱布（倒少许碘伏备用，擦拭镜头或备温盐水）	连接各种导线，遵医嘱将各仪器调至备用状态
6. 抽取药液		抽取局部麻醉药、造影剂，连接刀片等	抽吸造影剂和亚甲蓝，比例为 9:1
7. 再次定位	用 C 形臂定位		准备铅板防护
8. 穿刺	局部麻醉	递利多卡因	
	穿刺	递 11# 刀、纱布、穿刺针	打开无影灯
	注入麻醉药物	递利多卡因、纱布	
	穿刺定位		
	扩孔	递导丝、扩张器、纱布	
	定位		
	置入套筒	递套筒、纱布	
	扩管	递环钻、纱布	
	定位		

（续 表）

手术流程	手术步骤	器械护士配合	巡回护士配合
9. 椎管扩大	摘髓核,去除硬化、钙化和狭窄	递椎间孔镜直钳	
	保留标本(图 14-21)	递一次性标本袋	
10. 探查止血	用射频探查止血	递射频刀头	
11. 缝合伤口、清点用物	缝合伤口,贴好敷贴	递 75％乙醇纱布、持 3-0 带针丝线缝合皮肤。贴好敷料	撤收各仪器
12. 器械处理	擦拭设备表面	器械交由供应室统一回收,清洗、消毒、灭菌	按规定撤收设备,并放置在仪器间内

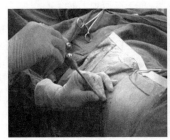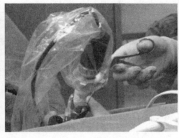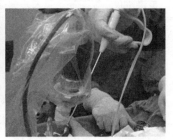

图 14-21　扩大椎管和取出病灶

第七节　经皮脊柱内镜辅助下经椎间孔腰椎纤维环成形术

一、概述

经皮脊柱内镜下椎间髓核摘除,射频热凝纤维环成形术于 1997 年应用于临床,是治疗慢性椎间盘源性腰痛的微创治疗方法。该手术是在内镜直视下用射频电极消融长入纤维环裂隙内的肉芽组织和神经末梢,使纤维环开口处皱缩。

二、适应证

腰椎间盘突出髓核摘除患者。

三、用物准备

1. **基础用物准备**　基础器械、敷料包、11#刀片、吸引器管、腔镜套、丝线(1#、4#)、11×17 "○"针、9×24 "△"针、10×34 "△"针、1％ 利多卡因 4 支、泛影葡胺造影剂 1 瓶、亚甲蓝 1 支、庆大霉素 4 支、3000ml 生理盐水 1 袋、5ml 注射器 3 个、10ml 注射器 1 个、20ml 注射器 2 个、三通 1 个、心内注射针头 1 个。

2. **腔镜仪器准备**　椎间孔镜仪器 1 套(显示器、视频机、光源机、射频主机)。

3. **腔镜器械准备**　椎间孔 30°镜头 1 个,椎间孔镜器械。

4. **一次性耗材**　一次性使用 Ellman 触发式可屈曲双极射频系统、一次性单极电凝(一次性手术电刀头)。

5.特殊用物　侧卧位体位架、圆滚、手术器械(高温消毒、低温消毒)包、C 形臂、防辐射铅板、铅衣、椎间孔镜腔镜设备、约束带。

四、麻醉方式与体位

1.麻醉方式　局部麻醉。

2.手术体位　患者取侧卧位(症状较重的一侧在上)。

五、入路

经椎间孔后外侧入路。

六、手术配合

经皮脊柱内镜辅助下经椎间孔腰椎纤维环成形术手术配合见表 14-5。

表 14-5　经皮脊柱内镜辅助下经椎间孔腰椎纤维环成形术手术配合

手术流程	手术步骤	器械护士配合	巡回护士配合
1.清点用物		提前 30min 刷手上台	巡回护士和手术医师一起查对患者信息,填写《手术室安全核查表》并双方签字;术前常规建立静脉通路、心电监护、血压监测、吸氧等。准备侧卧位体位架、体位垫和约束带,协助手术医师给患者摆侧卧位
2.定位	连接 C 形臂,接通电源,准备铅板,定位		连接 C 形臂,接通电源,准备铅板
3.消毒、铺无菌单	按腰椎手术消毒范围消毒、铺无菌单	递消毒纱布、铺无菌单	倒碘酊、75%乙醇
4.将 C 形臂套无菌保护套			协助将 C 形臂套无菌保护套
5.固定连接	固定视频线、光源线、摄像机,连接吸引器	递各种连线、纱布(倒少许碘伏备用,擦拭镜头或备温盐水)	连接各种导线,遵医嘱将各仪器调至备用状态
6.抽取药液		抽取局部麻醉药、造影剂,连接刀片等	抽吸造影剂和亚甲蓝,比例为 9∶1
7.再次定位	用 C 形臂定位		准备铅板防护
8.穿刺	局部麻醉	递利多卡因	
	穿刺	递 11# 刀、纱布、穿刺针	打开无影灯
	注入麻醉药物	递利多卡因、纱布	
	穿刺定位		
	扩孔	递导丝、扩张器、纱布	

（续　表）

手术流程	手术步骤	器械护士配合	巡回护士配合
	定位		
	置入套筒	递套筒、纱布	
	扩管	递环钻、纱布	
	定位		
9. 探查	用生理盐水冲洗后用髓核钳探查	递髓核钳	
10. 处理髓核	切除、钳夹髓核	递髓核钳	
11. 射频消融（图14-22）		递双极射频刀头	打开射频刀头，调节功率
	冲洗观察	递髓核钳	
12. 缝合伤口、清点用物	缝合伤口，贴好敷贴	递75%乙醇纱布、持 3-0 带针丝线缝合皮肤、贴好敷料	撤收各仪器
13. 手术结束		收拾用物	患者取平卧位，记录术式，手术医师签字
14. 器械处理	擦拭设备表面	器械交由供应室统一回收，清洗、消毒、灭菌	按规定撤收设备，并放置在仪器间

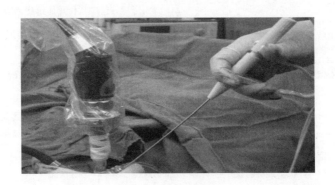

图 14-22　射频消融

七、护理要点和注意事项

护士妥善保存标本。

第八节　颈椎间盘前路低温等离子体射频消融髓核成形术

一、概述

颈前路颈椎间盘内镜术、颈椎间盘前路经皮切吸术、颈椎间盘前路低温等离子体射频消融髓核成形术可以治疗颈椎间盘突出或由此引起的各种早期颈椎病。低温等离子体射频消融具有低温消融和热凝两种效果。其原理是以冷切技术为基础,利用双极射频产生能量,将射频头周围的电解液转换成等离子体蒸汽层,其中带电粒子被电场加速后击碎细胞分子键,使组织以分子为单位分解;作用限于目标组织表层,40～70℃实现对周围组织热损降至最小,在组织内部导致热效应,产生组织收缩。

二、适应证

适用于颈椎间盘突出或由此引起的各种早期颈椎病患者。

三、用物准备

1. 基础用物准备　基础器械、敷料包、腔镜套、1% 利多卡因 2 支、10ml 注射器 1 个、心内注射针头 1 个。

2. 腔镜仪器准备　射频主机、C 形臂。

3. 腔镜器械准备　射频针。

4. 一次性耗材　一次性射频针头。

5. 特殊用物　防辐射铅板、铅衣。

四、麻醉方式和体位

1. 麻醉方式　局部麻醉(14-23)。

2. 体位　患者取平卧位(头偏向一侧)。

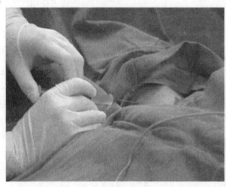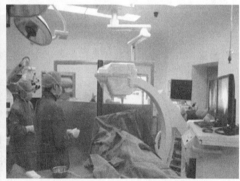

图 14-23　局部麻醉和手术布局

五、入路

采用颈椎前路入路(图 14-24)。

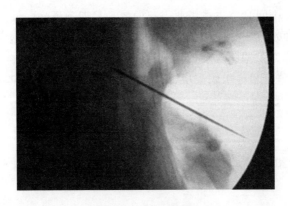

图 14-24　C 形臂定位

六、手术配合

颈椎间盘前路低温等离子体射频消融髓核成形术手术配合见表 14-6。

表 14-6　颈椎间盘前路低温等离子体射频消融髓核成形术手术配合

手术流程	手术步骤	器械护士配合	巡回护士配合
1. 清点用物		提前 30min 刷手上台	巡回护士和手术医师一起查对患者信息,填写《手术室安全核查表》并双方签字;术前常规建立静脉通路、心电监护、血压监测、吸氧等。准备侧卧位体位架、体位垫和约束带,协助手术医师给患者摆侧卧位
2. 消毒、铺无菌单	按甲状腺手术消毒范围消毒、铺无菌单	递消毒纱布、铺无菌单	倒碘酊、75％乙醇
3. 将 C 形臂套无菌保护套(图 14-25)			协助将 C 形臂套无菌保护套
4. 局部麻醉		递局部麻醉药	抽取局部麻醉药
5. 连接射频线(图 14-26)		递射频线	连接射频线,踏板放置于手术医师侧
6. 边定位边穿刺(图 14-27,图 14-28)			
7. 射频消融			根据医嘱调节功率
8. 手术结束	退出射频刀头	接射频刀头	妥善处理刀头并放入锐器盒
9. 包扎(图 14-29)		递输液贴	备输液贴,准备颈托
10. 器械处理	擦拭设备表面	器械交由供应室统一回收清洗、消毒、灭菌	按规定撤收设备,并放置在仪器间内

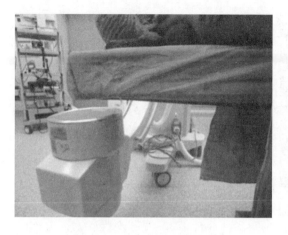

图 14-25　体位和 C 形臂放置

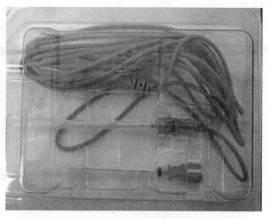

图 14-26　射频针

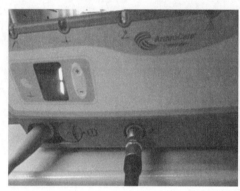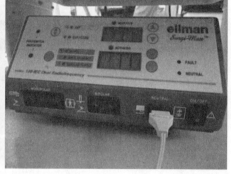

图 14-27　射频主机

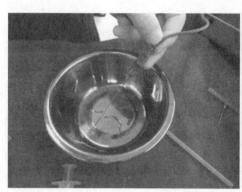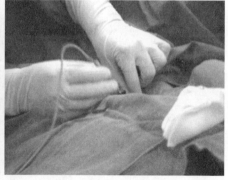

图 14-28　射频试验和置入射频针头

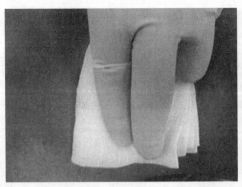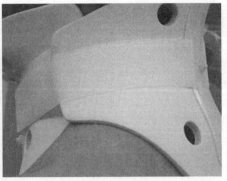

图 14-29　压迫止血和包扎固定

七、护理要点和注意事项

1. 手术时患者取平卧位。
2. 手术医师在 C 形臂下操作时应注意保护患者。
3. 若术中只使用射频系统，应根据医嘱调节射频功率。
4. 一次性射频刀头使用后要放入锐器盒。
5. 手术时间比较短，护士一定要充分准备，提高工作效率。

第15章 胸外科腔镜手术护理配合

胸腔镜技术最初用于治疗肺结核病,早期用膀胱镜插入腹膜腔对渗出性腹膜炎进行直视观察;胸腔镜技术从最初的窥视、诊断和治疗经历了近百年的发展,该技术一直停留在分离胸膜粘连和肺、胸膜活检等简单的操作水平。近现代科学技术和医学知识的不断发展,尤其是光学、电视辅助装置和器械的改进,大大地促进了胸外微创外科的发展,从较为简单的肺大疱切除手术到肺叶切除再到全肺切除。

第一节 解剖概要

一、常见体表标志

胸部常见体表标志(图 15-1,图 15-2)可以为胸腔镜手术选择切口和对病灶进行定位。

(一)胸部前面观

1. 前正中线 沿身体前面正中的垂线。
2. 胸骨线 通过胸骨最宽处外侧缘的垂线。
3. 锁骨中线 通过锁骨中点的垂线。
4. 胸骨旁线 经胸骨线与锁骨中线之间的中点所作的垂线。

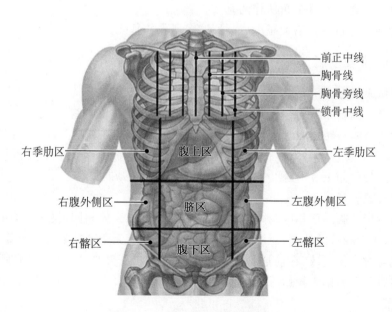

图 15-1 胸部标志线与腹部分区

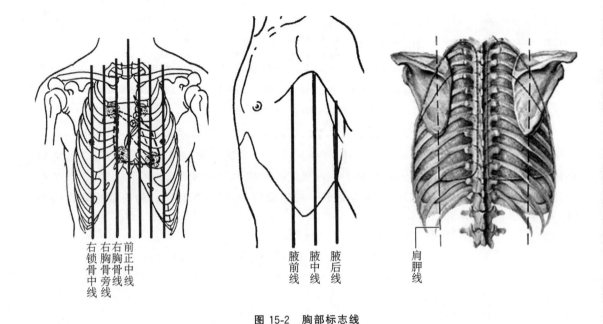

图 15-2　胸部标志线

(二)胸部侧面观

1. 腋前线　通过腋窝前缘所作的垂线。

2. 腋后线　通过腋窝后缘所作的垂线。

3. 腋中线　通过腋前线与腋后线之间的中点所作的垂线。

(三)胸部后面观

1. 肩胛线　通过肩胛骨下角所作的垂线。

2. 后正中线　通过身体后面正中(椎骨棘突)所作的垂线。

二、胸腔内体表投影

(一)胸膜体表投影

胸膜前界是肋胸膜和纵隔胸膜的转折线,两侧均起自于锁骨内侧 1/3 上方 2～3cm 处,右侧在第 6 胸肋关节向右转移行于下界;左侧至第 4 胸肋关节斜向外下,沿胸骨外侧缘 2.0～2.5cm 下行,至第 6 肋软骨后方移行下界。胸膜下界是肋胸膜和膈胸膜的转折线。胸膜顶的体表投影位于锁骨内侧 1/3 上缘 2～3cm 处,后方与第 1 肋颈同高。

(二)肺体表投影

肺尖体表投影与胸膜顶相同,肺前缘的投影与胸膜前界大体相同,仅在左侧第 4 胸肋关节处,沿第 4 肋软骨下缘转向外侧,至胸骨旁线稍内侧转向下,至第 6 肋软骨中点处移行于下界。肺下缘投影线左右大体一致,在前述各标志线处均较胸膜下界高 2 个肋序(肩胛线高 1 个肋序),肺下缘与胸膜下界体表投影可见表 15-1。

表 15-1　肺下缘与胸膜下界体表投影

标志线	锁骨中线	腋中线	肩胛线	后正中旁线
肺下缘	第 6 肋	第 8 肋	第 10 肋	平第 11 胸椎棘突
胸膜下界	第 8 肋	第 10 肋	第 11 肋	平第 12 胸椎棘突

三、胸部结构

肺(图 15-3)是呼吸系统最重要的呼吸器官,位于胸腔内,坐落于膈肌上方、纵隔两侧,肺表面覆盖胸膜。两肺外形不同,右肺宽而短,左肺狭长。肺呈圆锥形,包括一尖、一底、三面、三缘。

肺门(图 15-4)为支气管、血管、神经和淋巴管等的出入门户,被结缔组织包裹。两肺根内的结构排列自前向后依次为:上肺静脉、肺动脉、主支气管;左肺根的结构自上而下:肺动脉、左主支气管、下肺静脉;右肺根结构自上而下:上叶支气管、肺动脉、肺静脉。

肺(图 15-5)借叶间裂分叶,左肺的叶间裂为斜裂;右肺的叶间裂包括斜裂和水平裂。

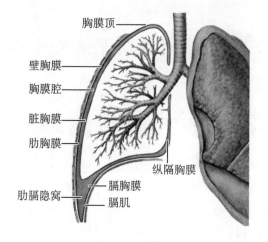

图 15-3　肺结构

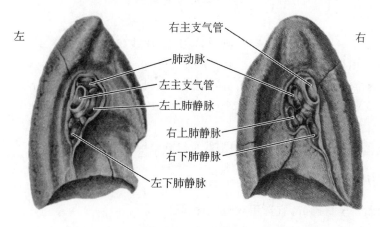

图 15-4　肺门结构

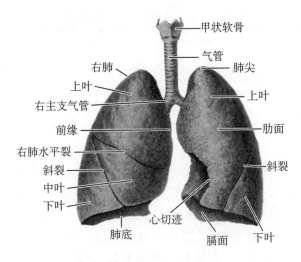

图 15-5 肺的分叶和肺裂

第二节 胸腔镜辅助下肺大疱切除术

一、概述

肺大疱及其合并破裂引起的自发性气胸是胸腔镜治疗的最佳适应证,也是目前胸腔镜手术治疗最多的手术。

二、适应证

1. 肺大疱破裂引起的自发性气胸。

2. 反复发作的自发性气胸。

3. 巨大肺气疱伴囊内感染。

三、用物准备

1. 基础用物准备 基础器械、敷料包、23$^\#$刀片、丝线(1$^\#$、4$^\#$、7$^\#$)、10×25"○"针、8×24"△"针、一次性吸引器管、导尿包。

2. 腔镜仪器准备 胸腔镜仪器1套(显示器、视频机、光源机、气腹机、分屏显示器)、超声刀。

3. 腔镜器械准备 10mm 30°镜头、10mm Trocar 1个、5mm Trocar 3个、扇形拉钩、钛夹钳、肺叶钳、长颈钳、卵圆钳。

4. 一次性耗材 40mm 腔内直线切割器及钉仓、钛夹、一次性电钩。

四、麻醉方式与体位

1. 麻醉方式 全身麻醉,宜选用双腔气管导管。

2. 体位

(1)单侧肺大疱,选择健侧卧位,同标准开胸手术体位。

（2）双侧肺大疱需同期手术者,选择仰卧位,双上肢外展举向头侧。

五、入路

1. 侧卧位

（1）腋中线第 6 和第 7 肋间做第 1 个切口,置入 10mm Trocar。

（2）腋前线第 3 和第 4 肋间做第 2 个切口,置入 5mm Trocar。

（3）腋后线第 6 和第 7 肋间做第 3 个切口,置入 5mm Trocar;或在肩胛线第 6 和第 7 肋间做第 3 个切口,置入 5mm Trocar。

2. 仰卧位

（1）腋前线第 5 和第 6 肋间做第 1 个切口,置入 10mm Trocar。

（2）锁骨中线第 2 和第 3 肋间做第 2 个切口,置入 5mm Trocar。

（3）腋前线或腋中线第 3 和第 4 肋间做第 3 个切口,置入 5mm Trocar。

六、手术配合

胸腔镜辅助下肺大疱切除术手术配合见表 15-2。

表 15-2　胸腔镜辅助下肺大疱切除术手术配合

手术流程	手术步骤	器械护士配合	巡回护士配合
1. 清点用物		清点器械、敷料、缝针和特殊用物等	与器械护士共同清点,并详细记录在《手术物品清点记录单》上
2. 消毒、铺无菌单	按常规进行消毒和铺无菌单	递消毒纱布、铺无菌单	协助消毒,监督医护人员铺无菌单
3. 固定连接	固定视频线、光源线、摄像线、超声刀、电钩,连接吸引器	递各种连线、纱布(倒少许碘伏备用),擦拭镜头或备温盐水)	连接各种导线和负极板,遵医嘱将各仪器调至备用状态
4. 建立通路	在腋中线第 7 肋间切开皮肤,分离肌肉、胸膜	递23#刀、电凝、血管钳	打开无影灯
	将 10mm Trocar 刺入胸腔,放置胸腔镜并探查(此时术者嘱麻醉师单肺通气)	递 10mm Trocar	
	在腋前线第 3 肋间做切口,插入 5mm Trocar	递23#刀、5mm Trocar	
	在肩胛线第 6 肋间做切口,插入 5mm Trocar,放置一次性吸引器管	递 23# 刀、5mm Trocar、一次性吸引器管	
5. 探查、显露	探查肺大疱的位置和基本结构及数量(图 15-6)	递无损伤钳和分离钩	

手术流程	手术步骤	器械护士配合	巡回护士配合
6. 切除肺大疱	(1)单个肺大疱用钛夹夹闭后剪断 (2)多个大面积肺大疱腔内用直线切割器分离(图15-7)	(1)单个肺大疱递钛夹钳 (2)多个大面积肺大疱递直线切割器、剪刀	
7. 检查漏气	往胸腔内倒入约1000ml温生理盐水,嘱麻醉师膨肺,检查是否漏气	递温生理盐水(42℃)	倒温生理盐水
8. 固定胸膜	用壁胸膜剥脱术固定胸膜	递卵圆钳、纱布	
9. 留置胸腔闭式引流管	放置胸腔闭式引流管,持8×24"△"针穿4#丝线缝合固定	递血管钳、胸腔闭式引流管、持8×24"△"针穿4#丝线缝合固定	打开胸腔闭式引流瓶和引流管,瓶内注水100ml
10. 清点用物		清点器械、敷料、缝针和特殊用物	与器械护士共同清点,并详细记录在《手术物品清点记录单》上
11. 缝合伤口	缝合伤口,贴好敷贴	递75%乙醇纱布、持10×25"○"针穿4#线缝合肌肉和皮下组织,8×24"△"针穿1#丝线缝合皮肤。贴好敷料	开始撤收各仪器
12. 器械处理	擦去器械表面血迹	器械交由供应室统一回收,清洗、消毒、灭菌	按规定撤收设备,并放置在仪器间内
13. 双侧肺大疱	切口选择上与单个肺大疱不同,操作步骤基本一致		同上,但要保护好术毕一侧引流管

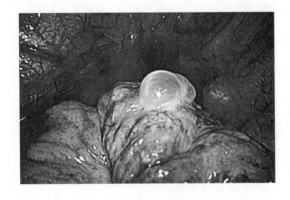

图 15-6　检查肺大疱

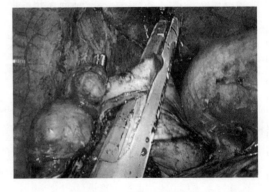

图 15-7　切除肺大疱

七、护理要点和注意事项

1. 中转开腹指征　夹闭肺大疱时出血异常,手术无进展或时间过长等。

2. 护理配合注意事项

(1)器械护士提前 30min 洗手上台,将已消毒好的腔镜器械按要求安装好。

(2)器械护士应熟悉手术步骤,充分了解各器械用途及使用情况,迅速、准确传递术中所需一切器械。

(3)手术配合过程中,器械护士熟练传递各种胸腔镜器械,各器械要轻拿轻放,避免碰撞。

(4)在给患者摆放侧卧位时,巡回护士要在手术医师指导下摆放体位,健侧卧位,避免肢体过度外展;防止压疮发生;前侧固定在耻骨联合处,妥善固定患者,防止坠床。

(5)连接好各种管道和导线,器械护士与巡回护士密切配合,摄像头和光源线避免打折和扭曲,保持图像清晰,输出良好,管道通畅。

(6)手术过程中保持显像清晰,将胸腔镜镜头放入胸腔前,应调整好焦距和白平衡,镜头前端沾染体液或起雾时,及时用碘伏纱布擦拭。术中采用纱布条止血,应严格清点纱布条数目并记录。检查腔镜器械完整性,防止器械皮套灼损或掉入胸腔。

(7)双侧手术时保护患者安全,防止发生坠床、意外伤害、伤口裂开、引流瓶翻倒、气管插管脱出等。

(8)手术结束后,按照操作规程关闭机器。

第三节　胸腔镜辅助下肺组织切除术

一、概述

1992 年 Lewis 首先报道胸腔镜下肺叶切除。胸腔镜下肺叶组织切除占胸腔镜手术的一大比例。

二、适应证

1. 肺良性病变。

2. 一期肺癌、部分二期肺癌。

三、用物准备

1. 基础用物准备　基础器械、敷料包、23#刀片、丝线(1#、4#、7#)、10×25"○"针、8×24"△"针、腔镜套、一次性吸引器管。

2. 腔镜仪器准备　胸腔镜仪器 1 套(显示器、视频机、光源机、气腹机、分屏显示器)、超声刀。

3. 腔镜器械准备　10mm 30°镜头、10mm Trocar 1 个、5mm Trocar 3 个、扇形拉钩、钛夹钳、长颈抓取钳、粗齿固定抓钳、卵圆抓钳、直角分离钳。

4. 一次性耗材　40mm 腔内直线切割器及钉仓、钛夹、一次性电钩。

四、麻醉方式与体位

1. 麻醉方式　全身麻醉,宜选用双腔气管导管。
2. 体位　患者取健侧卧位,同标准开胸手术体位。

五、入路

1. 在腋中线第 6 和第 7 肋间做第 1 个切口,置入 10mm Trocar。
2. 在腋前线第 3 和第 4 肋间做第 2 个切口,置入 5mm Trocar。
3. 在腋后线第 6 和第 7 肋间做第 3 个切口,置入 5mm Trocar;或在肩胛线第 6 和第 7 肋间做第 3 个切口。

六、手术配合

胸腔镜辅助下肺组织切除术手术配合见表 15-3。

表 15-3　胸腔镜辅助下肺组织切除术手术配合

手术流程	手术步骤	器械护士配合	巡回护士配合
1. 清点用物		清点器械、敷料、缝针和特殊用物等	与器械护士共同清点,并详细记录在《手术物品清点记录单》上
2. 消毒、铺无菌单	按常规进行消毒和铺无菌单	递消毒纱布、铺无菌单	协助消毒,监督医护人员铺无菌单
3. 固定连接	固定视频线、光源线、摄像线、超声刀线、电刀,连接吸引器	递各种连线、纱布(碘伏纱布备用,擦拭镜头)	连接各种导线和负极板,遵医嘱将各仪器调至备用状态
4. 建立通路	在腋中线第 7 肋间切开皮肤,分离肌肉、胸膜	递 23# 刀、电凝、血管钳	打开无影灯和其他设备,遵医嘱调节功率
	将 10mm Trocar 刺入胸腔,放置胸腔镜探查(此时术者嘱麻醉师单肺通气)	递 10mm Trocar	
	在腋前线第 3 肋间做切口,插入 5mm Trocar	递 23# 刀、5mm Trocar	
	在肩胛线第 6 肋间做切口,插入 5mm Trocar,放置一次性吸引器管	递 23# 刀片、5mm Trocar、一次性吸引器管	
5. 探查胸腔	提起肺组织	递 2 把无损伤牵引钳夹或抓钳、卵圆钳	
6. 切除肺叶组织	提起组织并切除	递抓钳或者卵圆钳、缝合切割器	备缝合切割器和碘伏棉球

(续　表)

手术流程	手术步骤	器械护士配合	巡回护士配合
7. 取出	取出切除的左肺上叶	递取物袋,准备碗盘接标本	备取物袋
8. 检查漏气	往胸腔内倒入约 1000ml 温生理盐水,嘱麻醉师膨肺,检查是否漏气	递温生理盐水	倒温生理盐水
9. 留置胸腔闭式引流管	放置胸腔闭式引流管	递血管钳、胸腔闭式引流管、持 8×24"△"针穿 4# 丝线缝合固定	打开胸腔闭式引流瓶和引流管,瓶内注水 100ml
10. 清点用物		清点器械、敷料、缝针和特殊用物	与器械护士共同清点,并详细记录在《手术物品清点记录单》上
11. 缝合伤口	缝合伤口,贴好敷贴	递 75% 乙醇纱布、持 10×25"○"针穿 4# 线缝合肌肉和皮下组织,递 8×24"△"针穿 1# 丝线缝合皮肤,贴好敷料	撤收各仪器
12. 器械处理	擦去器械表面血迹	器械交由供应室统一回收,清洗、消毒、灭菌	按规定撤收设备,并放置在仪器间内

第四节　胸腔镜辅助下肺叶切除术

一、概述

胸腔镜辅助下肺叶切除术可以降低术后急性疼痛,减少炎症因子释放;功能影响小;术后住院时间相应缩短等,能计更多查体发现的早期肺癌患者接受外科治疗;让不能耐受开胸手术的高龄肺癌患者获得根治性治疗的机会。

二、适应证

1. 需要肺叶切除的良性病变。

2. 早期 Ⅰ~Ⅱa 期肺癌;<5cm;周围型无淋巴结外侵或钙化。

三、用物准备

1. **基础用物准备**　基础器械、敷料包、23# 刀片、丝线(1#、4#、7#)、10×25"○"针、8×24"△"针、腔镜套、一次性吸引器管。

2. **腔镜仪器准备**　胸腔镜仪器 1 套(显示器、视频机、光源机、气腹机、分屏显示器)、超声刀。

3. 腔镜器械准备　10mm 30°镜头、10mm Trocar 1 个、5mm Trocar 3 个、扇形拉钩、钛夹钳、长颈抓取钳、粗齿固定抓钳、卵圆抓钳、直角分离钳。

4. 一次性耗材　40mm 腔内直线切割器及钉仓、钛夹、一次性电钩。

四、麻醉方式与体位

1. 麻醉方式　全身麻醉,宜选用双腔气管导管。
2. 体　位　患者取健侧卧位,同标准开胸手术体位。

五、入路

1. 在腋中线第 6 和第 7 肋间做第 1 个切口,置入 10mm Trocar。
2. 在腋前线第 3 和第 4 肋间做第 2 个切口,置入 5mm Trocar。
3. 在腋后线第 6 和第 7 肋间做第 3 个切口,置入 5mm Trocar;或在肩胛线第 6 和第 7 肋间做第 3 个切口,置入 5mm Trocar。

六、手术配合

胸腔镜辅助下肺叶切除术手术配合见表 15-4。

表 15-4　胸腔镜辅助下肺叶切除术手术配合

手术流程	手术步骤	器械护士配合	巡回护士配合
1. 清点用物		清点器械、敷料、缝针和特殊用物等	与器械护士共同清点,并详细记录在《手术物品清点记录单》上
2. 消毒、铺无菌单	按常规进行消毒和铺无菌单	递消毒纱布、铺无菌单	协助消毒,监督医护人员铺无菌单
3. 固定连接	固定视频线、光源线、摄像线、超声刀线、电刀,连接吸引器	递各种连线、纱布(碘伏纱布备用,擦拭镜头)	连接各种导线和负极板,遵医嘱将各仪器调至备用状态
4. 建立通路	在腋中线第 7 肋间切开皮肤,分离肌肉、胸膜	递 11# 刀、电凝、血管钳	打开无影灯和其他设备,遵医嘱调节功率
	将 10mm Trocar 刺入胸腔,放置胸腔镜探查(此时术者嘱麻醉师单肺通气)	递 10mm Trocar	
	在腋前线第 3 肋间做切口,置入 5mm Trocar	递 11# 刀、5mm Trocar	
	在肩胛线第 6 肋间做切口,置入 5mm Trocar,放置一次性吸引器管	递 11# 刀、5mm Trocar 及一次性吸引器管	

（续　表）

手术流程	手术步骤	器械护士配合	巡回护士配合
5. 探查胸腔	提起肺组织	递 2 把无损伤牵引钳夹或抓钳、卵圆钳	
6. 切除病变肺组织	①显露手术部位(图 15-8)	递无齿卵圆钳	
	②解剖分离肺裂及粘连带(图 15-9)	递长弯钳、小直角钳、电钩或超声刀等	
	③必要时钝性分离	递卵圆钳、小纱布	
	④分离下肺韧带	递超声刀或电钩	
	⑤分离肺静脉(图 15-10)	递长弯钳或小直角钳	
	⑥牵拉肺静脉	递无损伤钳夹、7 ♯ 线（套圈）、纹钳	
	⑦闭合肺静脉	递腔镜用切割闭合器、长剪刀	
	⑧分离下叶背段动脉(图 15-11)和基底	（方法同第 5～7 步）	
	⑨分离下叶支气管(图 15-12)，腔镜用切割闭合器处理下叶支气管	递超声刀、切割闭合器	
7. 取出	取出切除的左肺上叶	递取物袋,准备碗盘接标本	准备取物袋
8. 清扫淋巴结	清扫淋巴结(图 15-13)	递电钩或超声刀,将取下的淋巴结及时递给巡回护士,装于标本袋中	
9. 检查漏气	往胸腔内倒入约 1000ml 温生理盐水,嘱麻醉师膨肺,检查是否漏气	递温生理盐水	倒温生理盐水
10. 留置胸腔闭式引流管	放置胸腔闭式引流管	递血管钳、胸腔闭式引流管、持 8×24"△"针穿 4# 丝线缝合固定	打开胸腔闭式引流瓶和引流管,瓶内注水 100ml
11. 清点用物		清点器械、敷料、缝针和特殊用物	与器械护士共同清点,并详细记录在《手术物品清点记录单》上
12. 缝合伤口	缝合伤口,贴好敷贴	递 75% 乙醇纱布,持 10×25"○"针穿 4# 线缝合肌肉和皮下组织,递 8×24"△"针穿 1# 丝线缝合皮肤,贴好敷料	撤收各仪器
13. 器械处理	擦去器械表面血迹	器械交由供应室统一回收,清洗、消毒、灭菌	按规定撤收设备,并放置在仪器间内

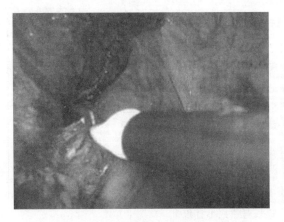

图 15-8　显露手术部位

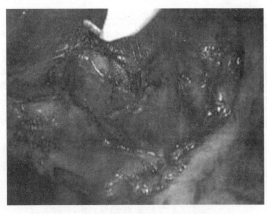

图 15-9　分离肺裂及粘连带

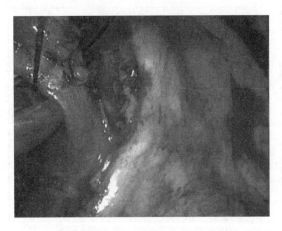

图 15-10　分离肺静脉

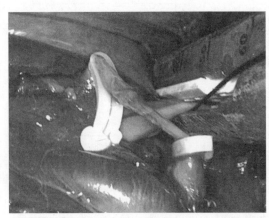

图 15-11　分离肺动脉

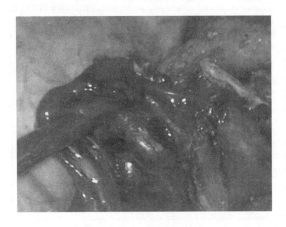

图 15-12　分离支气管

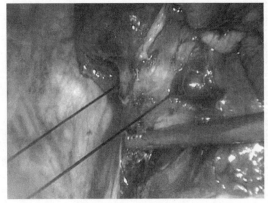

图 15-13　淋巴结清扫

七、护理要点和注意事项

1. 臂丛神经损伤　患者取侧卧位时健侧上肢外展应＜90°、腋下距肩峰 10cm 处垫胸垫。

2. 健侧眼睛、耳郭及男性患者外生殖器受压　应避免固定挡板压迫腹股沟,导致下肢缺血或深静脉血栓形成。

3. 漏电损伤　电刀和超声刀不使用时,应及时安置于合适处,以免错按使用键。

第五节　胸腔镜辅助下肺良性肿瘤切除术

一、概述

肺部良性肿瘤一般体积较小,是胸腔镜辅助手术较好的适应证,对老年患者和肺功能轻度损害的患者效果比常规单纯开放手术更好。

二、适应证

1. 肺良性肿瘤患者。

2. 不愿意接受开放手术者。

3. 老年患者和肺功能轻度损害的患者。

三、用物准备

1. 基础用物准备　基础器械、敷料包、23#刀、丝线(1#、4#、7#)、10×25"○"针、8×24"△"针、一次性吸引器管。

2. 腔镜仪器准备　胸腔镜仪器 1 套(显示器、视频机、光源机、气腹机、分屏显示器)、超声刀。

3. 腔镜器械准备　10mm 30°镜头、10mm Trocar 1 个、5mm Trocar 3 个、扇形拉钩、钛夹钳。

4. 一次性耗材　40mm 腔内直线切割器及钉仓、钛夹、一次性电钩。

四、麻醉方式与体位

1. 麻醉方式　全身麻醉,宜选用双腔气管导管。

2. 体位　患者取健侧卧位,同标准开胸手术体位。

五、入路

1. 在腋中线第 6 和第 7 肋间做第 1 个切口,置入 10mm Trocar。

2. 在腋前线第 3 和第 4 肋间做第 2 个切口,置入 5mm Trocar。

3. 在腋后线第 6 和第 7 肋间做第 3 个切口,置入 5mm Trocar;或在肩胛线第 6 和第 7 肋间做第 3 个切口。

六、手术配合

胸腔镜辅助下肺良性肿瘤切除术手术配合见表15-5。

表 15-5　胸腔镜辅助下肺良性肿瘤切除术手术配合

手术流程	手术步骤	器械护士配合	巡回护士配合
1. 清点用物		清点器械、敷料、缝针和特殊用物等	与器械护士共同清点，并详细记录在《手术物品清点记录单》上
2. 消毒、铺无菌单	按常规进行消毒和铺无菌单	递消毒纱布、铺无菌单	协助消毒，监督医护人员铺无菌单
3. 固定连接	固定视频线、光源线、摄像头、超声刀线、电刀，连接吸引器管	递各种连线、纱布(备碘伏纱布，擦拭镜头)	连接各种导线，遵医嘱将各仪器调至备用状态
4. 建立通路	在腋中线第7肋间切开皮肤，分离肌肉、胸膜	递23#刀、电凝、血管钳	打开无影灯和其他设备，遵医嘱调节功率
	将10mm Trocar刺入胸腔，放置胸腔镜探查(此时术者嘱麻醉师单肺通气)	递10mm Trocar	
	在腋前线第3肋间做切口，置入5mm Trocar	递23#刀、5mm Trocar	
	在肩胛线第6肋间做切口，置入5mm Trocar，放置一次性吸引器管	递23#刀、5mm Trocar及一次性冲洗吸引器管	
5. 探查胸腔	提起肺组织或肿瘤	递2把无损伤牵引钳夹或抓钳、卵圆钳	
6. 选择手术方式	楔形切除(U形、香蕉形或海星状)	根据术式准备用物	根据术式准备用物
7. 切除病变组织	提起病变组织并切除	递抓钳或卵圆钳、缝合切割器	准备缝合切割器
8. 取出	取出切除的左肺上叶	递取物袋，准备碗盘接标本	准备取物袋
9. 检查漏气	往胸腔内倒入约1000ml温生理盐水，嘱麻醉师膨肺，检查是否漏气	递温生理盐水	倒温生理盐水
10. 留置胸腔闭式引流管	放置胸腔闭式引流管	递血管钳、胸腔闭式引流管，持8×24"△"针穿4#丝线缝合固定	打开胸腔闭式引流瓶和引流管，瓶内注水100ml

（续　表）

手术流程	手术步骤	器械护士配合	巡回护士配合
11. 清点用物		清点器械、敷料、缝针和特殊用物	与器械护士共同清点，并详细记录在《手术物品清点记录单》上
12. 缝合伤口	缝合伤口，贴好敷贴	递 75% 乙醇纱布，持 10×25"○"针穿 4# 线缝合肌肉和皮下组织，递 8×24"△"针穿 1# 丝线缝合皮肤，贴好敷料	撤收各仪器
13. 器械处理	擦去器械表面血迹	器械交由供应室统一回收，清洗、消毒、灭菌	按规定撤收设备，并放置在仪器间内

第六节　胸腔镜辅助下纵隔肿物切除术

一、概述

以纵隔囊肿为例，包括气管支气管囊肿、心包囊肿等；也可用于棘球蚴病引起的囊肿以及包膜清楚的良性纵隔肿瘤，直径最好不超过 6cm；囊肿较大时可以先缩小体积，再彻底切除；儿童纵隔囊肿也适用于此手术，与传统手术相比优势明显——恢复快、并发症少。

二、适应证

1. 肿瘤直径＜6cm。
2. 考虑为良性纵隔肿瘤或囊肿。

三、用物准备

1. 基础用物准备　基础器械、敷料包、23# 刀片、丝线（1#、4#、7#）、10×25"○"针、8×24"△"针、腔镜套、一次性吸引器管。
2. 腔镜仪器准备　胸腔镜仪器 1 套（显示器、视频机、光源机、分屏显示器）、超声刀。
3. 腔镜器械准备　10mm 30°镜头、10mm Trocar 1 个、5mm Trocar 3 个、钛夹钳。
4. 一次性耗材　钛夹、一次性电钩。

四、麻醉方式与体位

1. 麻醉方式　全身麻醉、双腔气管导管。
2. 体位　患者取侧卧位。

五、入路

1. 在腋中线第 6 和第 7 肋间处穿刺，置入 10mm Trocar。

2. 在腋前线第 3 和第 4 肋间处穿刺,置入 5mm Trocar。

3. 在腋后线第 8 和第 9 肋间处穿刺,置入 5mm Trocar

六、手术配合

胸腔镜辅助下纵隔肿物切除术手术配合见表 15-6。

表 15-6 胸腔镜辅助下纵隔肿物切除术手术配合

手术流程	手术步骤	器械护士配合	巡回护士配合
1. 清点用物		清点器械、敷料、缝针和特殊用物等	与器械护士共同清点,并详细记录在《手术物品清点记录单》上
2. 消毒、铺无菌单	按常规进行消毒和铺无菌单	递消毒纱布、铺无菌单	协助消毒,监督医护人员铺无菌单
3. 固定连接	固定视频线、光源线、摄像线、超声刀线、电刀,连接吸引器管	递各种连线、纱布(倒少许碘伏备用,擦拭镜头或备温盐水)	连接各种导线和负极板,遵医嘱将各仪器调至备用状态
4. 建立通路	在腋中线第 6 和第 7 肋间处穿刺,置入 10mm Trocar;此时手术医师嘱麻醉师单肺通气	递 23# 刀、电凝、血管钳、10mm Trocar	打开无影灯
	在腋前线第 3 和第 4 肋间处穿刺,置入 5mm Trocar	递 5mm Trocar	
	在腋后线第 8 和第 9 肋间处穿刺,置入 5mm Trocar	递 23# 刀、5mm Trocar	
5. 探查、显露	探查肿瘤和胸腔	递无损伤钳和分离钩	
6. 分离瘤体或囊肿	沿瘤体包膜分离	递电钩或超声刀、无损伤钳或血管钳	
7. 夹闭血管		递分离钩和血管钳、剪刀	
8. 切除瘤体	最好完整剥离或去除瘤体,瘤体过大则可用吸引器吸尽囊液后再行切除	递血管钳、吸引器、剪刀、双极或超声刀	
9. 观察胸腔和出血		递血管钳、双极	
10. 放置引流管	放置胸腔闭式引流管	递胸腔闭式引流管	打开胸腔闭式引流瓶和引流管,瓶内注水 100ml
11. 清点用物		清点器械、敷料、缝针和特殊用物	与器械护士共同清点,并详细记录在《手术物品清点记录单》上

（续　表）

手术流程	手术步骤	器械护士配合	巡回护士配合
12. 缝合伤口	缝合伤口,贴好敷贴	递 75% 乙醇纱布,持 10× 25"○"针穿 4# 线缝合 肌肉和皮下组织,递 8×24"△"针穿 1# 丝线 缝合皮肤,贴好敷料	撤收各仪器
13. 器械处理	擦去器械表面血迹	器械交由供应室统一回 收、清洗、消毒、灭菌	按规定撤收设备,并放 置在仪器间内
对侧肿瘤同上			

七、护理要点和注意事项

1. 中转开胸指征　胸腔镜下出血无法控制;手术无进展或时间过长等。

2. 注意事项

(1)患者取侧卧位时,防止压疮发生,同时妥善固定患者,防止坠床。

(2)保留好标本(囊液)。

(3)术毕给患者翻身时动作应轻而慢,严格按照规程执行。

第16章 脑室镜手术护理配合

人们对脑室镜的最初认识是因脑积水以及脑脊液的治疗,1910 年芝加哥泌尿外科医师尝试在膀胱镜直视下电凝烧灼脉络丛治疗婴儿脑积水;1918 年 Dandy 用鼻窦器观察脑室,尝试直视下切除侧脑室脉络丛并将其命名为脑室镜,后人尊其为"神经内镜之父"。1923 年 Dandy 使用膀胱镜观察儿童脑积水患者的脑室,并发明了脉络丛切除术、中脑水管重建、第三脑室造口术治疗脑积水并使用脑室镜观察脑室系统,辅助切除脉络丛;Mixter 尝试用尿道镜第一次施行内镜下第三脑室造口术治疗婴儿梗阻性脑积水;1943 年报道内镜手术死亡率降至17%,1963 年报道一组内镜下第三脑室底造口术治疗脑积水无死亡,1978 年报道一组内镜下第三脑室造口术治疗脑积水无死亡;1986 年 Griffith 对神经内镜手术技术进行总结并将这一领域称为内镜神经外科;神经外科之父 Sir Victor Horsley 发明了最早的立体定向技术;1992 年提出了"微侵袭神经外科概念",1994 年出版了第一部《神经内镜解剖学》。

我国在这方面的起步比较晚,北京天坛医院张亚卓教授 2004 年主编的《神经内镜手术技术》出版,为我国神经内镜技术做出了重要贡献。近十年随着内镜技术的不断成熟,以及伴随神经影像技术、定位导航技术、激光技术、超吸、支持臂、机器人等新技术的发展,神经内镜手术的适应证被进一步拓宽,内镜颅底外科技术应用的范围越来越广,如内镜辅助下蛛网膜囊肿造口、脑内血肿清除、动脉瘤夹闭等。现在各省市都相继购买设备并开展神经内镜手术。

第一节 解剖概要

一、相关脑室

间脑内腔为第三脑室;延髓、脑桥和小脑之间的间隙称为第四脑室;中脑下部与脑桥相接,上部腹面借视束与间脑为界,其间的管称为中脑水管(图 16-1,图 16-2)。

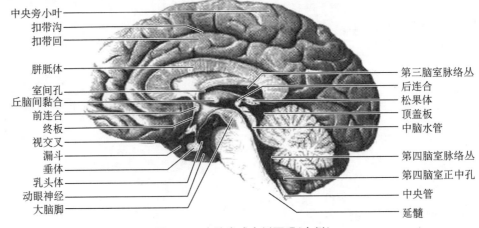

图 16-1 大脑半球内侧面观(右侧)

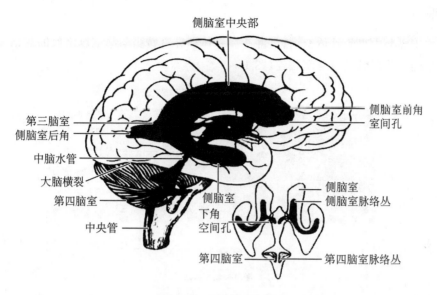

图 16-2　脑室系统投影

二、脑脊液循环

脑脊液循环(图 16-3):左、右侧脑室→左、右室间孔→第三脑室→中脑水管→第四脑室→第四脑室正中孔和外侧孔→蛛网膜下隙→蛛网膜粒→上矢状窦→乙状窦→颈内静脉。

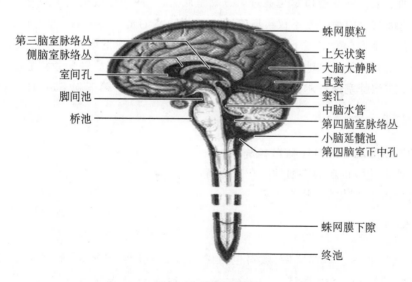

图 16-3　脑脊液循环

三、垂体

垂体位于蝶鞍中央的垂体窝内,借漏斗和垂体柄穿过鞍膈与第三脑室底的灰结节相连,垂体窝的底仅隔一薄层骨壁与蝶窦相连(图 16-4)。

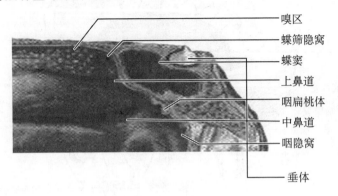

嗅区
蝶筛隐窝
蝶窦
上鼻道
咽扁桃体
中鼻道
咽隐窝
垂体

图 16-4　垂体

第二节　内镜辅助下第三脑室造口术

一、概述

内镜辅助下第三脑室造口术是通过第三脑室底造口,使脑脊液重新得到有效的循环,最终被静脉系统重吸收。内镜手术不仅可以直观地看到脑室的情况,还可以进入相关器械进行手术操作和放置引流管。脑室镜下透明隔造口术、右额钻孔内镜下第三脑室底-脚间池造口术、右侧额颞蛛网膜囊肿鞍旁脑池造口术、右颞钻孔内镜下左颅中窝囊肿鞍旁脑池造口术、左额钻孔内镜辅助下左侧脑室探查术等手术的护理配合和内镜辅助下第三脑室造口术基本相同。

二、适应证

1. 各种原因造成的梗阻性脑积水患者。
2. 合并梗阻性脑积水的交通性脑积水患者。
3. 多次分流不成功的脑积水患者。

三、用物准备

1. **基础用物准备**　基础器械、敷料包、11#刀片、吸引器、导尿包、腔镜套、丝线(1#、4#、7#)、11×17"○"针、9×24"△"针、10×34"△"针、14 号红色导尿管、引流袋、注射器(10ml、15ml 各 1 个)、脑棉片、3000ml 生理盐水、输血器、骨蜡、脑外贴膜、心内注射针、明胶海绵、头皮夹。

2. **腔镜仪器准备**　脑室腔镜仪器 1 套(显示器、视频机、光源机、高频电刀)。

3. **腔镜器械准备**　脑室镜镜头、光源线、摄像头(图 16-5)。

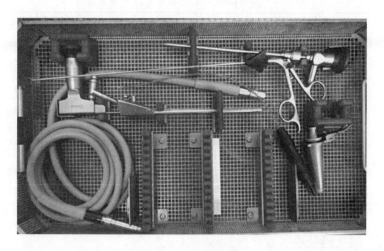

图 16-5　脑室镜器械

4. 特殊用物　儿童备可调节输液器、加温毯、脑室引流管、4-0 血管线。

四、麻醉方式与体位

1. 麻醉方式　全身麻醉。
2. 体位　患者取平卧位。

五、入路

额部切口（瞳孔位置的矢状线与冠状缝相交的前 1cm 处）（图 16-6）。

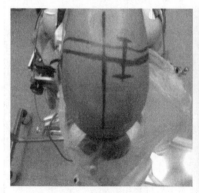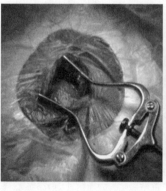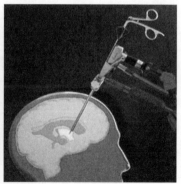

图 16-6　切口和入路

六、手术配合

内镜辅助下第三脑室造口术手术配合见表 16-1。

表 16-1　内镜辅助下第三脑室造口术手术配合

手术流程	手术步骤	器械护士配合	巡回护士配合
1. 清点用物		清点器械、敷料、缝针和特殊用物等	与器械护士共同清点，并详细记录在《手术物品清点记录单》上
2. 消毒、铺无菌单	按常规进行消毒和铺无菌单	递消毒纱布、铺无菌单	协助消毒，监督医护人员铺无菌单
3. 固定连接	固定视频线、光源线、摄像机、双极，连接吸引器	递各种连线、纱布(倒少许碘伏备用，擦拭镜头、备温生理盐水)	连接各种导线，遵医嘱将各仪器调至备用状态
4. 切开头皮	用双极、明胶海绵止血	递纱布、23# 手术刀、齿镊、头皮夹	打开无影灯
5. 撑开头皮	用乳突牵开器撑开头皮	递乳突牵开器	
6. 颅骨钻孔	用骨膜分离器推开帽状腱膜，用手摇钻钻孔	递骨膜分离器、手摇钻或电钻	
7. 切开硬脑膜	用脑膜剪或 11# 刀片切开硬脑膜	递脑膜剪、11# 刀片	
8. 脑室穿刺	用脑室穿刺针试穿刺	递脑室穿刺针	
9. 置入镜头	连接冲洗液，置入脑室镜头	递脑室镜头	关闭无影灯
10. 第三脑室探查	探查室间孔、第三脑室等(图 16-7)		
11. 造口	在脚间窝无血管区域灼烧，冲洗并观察造口情况	递双极	
12. 再次进行脑室探查		递双极	
13. 放置引流管	留置引流管(图 16-8)	递血管钳、乳胶引流管、持 9×24"△"针穿 4# 丝线缝合固定	
14. 清点用物		清点器械、敷料、缝针和特殊用物	与器械护士共同清点，并详细记录在《手术物品清点记录单》上
15. 缝合伤口	缝合伤口，贴好敷贴	递 75% 乙醇纱布、持 11×17"○"针穿 4# 线缝合肌肉和皮下组织，递 9×24"△"针穿 1# 丝线缝合皮肤，贴好敷料	
16. 器械处理	擦拭设备表面	器械交由供应室统一回收，清洗、消毒、灭菌	按规定撤收设备

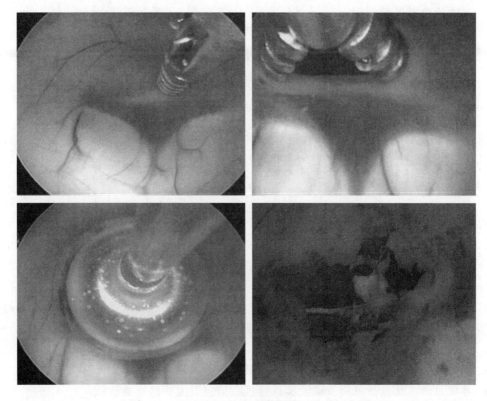

图 16-7　第三脑室造口

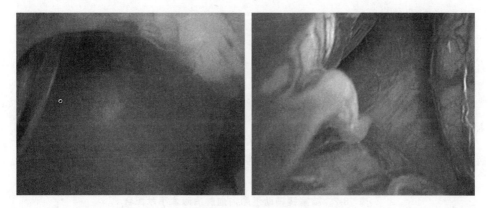

图 16-8　造口后观察

七、护理要点和注意事项

1. 术前充分评估患者病情,年龄较小的患者由家属陪同。
2. 将生理盐水加温。
3. 头部消毒时保护好患者眼睛、耳部;手术室地面铺保护单。
4. 根据医嘱使用单极电刀。

5. 术中给患者保暖。

第三节　脑室镜辅助下颅内血肿清除术

一、概述

高血压、脑出血是老年人多发病,脑室镜下颅内血肿清除比传统的手术具有一定的优势,可在直视下清除血肿和彻底止血,甚至可以不留置引流管。

二、适应证

适用于高血压脑出血引起的颅内血肿患者。

三、用物准备

1. **基础用物准备**　基础器械、敷料包、11#刀片、吸引器、腔镜套、丝线(1#、4#、7#)、11×17"○"针、9×24"△"针、10×34"△"针、14号红色导尿管、引流袋、注射器(10ml、15ml各1个)、脑棉片、3000ml生理盐水、输血器、骨蜡、明胶海绵、脑外贴膜。

2. **腔镜仪器准备**　脑室腔镜仪器1套(显示器、视频机、光源机、高频电刀)。

3. **腔镜器械准备**　脑室镜镜头、光源线、摄像头。

4. **特殊用物**　儿童备可调节输液器、加温毯、脑室引流管、4-0血管线。

四、麻醉方式和体位

1. **麻醉方式**　全身麻醉。

2. **体位**　患者取平卧位。

五、入路

血肿量最大层面中央(3cm)。

六、手术配合

脑室镜辅助下颅内血肿清除术手术配合见表16-2。

表 16-2　脑室镜辅助下颅内血肿清除术手术配合

手术流程	手术步骤	器械护士配合	巡回护士配合
1. 清点用物		清点器械、敷料、缝针和特殊用物等	与器械护士共同清点,并详细记录在《手术物品清点记录单》上
2. 消毒、铺无菌单	按常规消毒、铺无菌单	递消毒纱布、铺无菌单	协助消毒,监督医护人员铺无菌单

（续　表）

手术流程	手术步骤	器械护士配合	巡回护士配合
3. 固定连接	固定视频线、光源线、双极线，连接吸引器	递各种连线、纱布（倒少许碘伏备用，擦拭镜头或备温生理盐水）	连接各种导线，遵医嘱将各仪器调至备用状态
4. 切开头皮	用双极、明胶海绵止血	递纱布、11#刀、齿镊、双极	打开无影灯，根据医嘱调节双极功率
5. 撑开头皮		递乳突牵开器	
6. 颅骨钻孔	推开帽状腱膜，钻孔	递骨膜分离器、手摇钻或电钻、骨蜡	备电钻和骨蜡
7. 切开硬脑膜		递 11# 刀片	
8. 用穿刺针穿刺并抽吸血肿	评估血量和操作空间	递穿刺针	
9. 拔出穿刺针		接穿刺针	
10. 置入镜头，探查、冲洗	连接冲洗液，边冲洗边置入镜头	可以自制镜套	关闭无影灯，打开光源、显示屏等
11. 止血		递双极	
12. 撤出镜头，尽量不留置引流管			
13. 放置引流管		接镜头、递脑室引流管、接套管	关闭仪器
14. 清点用物		清点器械、敷料、缝针和特殊用物	与器械护士共同清点，并详细记录在《手术物品清点记录单》上
15. 止血、关闭硬脑膜		递双极、明胶海绵、缝针	打明胶海绵，打开无影灯，协助包扎
16. 器械处理		器械交由供应室统一回收，清洗、消毒、灭菌	关闭无影灯，安置患者

第四节　神经内镜辅助下经鼻蝶窦入路垂体瘤切除术

一、概述

神经内镜辅助下颅底手术比一般的显微镜下手术更加直观，更方便进行多角度观察，减少正常组织的损伤、术后脑脊液漏等并发症的发生。以神经内镜辅助下经鼻蝶窦入路垂体瘤切除术就是利用人体天然通道和内镜技术，最大可能地保留正常组织结构和生理功能，达到安全、美容、成功切除瘤体的目的。

二、适应证

1. 鞍内肿瘤。

2. 无明显鞍上扩展且无广泛扩展的肿瘤,尤其是内分泌功能活跃的肿瘤。

3. 有明显侵蚀蝶窦并向下生长的肿瘤,患者无视力、视野的改变。

4. 侧方生长并在一定程度上向海绵窦侵袭的肿瘤,患者无视力、视野的改变。

注意:鼻腔、鼻窦急慢性炎症,蝶窦汽化不良者除外。

三、用物准备

1. 基础用物准备　无菌敷料包、15$^\#$刀片、缝针、丝线、纱布、明胶海绵、10m 和 15ml 注射器各 1 个、脑棉片、凡士林纱条、止血纱条、可吸收线、骨蜡。

2. 腔镜仪器准备　脑室镜设备 1 套、显示仪、电刀、吸引器、脑外科磨钻。

3. 腔镜器械准备　脑室镜基础器械或颅外器械、脑室镜器械、双极电刀、经鼻-蝶入路器械(或鼻中隔器械)、磨钻、显微器械、咬骨钳。

4. 特殊用物　经鼻-蝶入路器械(或鼻中隔器械)、磨钻、显微器械。

四、麻醉方式与体位

1. 麻醉方式　全身麻醉。

2. 体位　患者取仰卧位(头向后仰)或遵医嘱调节度数(可不去枕)。

五、入路

经单侧鼻腔蝶窦入路(蝶窦发育良好的一侧)。

六、手术配合

神经内镜辅助下经鼻蝶窦入路垂体瘤切除术手术配合见表 16-3。

表 16-3　神经内镜辅助下经鼻蝶窦入路垂体瘤切除术手术配合

手术流程	手术步骤	器械护士配合	巡回护士配合
1. 清点用物		清点器械、敷料、缝针和特殊用物等	与器械护士共同清点,并详细记录在《手术物品清点记录单》上
2. 消毒、铺无菌单	按常规进行消毒和铺无菌单	递消毒纱布、铺无菌单	协助消毒,监督医护人员铺无菌单
3. 固定连接	固定视频线、光源线、双极线,连接吸引器	递布巾钳、各种连线、纱布(倒少许碘伏备用,擦拭镜头或备温生理盐水)	连接各种导线,遵医嘱将各仪器调至备用状态

（续　表）

手术流程	手术步骤	器械护士配合	巡回护士配合
4. 浸润鼻腔	将肾上腺素鼻棉片填入鼻腔（清点数目）	递枪状镊、盛有鼻棉片的弯盘	配止血水,清点鼻棉片数目
5. 探查鼻腔			
6. 显露蝶窦开口	从一侧鼻孔进入,撑开中鼻甲和鼻中隔,显露蝶窦开口	递窥鼻器、双极、剥离子	
7. 切除中鼻甲后端 1/3		保留中鼻甲骨上的黏膜备用(做填塞),并用湿纱布包裹	
8. 蝶窦开口	去除蝶窦腹侧的前壁骨质	递磨钻、咬骨钳	
9. 扩大开口		递骨凿、咬骨钳	
10. 打开鞍底骨窗,显露鞍底硬膜	去除蝶窦中隔	递磨钻、咬骨钳、剥离子、小骨凿	
11. 灼烧硬膜,穿刺蝶鞍	回抽注射器以排除动脉瘤和空泡蝶鞍	递双极、1ml 注射器、长针头	根据医嘱调节双极功率,打开 1ml 注射器包装
12. 打开硬脑膜	置入内镜	递小钩刀、双极	
13. 观察肿瘤			
14. 分离肿瘤		递剥离子、吸引器	
15. 取出肿瘤		递环形刮勺、标本钳、双极、标本容器	
16. 鞍内止血		递双极、明胶海绵、止血纱布(必要时用生物胶)	必要时遵医嘱打开生物胶包装
17. 颅底重建,修补硬脑膜	从大腿或腹部取脂肪组织以填充鞍底,预留骨片封闭鞍底,鼻腔内部结构复位(必要时用硬脑膜补片)	递预留骨片、15# 刀片、双极、止血钳、缝针、缝线(必要时使用生物胶)	打硬脑膜补片
18. 创面止血、填塞鼻腔		递双极、止血材料、碘伏纱条等	清点用物并计数,打开碘伏纱条
19. 清点用物		清点器械、敷料、缝针和特殊用物	与器械护士共同清点,并详细记录在《手术物品清点记录单》上
20. 器械处理	擦拭设备表面	器械交由供应室统一回收,清洗、消毒、灭菌	按规定撤收设备,并放置在仪器间内

七、护理要点和注意事项

1. 术前一定要和手术医师沟通并准备好一次性耗材和器械。

2. 没有专科器械时,开颅器械、鼻中隔器械、脑外补充器械都要备齐。

3. 术中一定要清点脑棉片数目。

4. 该手术不用单极。

5. 需用磨钻时应准备好磨钻。

6. 观察患者尿量,防止发生尿崩,根据患者病情和医嘱给予甘露醇等。

7. 术中所用器械较多,器械护士一定要分清器械种类。

8. 保护好标本。

参考文献

[1] 柏树令,应大君.系统解剖学.8版.北京:人民卫生出版社,2013.

[2] 魏东.腹腔镜结直肠手术学.北京:人民军医出版社,2012.

[3] 张旭.泌尿外科腹腔镜手术学.北京:人民军医出版社,2013.

[4] 杜敏.妇科腹腔镜手术学图谱.2版.北京:人民军医出版社,2014.

[5] 宋烽.实用手术体位护理.北京:人民军医出版社,2012.

[6] 陈启明.实用关节镜手术学.北京:人民卫生出版社,2009.

[7] 邹声泉.实用腔镜外科学.北京:人民卫生出版社,2006.

[8] 张旭.泌尿系内镜检查.2版.北京:人民卫生出版社,2014.

[9] 郭和清.经尿道微创手术技术.北京:人民军医出版社,2011.

[10] 韩德民.鼻内镜外科学.北京:人民卫生出版社,2001.

[11] 许庚,王跃建.耳鼻咽喉科临床解剖学.济南:山东科学技术出版社,2013.

[12] 齐卫东,李卫光.实用内镜消毒技术.武汉:华中科技大学出版社,2011.

[13] 孙育红.手术室护理操作指南.北京:人民军医出版社,2013.

[14] 赵体玉.洁净手术部(室)护理管理与实践.武汉:华中科技大学出版社,2010.

[15] 朱丹,周力.手术室护理学.北京:人民卫生出版社,2008.

[16] 张杰,汪晓玲.腔镜手术室护理实用技术手册.武汉:科学技术出版社,2013.

[17] 崔福荣,张瑾.现代手术室规范化管理实用手册.北京:人民军医出版社,2013.

[18] 高兴莲,田莳.手术室专科护士培训与考核.北京:人民军医出版社,2012.

[19] 贺吉群.图解内镜手术护理.长沙:湖南科学技术出版社,2012.

[20] 范书山.医院感染管理持续改进方案与策略.北京:人民军医出版社,2012.

[21] 李乐之,路潜.外科护理学.5版.北京:人民卫生出版社,2014.

[22] 赵树伟,李瑞锡.局部解剖学.8版.北京:人民卫生出版社,2014.

[23] 杨艳杰.护理心理学.3版.北京:人民卫生出版社,2012.

[24] 李小寒,尚少梅.基础护理学.5版.北京:人民军医出版社,2013.

[25] 李小妹.护理学导论.3版.北京:人民卫生出版社,2014.

[26] 刘保江,晁储章.麻醉护理学.北京:人民卫生出版社,2013.

[27] 姜安丽.护理教育学.3版.北京:人民卫生出版社,2013.

[28] 曲华,宋振兰.手术室护士手册.北京:人民卫生出版社,2011.

[29] 亓月琴.手术室护理管理与操作规范手册.北京:清华大学出版社,2009.

[30] 仲剑平.医疗护理技术操作常规.4版.北京:人民军医出版社,2013.

[31] 邓小明,姚尚龙,于布为,等.现代麻醉学.4版.北京:人民卫生出版社,2014.

[32] 李晓敏.最新手术安全核查制度手术室护理技能培训指导及手术室安全管理实用手册.北京:人民卫生出版社,2013.

[33] Ahmad Assalia Michel Gagner Moshe Schein 腹腔镜手术的发展与争议.傅贤波译.北京:人民卫生出版社,2007.

[34] Roy R. Casiano 鼻内镜鼻窦手术图谱.张罗,周兵译.北京:人民卫生出版社,2005.

[35] Peter-John Wormald.内镜鼻窦外科学.韩德民译.北京:人民卫生出版社,2006.

[36] Donna S. Watson(美).围手术期安全管理.吴丽华译.北京:人民军医出版社,2013.

[37] 刘玉杰,王岩,王立德.实用关节镜手术学.2版.北京:人民军医出版社,2011.

[38] 陈宁,余建波,王国林.常用手术器械图谱.北京:人民军医出版社,2010.

[39] Shirley M. Tighe.手术室器械图谱.任辉,曾俊译.北京:人民军医出版社,2013.

[40] 姜洪池.脾脏外科手术学.北京:人民军医出版社,2013.

[41] 陈雪莉.经皮肾镜气压弹道及超声碎石术35例护理配合.齐鲁护理杂志,2009,15(8):68-69.

[42] 徐建芳.腹腔镜手术的手术室护理配合体会.腹腔镜外科杂志,2010,15(3):195-198.

[43] 郭献廷.腹腔镜肠粘连松解术治疗粘连性肠梗阻的探讨.河南外科学杂志,2011,17(4):10-12.

[44] 赵泽坤,王道荣,鱼海峰.腹腔镜迷你胃转流术治疗2型糖尿病的术式演变及展望.中国现代普通外科进展,2011,14(2):137-139.

[45] 张亚卓.脑室外科学.北京:人民卫生出版社,2011.

[46] 刘延锦,侯晓旭.影响小儿四肢手术气压止血带压力的相关因素分析.护士进修杂志,2012,27(19):1736-1738.

[47] 黄彰,殷浩,谢杰.髋关节镜外科的研究进展.中国矫形外科杂志,2009,17(9):684-687.

[48] 黄彰,殷浩,谢杰.髋关节镜技术.骨科国际骨科学杂志,2009,30(1):42-44.

[49] 游春梅,曾俊,岳蕤.踝关节镜手术体位的设计与应用.护理学杂志,2006,21(4):267-268.

[50] 洪剑飞,夏冰,毕擎,等.创伤性踝关节病变的关节镜诊治.浙江临床医学,2007,9(4):447-448.

[51] 陆志剀.肘关节镜手术治疗肘关节滑膜软骨瘤病.浙江省医学会骨科学分会30年庆典暨2011年浙江省骨科学学术年会论文汇编.杭州:2011.

[52] 曹国平.肘关节镜经皮克氏针内固定治疗桡骨小头骨折.中医正骨,2004,16(3):49.

[53] 徐雁,王建全,崔国庆,等.46例肘关节镜手术并发症的分析——10年269例肘关节镜手术回顾.中国微创外科杂志,2011,11(7):615-618.

[54] Feldman LS. Laparoscopic splenectomy: standardized approach. World J Surg,2011,35(7):1487-1495.

[55] 周少波,褚亮,蒋磊.腹腔镜与传统开腹脾切除术的比较.蚌埠医学院学报,2012,37(8):893-895.

[56] 郑成竹.临床肥胖病外科治疗手册.北京:人民卫生出版社,2008.

[57] 黄晓云.腹腔镜下可调节胃绑带术的手术配合.江苏医药,2011,37(5):616-617.

[58] 王婷婷,胥娟,龚春霞,等.肥胖患者腹腔镜可调节胃绑带术的手术护理.解放军护理杂志,2010,27(2):201-202.

[59] 赵静.小儿手术护理中常见的安全隐患及预防措施.中国社区医师,2013,15(5):349.

[60] 刘占芬.小儿手术室中护理注意事项及术中配合.哈尔滨医药,2011,31(5):394.

[61] 黄尧.小儿腹腔镜疝修补术的观察及护理.齐齐哈尔医学院学报,2011,32(10):1699.

[62] 周亚芳,周小琴,陆伟娟.婴儿抚触游泳中的压力评估及对策.Journal of Qiqihar University of Medicine,2011,32(10):1700.

[63] 顾思平,游志远,肖春林,等.改良微小单孔腹腔镜下细针带线行小儿疝高位结扎的体会.中华腔镜外科杂志(电子版),2012,5(2):132-135.

[64] 陈宁,袁友文.晚期口底癌术后26年再发二次肿瘤1例.中国耳鼻咽喉颅底外科杂志,1996,1:38.

[65] 许辰阳,吉灵,杨瑞平,等.经右胸全胸腔镜食管癌切除在食管癌外科中的应用.赣南医学院学报,2012,32(2):227-228.

[66] 鲁玉玲,范晓英,秦艳红,等.手辅助胸腔镜食管癌贲门癌切除术的手术配合及护理.河北医学,2012,18(12):1837-1838.

[67] 杜贾军,王黎光.胸腔镜食管癌切除术.腹腔镜外科杂志,2011,16(12):884-886.

[68] 王政,李十全,李春.脑室镜下三脑室底造瘘治疗梗阻性脑积水临床观察.中外医疗,2011,1:43.

[69] 李国平,甘渭河,杨树洪,等.脑室镜下手术治疗梗阻性脑积水的临床研究.黑龙江医学,2010,34(12):

896-897.

[70] 李十全.脑室镜下三脑室底造瘘治疗梗阻性脑积水 20 例临床分析.中外医学研究,2012,10(20):15-16.

[71] 任建伟.手术治疗儿童先天性脑积水临床观察.中华实用诊断与治疗杂志,2010,24(6):613-614.

[72] 薛然荣,郭晓丽,王莉.脑室镜下小儿第三脑室造瘘手术配合.中国煤炭工业医学杂志,2011,14(3):409-410.

[73] 廖佳奇,温小华,涂勇,等.内镜下三脑室底造瘘术治疗小儿梗阻性脑积水的疗效观察.中国临床研究,2012,11(25):1055-1056.

[74] 舒芬华,邓芳菊,欧阳文殊.浅静脉留置针在血液灌流治疗中的应用及护理.实用预防医学,2010,17(12):2525.

[75] 刘雪萍.小儿腹腔镜脾脏切除术 25 例手术配合.齐齐哈尔医学院学报,2012,33(22):3149.

[76] 吕敏,王桂丽,刘涛.脑室镜下第三脑室造瘘术 15 例护理配合.齐鲁护理杂志,2010,16(30):70-71.

[77] 张雪燕,高虹.脑室镜下第三脑室造瘘术的护理配合.海南医学,2011,22(2):153-154.

[78] 顾敏霞,葛吕蓉,陈肖敏.脑室镜下第三脑室造瘘术的手术配合.护理与康复,2009,8(3):259-260.